心内科
诊疗技术与疾病救治

王 爽 王 也 于江波 主编

U0241717

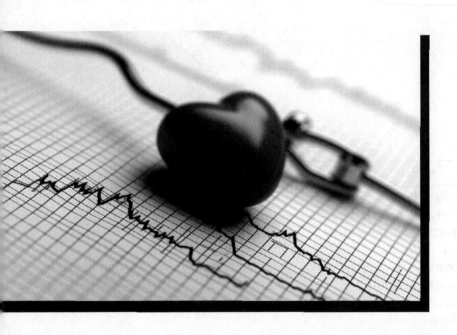

中国纺织出版社有限公司

图书在版编目（CIP）数据

心内科诊疗技术与疾病救治 / 王爽，王也，于江波
主编. -- 北京 : 中国纺织出版社有限公司，2024.3
ISBN 978-7-5229-1477-0

Ⅰ. ①心… Ⅱ. ①王… ②王… ③于… Ⅲ. ①心脏血
管疾病－诊疗 Ⅳ. ①R54

中国国家版本馆CIP数据核字（2024）第048635号

责任编辑：樊雅莉　　责任校对：寇晨晨　　责任印制：王艳丽

中国纺织出版社有限公司出版发行
地址：北京市朝阳区百子湾东里A407号楼　邮政编码：100124
销售电话：010—67004422　传真：010—87155801
http://www.c-textilep.com
中国纺织出版社天猫旗舰店
官方微博 http://weibo.com/2119887771
三河市宏盛印务有限公司印刷　各地新华书店经销
2024年3月第1版第1次印刷
开本：787×1092　1/16　印张：11.75
字数：275千字　定价：88.00元

编 委 会

前　言

　　近年来，医学科技的发展促进了心血管科学的发展，心内科从无到有，从小变大，心内科学内容不断拓展和延伸，新理论、新技术不断出现并广泛应用于临床，心内科学逐渐变成一个富有生气的重要学科。在我国，心内科事业正在不断发展，但各地区、各医院发展水平仍有较大差异，整体水平与发达国家有较大差距。鉴于此，本书作者参考国内外文献资料，去粗取精，结合目前国内临床实际情况，编写了本书。

　　本书重点介绍心内科疾病病史和体格检查、心电图检查、心脏起搏治疗以及心内科常见疾病的诊断要点和治疗方法等相关内容。资料翔实，选材新颖，图表清晰，详细而不繁杂，实用性较强，对于临床心内科及相关科室的医务工作者有一定的参考价值。

编　者

2023 年 12 月

目　录

第一章

病史和体格检查

疾病的诊断和治疗是临床医师的终极目标。尽管某些实验室检查或特殊检查可提供极为宝贵的诊治线索，但总的来说，它们大多是补充或进一步证实，而不能替代临床资料的重要诊治作用。多年的临床经验告诉我们，有时仅仅根据准确的病史即可作出初步诊断，或至少将鉴别诊断的范围缩小，所以详细地询问病史加上认真、全面的体格检查仍是心血管疾病诊治的基础。本章重点阐述有助于明确诊断心血管疾病的病史和体格检查。

第一节　病史

临床医师通过仔细问诊可以获取大量信息。采集病史的关键是对主诉的分析和展开。详细询问与疾病相关和潜在的症状，有助于确定疾病的初步诊断。心脏病患者的主要症状包括心前区疼痛、呼吸困难、水肿、心悸、晕厥或晕厥先兆。

一、心前区疼痛

心前区疼痛最常见的原因是心肌缺血引起的心绞痛。对于反复发生、在发作频率和强度上没有明显变化的心绞痛称为稳定型心绞痛，是在冠状动脉严重狭窄基础上由于心肌负荷的增加引起的急剧、暂时的缺血与缺氧的临床综合征。

详细描述心前区疼痛有助于确定疼痛是心绞痛或者其他原因引起的不适。首先，心前区疼痛的性质和部位极为重要。心肌缺血引起的心前区不适常表现为压迫感、发闷、紧缩感、轻度不适或难以描述的不适感。这种不适往往位于胸骨后部，可放射至其他相关部位，包括左肩、双臂、下颌、后背等。其次，心前区疼痛的持续时间也非常重要，因为典型心绞痛常持续 3~5 分钟，而持续时间非常短暂的疼痛（"数秒"或"一瞬间"），即使疼痛非常典型，心绞痛的可能性也比较小。同样，持续数小时的心前区疼痛，在缺乏心肌梗死客观依据的情况下，心肌缺血引起的心绞痛的可能性也很小。最后，还应考虑其他伴随症状，包括呼吸困难、出汗、恶心等，这些症状往往提示心前区疼痛可能是心绞痛，但心绞痛发作并不一定都有上述伴随症状。此外，应评估加重和缓解心绞痛的因素，典型心绞痛常由体力活动、情绪激动、饱食、寒冷等诱发，疼痛多发生于活动或情绪激动的当时，停止活动或舌下含服硝酸甘油后数分钟能缓解。缓解过快或过慢均提示心绞痛的可能性较小。

除了上述典型的稳定型心绞痛之外，心肌缺血引起的心绞痛尚有各种不同的表现，包括静息发作心绞痛和夜间发作心绞痛。这不仅基于对不稳定粥样斑块的深入认识，也表明这类心绞痛患者的临床不稳定性，有进展至心肌梗死的高度危险。不稳定型心绞痛是介于稳定型心绞痛和急性心肌梗死之间的临床状态。不稳定型心绞痛的疼痛部位、性质与稳定型心绞痛相似，但发作时具有以下特点之一：①静息或夜间发生的心绞痛，常持续 20 分钟以上；②新近发生的心绞痛（病程在 2 个月内），且程度严重；③近期心绞痛加重（包括发作频率、持续时间、严重程度和疼痛放射至新的部位）。发作时可伴有出汗、恶心、呕吐、心悸或呼吸困难等症状，停止活动或含服硝酸甘油部分缓解或无效。与稳定型心绞痛的差别主要在于冠状动脉内不稳定粥样斑块继发病理改变，使局部心肌血流量明显下降，如斑块内出血、斑块纤维帽出现裂隙、斑块表面有血小板聚集和（或）刺激冠状动脉痉挛，导致缺血加重。临床上将心绞痛进行分级，即是对冠状动脉血流储备能力的评定，这对于冠心病的评估和治疗具有重要的临床意义，目前多采用加拿大心血管协会分级标准（表 1-1）。

表 1-1　加拿大心血管协会心绞痛分级

分级	心绞痛严重程度及其对体力活动的影响
Ⅰ级	一般日常活动不引起心绞痛发作，但较日常活动加重的体力活动，如费力大、速度快、时间长的体力活动可引起心绞痛
Ⅱ级	日常活动轻度受限，尤其是快步走、爬楼梯、饱食、寒冷、情绪激动等可引起心绞痛发作
Ⅲ级	日常活动明显受限，如以正常速度平地步行 500 m 或爬一层楼梯即可引起心绞痛发作
Ⅳ级	轻微体力活动即可引起不适，甚至休息时也发生心绞痛

心前区疼痛不一定是冠状动脉供血不足的表现，很多心外因素也可引起心前区疼痛（表 1-2）。

表 1-2　引起心前区疼痛的疾病

心血管系统疾病	食管裂孔疝
缺血性	胆囊炎
冠状动脉粥样硬化性心脏病	呼吸系统疾病
主动脉瓣狭窄	肺栓塞
肥厚型心肌病	气胸
主动脉瓣反流	肺炎
二尖瓣反流	慢性阻塞性肺疾病
严重的高血压	胸膜炎
严重的右心室肥大/肺动脉高压	神经、肌肉、骨骼源性疼痛
严重的贫血/组织缺氧	肋间神经痛
非缺血性	胸廓出口综合征
主动脉夹层	颈椎和胸椎退行性疾病
心包炎	肋软骨炎
二尖瓣脱垂综合征	带状疱疹
胃肠系统疾病	精神源性疼痛
胃食管反流性疾病	焦虑
食管痉挛	抑郁
食管撕裂	心脏神经症

少数冠心病患者在活动时缺乏典型的心前区疼痛，而仅表现为上腹部不适、疲乏或运动耐力下降。临床医师必须警惕并详细询问这些症状，特别是糖尿病患者并发冠心病往往缺乏典型的心绞痛症状。同时患有外周血管疾病的冠心病患者，由于体力活动受限而不足以诱发心绞痛，从而可能掩盖心绞痛的临床表现。

区分冠心病心绞痛和非冠状动脉原因引起的心前区疼痛是非常重要的。其他疾病引起的心前区疼痛，包括肋间神经痛、心脏神经症、主动脉夹层、急性心包炎、胃食管反流性疾病等，可根据其他临床表现进行鉴别。

（1）肋间神经痛常累及1~2个肋间，不一定局限在前胸，为刺痛或灼痛，多为持续性而非发作性，咳嗽、用力和身体转动可使疼痛加剧，沿神经行经处有压痛，手臂上举时局部有牵拉痛。

（2）心脏神经症引起的胸痛常为短暂的刺痛或持久（几小时）的隐痛，患者常不时地吸一大口气或做叹息性呼吸，胸痛部位多位于左胸乳房下心尖部附近，或经常变动。症状多在疲劳之后出现，而不在疲劳当时，做轻微体力活动反觉舒适，有时可耐受较重的体力活动而不发生胸痛，含硝酸甘油无效或在10多分钟后才"见效"，常伴心悸、疲乏、头晕、失眠及其他症状。

（3）主动脉夹层引起的胸痛突发、急起、剧烈、持续，不能耐受，常放射到背、肋、腹、腰和下肢，测量双上肢血压和脉搏可有明显差别，可有主动脉瓣关闭不全的表现，偶有意识模糊和偏瘫等神经系统受损症状。

（4）急性心包炎（尤其是急性非特异性心包炎）常伴有尖锐的持续性心前区疼痛。

（5）胃食管反流性疾病引起的胸骨后疼痛常和心绞痛不易鉴别，因为运动能增加腹压，加重胃食管反流，特别是餐后更易出现胸痛症状，舌下含服硝酸甘油也能缓解胃食管反流性疾病的胸痛症状。与不稳定型心绞痛相似，胃食管反流性疾病的胸痛也能引起早醒，但后者常发生在入睡后的2~4小时，而前者常发生在起床前的1~2小时。

二、呼吸困难

呼吸困难常伴随心绞痛，被认为是心绞痛的等同症状。运动中出现呼吸困难，休息或含服硝酸甘油很快缓解，其最可能的原因就是心肌缺血。与心绞痛相似，呼吸困难作为心绞痛等同症状或伴随症状常发生在一定的运动负荷下。明确诱发呼吸困难的运动负荷、症状发作频率以及症状缓解和持续时间至关重要。

左心室收缩功能减低的患者常表现为程度不同的呼吸困难。①劳力性呼吸困难，是左侧心力衰竭最早出现的症状，是因运动使回心血量增加，左心房压力增高，加重了肺瘀血。②端坐呼吸，是肺瘀血达到一定程度时，患者不能平卧，因平卧时回心血量增多并且横膈上抬，呼吸更为困难，半卧位或端坐位时症状缓解。③夜间阵发性呼吸困难，是指患者已经入睡，突然因憋气而惊醒，被迫采取坐位，呼吸深快，重者可有哮鸣音，也称为"心源性哮喘"。其发生机制除因睡眠平卧血液重新分配使肺血量增加外，夜间迷走神经张力增加、小支气管收缩、横膈高位、肺活量减少等也是促发因素。④急性肺水肿引起的突发严重的呼吸困难是"心源性哮喘"的进一步发展，是左侧心力衰竭呼吸困难最严重的形式。端坐呼吸和阵发性夜间呼吸困难是左侧心力衰竭的典型症状。

纽约心功能分级根据诱发心力衰竭症状的活动程度将心功能的受损状况分为4级（表1-3）。

这一分级方案由美国纽约心脏病学会（New York Heart Association，NYHA）提出，临床上沿用至今。它是一种简单有效的评估方法，与预后的相关性好。NYHA 分级 I 级的患者在第 1 年内死亡率和再入院率低，而 NYHA 分级Ⅳ级的患者年死亡率超过 30%。

表 1-3　纽约心功能分级

分级	呼吸困难严重程度及其对体力活动的影响
I 级	体力活动不受限，一般体力活动不引起过度疲劳、心悸或呼吸困难
II 级	轻度体力活动受限，休息时无不适，但日常体力活动能引起疲劳、心悸、呼吸困难或心绞痛
Ⅲ级	体力活动明显受限，休息时无不适，小于日常活动就能引起疲劳、心悸、呼吸困难或心绞痛
Ⅳ级	任何体力活动均能引起不适，休息时也出现心功能不全的症状

呼吸困难是由于肺动脉容量和左心房充盈压增高所致，但左心室收缩功能减低的患者呼吸困难逐渐加重，诱发因素比心肌缺血引起的劳力性呼吸困难更加多变。左心室收缩功能不全的患者终止运动或舌下含服硝酸甘油呼吸困难不会立即缓解，持续时间更长。虽然左心室收缩功能减低是呼吸困难的主要原因，但呼吸困难也可能发生在左心室收缩功能正常而舒张功能严重减低的患者，后者也可能突然出现严重的呼吸困难，应用利尿剂可较快缓解，这两种情况的临床表现是不同的，体格检查可以鉴别。

引起呼吸困难的原因很多，包括心源性和非心源性（表 1-4）。先天性心脏病无论是否伴有肺动脉高压，均可引起劳力性呼吸困难。有明确的心内或心外分流和不可逆的肺动脉高压的患者（艾森门格综合征）在静息或极轻微活动下均可诱发呼吸困难。心脏瓣膜病，如主动脉瓣或二尖瓣狭窄或反流也可出现呼吸困难。呼吸系统疾病（如慢性阻塞性肺疾病和气道高反应性疾病）也是引起呼吸困难的常见原因。

表 1-4　引起呼吸困难的原因

肺源性	心源性
气道高反应性疾病（哮喘）	缺血性心脏病
慢性阻塞性肺疾病	主动脉瓣狭窄或关闭不全
肺气肿	心律失常
肺水肿	扩张型心肌病
肺动脉高压	肥厚型心肌病
肺移植排斥	充血性心力衰竭
感染	二尖瓣关闭不全或狭窄
间质性肺病	心包炎
胸膜疾病	大动脉转位
肺栓塞	其他
呼吸肌衰竭	输血反应
	麻疹

呼吸困难不一定都是病理现象，如剧烈体力活动引起的气急即生理性，但日常生活中发生的呼吸困难多是病理现象，最常见的是心源性和肺源性呼吸困难两大类（表 1-5）。心源性呼吸困难的主要诊断依据：①心脏病的存在；②充血性心力衰竭的存在，但应排除呼吸道

疾病引起的呼吸困难。如难以确定呼吸困难究竟是由于循环系统疾病还是呼吸道疾病所引起，应综合临床表现作出判断，有时通过观察对利尿剂的反应有助于鉴别诊断。

表1-5　心源性和肺源性呼吸困难的鉴别

鉴别要点	心源性呼吸困难	肺源性呼吸困难
病史	劳力性呼吸困难，端坐呼吸，阵发性呼吸困难，下肢水肿或心绞痛史	多只有劳力性呼吸困难，慢性咳嗽、咳痰史，并发支气管炎、肺炎等
体格检查	心前区搏动增强，心音响亮，杂音明显，可有心律失常及肺底啰音	心前区搏动不明显，剑突下易触及，心音遥远，呼吸音减低及哮鸣音
X线胸片	心影增大，肺瘀血	心影正常，肺过度充气
心电图	正常或不正常（P波切迹，左心室或右心室肥大，或心肌梗死图形）	正常或不正常（电轴右偏或肺型P波）
对快速洋地黄的反应	大多反应良好	无反应
对快速利尿剂的反应	呼吸困难减轻，肺底啰音消失	无明显反应
对支气管扩张药的反应	无明显反应	反应良好

三、水肿和胸腔积液

体静脉压力升高使皮肤等软组织出现水肿，是组织间隙积液过量的临床表现。引起水肿的原因很多，包括全身性水肿和局部性水肿。全身性水肿有心源性水肿、肾源性水肿、肝源性水肿、营养不良性水肿、黏液性水肿、经前期紧张综合征、药物性水肿、特发性水肿等。心源性水肿首先出现于身体最低垂部位，常为对称、可压陷性，需与肾源性水肿相鉴别（表1-6）。如水肿伴肝肿大者可为心源性、肝源性和营养不良性，而同时有颈静脉怒张者则为心源性。胸腔积液也是因体静脉压力增高所致，因胸膜静脉还有一部分回流至肺静脉，所以胸腔积液更多见于同时有左右心力衰竭时，以双侧多见，如为单侧则以右侧更为多见，可能与右膈下肝瘀血有关。

表1-6　心源性水肿与肾源性水肿的鉴别

鉴别要点	心源性水肿	肾源性水肿
开始部位	从足部开始，向上延及全身	从眼睑、颜面开始而延及全身
发展快慢	发展较缓慢	发展常迅速
水肿性质	比较坚实，移动性较小	软而移动性大
伴随病征	伴有心功能不全体征，如颈静脉充盈、心界增大、心脏杂音、肝肿大等	伴随其他肾脏病症，如高血压、蛋白尿、血尿、管型尿等

四、心悸

心悸是指患者自觉心跳的不适感或心慌感。心悸是心血管疾病最常见的症状。当心率加快时感到心脏跳动不适，心率缓慢时则感心脏跳动有力。心悸时心率可快可慢，也可有心律失常，心率和心律正常者也可有心悸。引起心悸的原因如下。

1. 心脏搏动增强

心脏收缩力增强引起的心悸可为生理性或病理性。

（1）生理性，见于健康人在剧烈运动或精神过度紧张时、饮酒、喝浓茶或咖啡后。应用某些药物，如肾上腺素、麻黄碱、咖啡因、阿托品、甲状腺素、氨茶碱、利尿剂、钙通道阻滞药（如硝苯地平）等。

（2）病理性。常见于：①甲状腺功能亢进，因基础代谢与交感神经兴奋性增高，导致心率加快、心搏增强；②贫血，急性失血时心悸明显，贫血时血液携氧量减少，器官及组织缺氧，机体为保证氧的供应，通过增加心率、提高心排血量来代偿，于是心率加快导致心悸；③发热，发热时基础代谢率增高，心率加快，心排血量增加，也可引起心悸；④低血糖症、嗜铬细胞瘤引起的肾上腺素分泌增多，心率加快也可引起心悸。

2. 心律失常

任何原因的心律失常引起心率过快、过缓或心率不规则，均可出现心悸。

（1）快速型心律失常：各种原因引起的窦性心动过速、阵发性室上性心动过速、快速心室率的心房颤动或心房扑动等，均可发生心悸。

（2）缓慢型心律失常：如二度以上房室传导阻滞、二度窦房传导阻滞、窦性停搏、重度窦性心动过缓、缓慢心室率的心房颤动或心房扑动、病态窦房结综合征等，由于心率减慢，舒张期延长，心室充盈增加，心搏强而有力引起心悸。

（3）心律不齐型心律失常：房性或室性期前收缩、心房颤动等，由于心脏跳动不规则或有一段间歇，使患者感到心悸甚至有停跳感觉。

3. 器质性心脏病

见于冠心病、高血压心脏病、心脏瓣膜病、心肌病、心肌炎、肺源性心脏病、某些先天性心脏病等，上述器质性心脏病均可引起心室增大，而心室肥大患者早期心肌收缩力增强，心搏量增加，同时，肥大的心室壁距胸壁较近，故患者常有心悸的感觉。

4. 心脏神经症

由自主神经功能紊乱引起，心脏本身无器质性病变，多见于青壮年女性。临床表现除心悸外，常有心率增快、心前区或心尖部隐痛，以及疲乏、失眠、头晕、头痛、耳鸣、记忆力减退等神经衰弱表现，焦虑、情绪激动等情况下更易发生。

五、晕厥

晕厥是由于一时性、广泛性脑供血不足所致的短暂意识状态丧失。一般突然发作，迅速恢复，很少有后遗症。晕厥依据病理生理机制分为如下 3 种类型：反射性晕厥（神经介导的晕厥）、直立性低血压和心源性晕厥（表 1-7），其中最常见的是反射性晕厥，其次为心源性晕厥。心源性晕厥提示心脏性猝死的危险性增高，是心血管疾病和心律失常的常见后果。

表 1-7　晕厥的分类和诱因

分类	诱因
反射性（神经介导的）晕厥	
血管迷走性晕厥	情绪（害怕、疼痛、恐血症）或直立位，常伴自主神经激活的前驱症状（大汗、苍白或恶心）

分类	诱因
情景性晕厥	由咳嗽、打喷嚏诱发；胃十二指肠刺激（吞咽、排便、内脏疼痛）；排尿；运动后；进食后；其他（大笑、铜管乐器演奏、举重）
颈动脉窦晕厥	
不典型晕厥	没有明确的诱发因素
直立性低血压	
自主神经功能障碍	原发性自主神经功能障碍（如单纯自主神经功能障碍、多系统萎缩、帕金森病合并自主神经障碍、路易小体痴呆症） 继发性自主神经功能障碍（糖尿病、淀粉样变、尿毒症、脊椎神经损伤） 药物诱导的直立性低血压（酒精、血管扩张剂、利尿剂、吩噻嗪及抗抑郁药） 血容量减少（出血、腹泻、呕吐等）
心源性晕厥（心血管）	
心律失常	缓慢型心律失常 窦房结功能障碍（包括慢—快综合征） 房室传导系统疾病 植入装置故障 快速型心律失常 室上性心动过速 室性心动过速（原发性、继发于器质性心脏病或异常通道） 药物诱导的心动过缓和快速性心律失常
器质性疾病	心源性：心脏瓣膜病、急性心肌梗死、肥厚型心肌病、左心房黏液瘤和心脏肿瘤、心包疾病/心脏压塞、先天性冠状动脉畸形、人造瓣膜功能障碍 其他：肺动脉栓塞、急性主动脉夹层、肺动脉高压

（王　爽）

第二节　体格检查

　　系统的体格检查是心血管疾病诊断的基础，是全面评估心血管疾病的一个重要组成部分。在详细询问病史的基础上，进一步认真的体格检查多能及早作出准确诊断而给予及时治疗。即使在现代医学高度发展、许多新的医疗技术不断出现的今天，心血管体格检查结果对进一步正确地选择辅助检查也提供了有意义的参考。

　　最初对患者一般情况的观察即可获得有益的信息。例如，向心性肥胖提示2型糖尿病或代谢综合征，口唇和甲床发绀提示可能存在潜在的发绀性心脏病；下肢皮肤干燥、脱毛或远端溃疡提示可能存在周围血管病变；房间隔缺损的患者常有杵状指；唐氏综合征的典型体征提示可能存在室间隔缺损或其他复杂的先天性心脏病；皮肤松弛易拉伸、关节松弛过度伸展提示可能为埃勒斯—当洛斯综合征；身材高大、细长指（趾）、关节松弛过度伸展、漏斗胸、手臂和身高的比例增加等提示可能为马方综合征。

　　进行心血管检查前，必须具备以下条件：①寂静的环境，因任何嘈杂音都会影响听诊；

②适当的照明；③患者应躺在适当高度的检查床或病床上，检查者应站在患者的右侧；④要有一副优质的双耳听诊器，最好具备钟型与膜型两种胸件，其耳塞须适合检查者的外耳道；⑤宜采取望诊、触诊、叩诊和听诊依次进行检查。

一、血管检查

血管检查是全面评估心血管疾病的重要组成部分。脉搏，尤其是颈动脉和股动脉的异常可提示潜在的疾病。正常动脉脉波由升支（叩击波）、波峰（潮波）和降支三部分构成（图 1-1）。升支发生在左心室收缩早期，由左心室射血冲击主动脉壁所致。波峰出现在收缩中晚期，是血液向动脉远端运行的同时，部分逆反，冲击动脉壁引起。降支发生在心室舒张期，在降支上有一切迹称重脉搏，是由于主动脉瓣关闭，血液由外周向近段折回后又向前，以及主动脉壁弹性回缩，使血流持续流向外周动脉所致。在明显主动脉硬化者，重脉搏趋于不明显。主动脉壁的弹性回缩使血流继续向外周动脉流动形成降支。

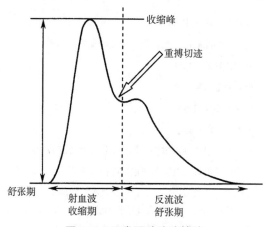

图 1-1 正常颈动脉脉搏波

常见的异常波形有水冲脉、双峰脉、交替脉、奇脉和脉搏消失等。

1. 水冲脉

指脉搏骤起骤落，是由于周围血管扩张或存在分流、反流所致。前者常见于甲状腺功能亢进症、严重贫血等，后者见于主动脉瓣关闭不全、先天性心脏病动脉导管未闭、动静脉瘘等。

2. 双峰脉

具有两个收缩峰的双峰脉是主动脉瓣反流和肥厚型心肌病的特征。

3. 交替脉

是指节律规则而强弱交替的脉搏，一般认为由左心室收缩力强弱交替所致，为左心室心力衰竭的重要体征之一，常见于急性心肌梗死和主动脉瓣关闭不全等。

4. 奇脉

吸气时脉搏明显减弱或消失的现象称奇脉，是左心室搏出量减少所致。当心脏压塞或心包缩窄时，吸气时一方面右心舒张受限，回心血量减少而影响右心排血量，右心室排入肺循环的血量减少；另一方面肺循环受吸气时胸腔负压的影响，肺血管扩张，致使肺静脉回流入左心房血量减少，因而左心室排血也减少。这些因素导致吸气时脉搏减弱甚至不能触及，且吸气时收缩压较呼气时降低 10 mmHg 以上。

5. 脉搏消失

小而弱的脉搏出现在左心室搏出量降低、脉压减小和外周血管阻力增加的情况下。脉搏消失即无脉，见于严重休克及多发性大动脉炎，后者是由于某一部位动脉闭塞而致相应部位脉搏消失。

正常的颈静脉搏动波形由 2~3 个正向波和 2 个负向波组成（图 1-2）。右心房收缩形成 a 波升支，随后心房舒张，房内压及静脉压降低，形成 a 波降支，a 波是心房收缩的标志。大 a 波提示右心房收缩阻力增加，见于三尖瓣狭窄、右心室舒张受限、肺动脉高压及右侧心力衰竭。大 a 波也可发生在心律不齐时，这时右心房开始收缩而三尖瓣仍然关闭。心房颤动时 a 波消失。心室收缩时心室内的血液向上推顶已关闭的房室瓣并使之凸入心房，造成房内压略有升高而形成 c 波升支。心室射血后容积减小，房室瓣下移，心房容积扩大，心房压及静脉压降低，形成 c 波降支，即 x 下降波。血液不断回流入左心房而房室瓣仍处于关闭状态，心房压及静脉压升高，形成 v 波升支。心室充盈时房室瓣开放，血液迅速由心房进入心室，房内压很快下降形成 v 波降支。三尖瓣反流、房间隔缺损、肺静脉畸形等使 v 波增大。严重的三尖瓣反流，大 v 波和 x 下降波的缺失产生一个高耸的正向收缩波。三尖瓣开放，血液快速流入右心室时产生负向 y 波降支。尖而深的 y 波降支快速回升至基线的静脉搏动波常见于缩窄性心包炎、限制型心肌病和充血性心力衰竭。另外，颈静脉无搏动是由于静脉过于绷紧或静脉与心脏间阻塞，见于心脏压塞、上腔静脉堵塞等。

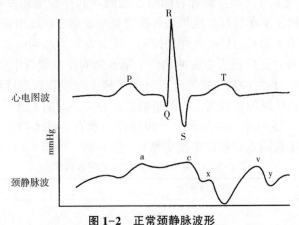

图 1-2 正常颈静脉波形

a：心房收缩；c：心室收缩；x：心房舒张；v：静脉回流；y：三尖瓣反流

估计中心静脉压最好选右侧颈静脉，以胸骨角作为参考点。无论患者是半卧位还是坐位，胸骨角均在右心房之上约 5 cm。根据颈静脉搏动点测量颈静脉压的方法（图 1-3）：患者取半卧位，观察并测量经颈静脉搏动点和经胸骨角水平线之间的距离，通常应小于 3 cm（中心静脉压为 3 cmH$_2$O+5 cmH$_2$O=8 cmH$_2$O，乘以 0.8 换算成 mmHg）。怀疑右侧心力衰竭时，应进行肝—颈静脉反流征检查：患者平静呼吸时，紧压右上腹 10 秒以上。当右心功能受损时，颈静脉搏动点位置升高。Kussmaul 征指吸气时中心静脉压上升而不是正常的下降，是由右侧心力衰竭所致，常见于缩窄性心包炎、充血性心力衰竭、限制型心肌病、上腔静脉堵塞和肺栓塞等。

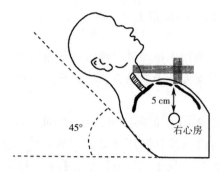

图 1-3 评估中心静脉压

二、心脏检查

1. 望诊与触诊

心前区的望诊与触诊可为初步诊断提供宝贵的资料。两种方法基本上可同时进行，并可相互补充。一般先用直视望诊法，从仰卧位患者的足部向上观察两侧胸部是否在同一水平或有无局部隆起等，然后从前胸水平线上做侧面望诊。

（1）心前区隆起：多由先天性心脏病造成心脏肥大，在儿童生长发育完成前影响胸廓正常发育而形成。胸骨左缘第 3、第 4、第 5 肋间的局部隆起，见于法洛四联症、肺动脉瓣狭窄等右心室肥大或慢性风湿性心脏病，有时也可由大量渗液的心包炎引起。

（2）心底部隆起或异常搏动：胸骨右缘第 2 肋间隆起伴收缩期搏动多由主动脉弓动脉瘤或升主动脉扩张所致，肺动脉高压或扩张可在胸骨左缘第 2 肋间出现收缩期搏动。正常青年人有时在胸骨右缘第 2 肋间有轻度收缩期搏动，尤其在体力活动或情绪激动时。

（3）心尖冲动移位：正常成人心尖冲动位于第 5 肋间、左锁骨中线内侧 0.5~1 cm，搏动范围为 2.0~2.5 cm。心尖冲动位置的改变可受多种生理性和病理性因素的影响：肥胖体型者、小儿及妊娠时，横膈位置较高，心脏呈横位，心尖冲动向上外移；若体型瘦长使横膈下移，心脏呈下垂位，心尖冲动移向内下。病理性因素有心脏本身的因素（如心脏增大）或心脏以外的因素（如纵隔或横膈位置改变等）（表 1-8）。

表 1-8　心尖冲动移位的常见病理因素

因素	心尖冲动移位	临床常见疾病
心脏因素		
左心室增大	向左下移位	主动脉瓣关闭不全
右心室增大	向左侧移位	二尖瓣狭窄等
左、右心室增大	向左下移位，伴心浊音界向两侧扩大	扩张型心肌病等
右位心	心尖冲动位于右侧胸壁	先天性右位心
心外因素		
纵隔移位	心尖冲动向患侧移位	一侧胸膜增厚或肺不张
	心尖冲动向健侧移位	一侧胸腔积液或气胸等
横膈移位	心尖冲动向左外侧移位	大量腹腔积液等抬高横膈使心脏呈横位
	心尖冲动移向内下，可达第 6 肋间	严重肺气肿等下移横膈使心脏呈下垂位

（4）心尖冲动强度改变：①心肌收缩力增加可使心尖冲动增强，如高热、严重贫血、甲状腺功能亢进或左心室肥厚心功能代偿期；②心肌收缩力减弱除心肌收缩力下降外，尚有其他因素，如扩张型心肌病、急性心肌梗死、心包积液和缩窄性心包炎等。心脏以外的病理因素有肺气肿、左侧大量胸腔积液或气胸等。胸骨左缘第3~4肋间出现强有力而较持久的搏动，可持续至第二心音开始，为右心室持久的压力负荷增加所致的右心室肥厚征象，多见于先天性心脏病所致的右心室肥厚，如房间隔缺损等。

（5）剑突下搏动：可能是右心室收缩期搏动，也可由腹主动脉搏动产生。前者见于肺源性心脏病右心室肥大，后者由腹主动脉瘤引起。可用以下方法鉴别：将手指平放从剑突下伸入前胸壁后方，右心室搏动冲击手指末端而腹主动脉搏动则冲击手指掌面。

（6）震颤：是心前区可以触及的振动感。一般来说，震颤见于某些先天性心脏病或狭窄性心脏瓣膜病，有时也可发生于严重的瓣膜关闭不全。极响亮的杂音都可伴有震颤，除右心（三尖瓣及肺动脉瓣）所产生的震颤外，所有震颤均在深呼气后较易触及。胸骨右缘第2肋间收缩期震颤提示主动脉瓣狭窄。胸骨左缘第2肋间收缩期震颤提示肺动脉瓣狭窄。胸骨左缘第3、第4肋间收缩期震颤提示心室间隔缺损。心尖区收缩期震颤提示重度二尖瓣关闭不全，心尖区舒张期震颤提示二尖瓣狭窄。胸骨左缘第2肋间连续性震颤提示动脉导管未闭。

心包摩擦感可在心前区或胸骨左缘第3、第4肋间触及，多呈收缩期和舒张期双相粗糙摩擦感，以收缩期、前倾位和呼气末（使心脏靠近胸壁）更为明显。见于急性心包炎纤维素渗出期和少数急性心肌梗死患者。

2. 心脏叩诊

心脏叩诊用于确定心界大小及其形状。心浊音界指相对及绝对浊音界，心脏左右缘被肺遮盖的部分叩诊呈相对浊音，而不被肺遮盖的部分则叩诊呈绝对浊音。通常心脏相对浊音界反映心脏的实际大小，但是在右心室肥大早期，相对浊音界可能改变不大，而绝对浊音界则增大。心包积液量较多时，绝对与相对浊音界较为接近。心浊音界的改变受心外因素及心脏本身的影响，前者可致心脏移位或浊音界改变，如一侧大量胸腔积液或气胸可使心界移向健侧；一侧胸膜粘连、增厚与肺不张则使心界移向病侧。大量腹腔积液或腹腔巨大肿瘤可使横膈抬高、心脏横位，使心界向左增大。肺气肿时心浊音界变小。心脏本身病变，包括心房、心室增大与心包积液等，心浊音界的改变情况和临床常见疾病见表1-9。

表1-9 心浊音界改变的心脏因素和临床常见疾病

因素	心浊音界	临床常见疾病
左心室增大	向左下增大，心腰加深，心界似靴形	主动脉瓣关闭不全等
右心室增大	轻度增大：绝对浊音界增大，相对浊音界无明显改变 显著增大：心界向左右两侧增大	肺源性心脏病或房间隔缺损等
左、右心室增大	向两侧增大，左界向左下增大，称普大型	扩张型心肌病
左心房增大或合并肺动脉段扩大	左心房显著增大，胸骨左缘第3肋间心界增大，心腰消失 左心房与肺动脉段均增大，胸骨左缘第2、第3肋间心界增大，心腰膨出，心界如梨形	二尖瓣狭窄
主动脉扩张	胸骨右缘第1、第2肋间浊音界增宽，常伴收缩期搏动	升主动脉瘤等
心包积液	两侧增大，随体位而改变，坐位时心界呈三角形烧瓶样，卧位时心底部浊音界增宽	心包积液

3. 心脏听诊

心脏听诊是心血管体格检查中最重要和较难掌握的方法。听诊时，患者多取卧位或坐位。然而，对疑有二尖瓣狭窄者，宜取左侧卧位；对疑有主动脉瓣关闭不全者，宜取前倾坐位。另外，具备一副高质量的听诊器有利于获得更多和更可靠的信息，其中钟型体件放在胸前皮肤，适合听低音调声音，如二尖瓣舒张期隆隆样杂音；膜型体件需紧贴皮肤，能滤过部分低音调而适用于听高音调声音，如主动脉瓣舒张期叹气样杂音。在心前区按照一定顺序认真听诊是非常重要的（图1-4）。通常的听诊顺序是从心尖区开始，逆时针方向依次听诊：先听心尖区，再听肺动脉瓣区，然后为主动脉瓣区、主动脉瓣第二听诊区，最后为三尖瓣区。

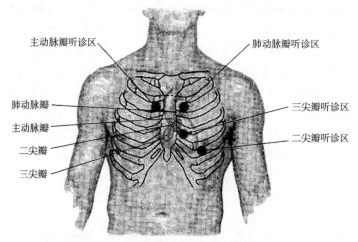

图 1-4 心脏瓣膜解剖部位及瓣膜听诊区

（1）听诊心音：心脏听诊最基本的技能是判断第一心音（S_1）和第二心音（S_2），由此才能进一步确定杂音或额外心音所处的心动周期（图1-5）。通常情况如下。

1）S_1 音调较低，时限较长，在心尖区最响；S_2 时限较短，在心底部较响。

2）S_1 至 S_2 的距离较 S_2 至下一心搏 S_1 的距离短。但是，在复杂的心律失常时，往往需借助于下列两点进行判断：①心尖或颈动脉的向外搏动与 S_1 同步或几乎同步，其中利用颈动脉搏动判别 S_1 更为方便；②当心尖部听诊难以区分 S_1 和 S_2 时，可先听心底部即肺动脉瓣区和主动脉瓣区，心底部的 S_1 与 S_2 易于区分，再将听诊器体件逐步移向心尖部，边移边默诵 S_1、S_2 节律，进而确定心尖部的 S_1 和 S_2。

影响心音强度的主要因素是心肌收缩力与心室充盈程度（影响心室内压增加的速率）、瓣膜位置的高低、瓣膜的结构及活动性等。①S_1 增强，见于二尖瓣狭窄，这是由于心室充盈减慢减少，以致在心室开始收缩时二尖瓣位置低垂，以及由于心室充盈减少，使心室收缩时左心室内压上升加速和收缩时间缩短，造成瓣膜关闭振动幅度大而引起 S_1 增强。另外，心肌收缩力增强和心动过速，如高热、贫血、甲状腺功能亢进等均可使 S_1 增强。②S_1 减弱，常见于二尖瓣关闭不全，由于左心室舒张期过度充盈（包括由肺静脉回流的血液及收缩期反流入左心房的血液），使二尖瓣漂浮，以致在心室收缩前二尖瓣位置较高，关闭时振幅小，因而 S_1 减弱。其他原因如心电图 PR 间期延长、主动脉瓣关闭不全等使心室充盈过度和二尖瓣位置较高，以及心肌炎、心肌病、心肌梗死或心力衰竭时，由于心肌收缩力减弱均可致 S_1 减弱。

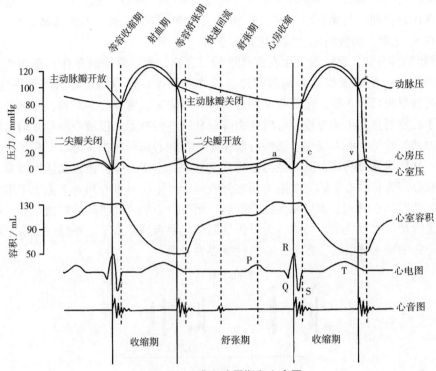

图 1-5　正常心动周期和心音图

　　其次，听诊第二心音（S_2）。一般情况下，第二心音的第一组成部分（A_2，主动脉瓣关闭音）比第二组成部分（P_2，肺动脉瓣关闭音）响亮。如果 P_2 增强则提示肺动脉压增高。体循环或肺循环阻力大小和半月瓣的病理改变是影响 S_2 的主要因素。①S_2 增强，发生在体循环阻力增高或血流增多时，主动脉压增高，主动脉瓣关闭有力，振动大，以致 S_2 的 A_2 增强或亢进，如高血压等。同样，肺循环阻力增高的疾病，如肺源性心脏病、左向右分流的先天性心脏病、二尖瓣狭窄伴肺动脉高压等也可引起 S_2 的 P_2 增强。②S_2 减弱，由于体循环或肺循环阻力降低、血流减少、半月瓣钙化或纤维化等可致 S_2 的 A_2 或 P_2 减弱，如低血压、主动脉瓣和肺动脉瓣狭窄等。

　　（2）心音分裂：当左、右心室收缩不同步时，可出现 S_1 分裂，在心尖或胸骨左下缘可闻及，不因呼吸有变异，常见于完全性右束支传导阻滞及肺动脉高压等。S_2 分裂临床上较常见，以肺动脉瓣区明显。生理性分裂是由于深吸气时胸腔负压增加，右心室血流增加，右心室排血时间延长，使肺动脉瓣明显延迟于主动脉瓣关闭，尤其青少年更常见。S_2 增宽分裂也受呼吸影响，见于某些使右心室排血延长的情况，如二尖瓣狭窄伴肺动脉高压、肺动脉瓣狭窄等，也可见于左心室射血时间缩短，使主动脉瓣提前关闭，如二尖瓣关闭不全、室间隔缺损等。固定分裂不受吸气和呼气影响，见于先天性房间隔缺损。这种情况下，吸气时增加的右心房回心血量及右心房压力使血液左向右分流减少；呼气时右心房回心血量减少，但左向右分流增加，从而使右心房容量和右心室排血量保持相对恒定，因此 S_2 分裂的时距较固定。反常分裂又称逆分裂，指主动脉瓣关闭迟于肺动脉瓣，吸气时分裂变窄，呼气时变宽，见于完全性左束支传导阻滞。此外，主动脉瓣狭窄或重度高血压时，左心室排血受阻，排血时间延长，使主动脉瓣关闭明显延迟，也可出现 S_2 反常分裂（图 1-6）。

（3）额外心音：额外心音指除正常 S_1、S_2 之外听到的病理性附加音，与心脏杂音不同，大部分出现在舒张期，与原有心音 S_1、S_2 构成三音律，如奔马律、开瓣音和心包叩击音等，也可出现在 S_1 之后，即收缩期，如收缩期喷射音。

1）舒张期奔马律：是一种发生在舒张期的三音律，由于常同时存在心率增快，额外心音与原有的 S_1、S_2 组成类似马奔跑的蹄声，故称奔马律。奔马律是心肌严重损伤的体征，按发生时间的早晚可分 3 种。①舒张早期奔马律，最常见，常伴心率增快，听诊音调低、强度弱。由于心室舒张期负荷过重，心肌张力降低和顺应性减退，以致心室舒张时血液充盈引起心室壁振动。常见于心力衰竭、急性心肌梗死、重症心肌炎与扩张型心肌病等。②舒张晚期奔马律，又称房性奔马律，其发生与心房收缩有关，由于心室舒张末期压力增高或顺应性减退，以致心房为克服心室的充盈阻力而加强收缩所产生的异常心房音。多见于阻力负荷过重引起心室肥厚的心脏病，如高血压性心脏病、肥厚型心肌病和主动脉瓣狭窄等。心尖部稍内侧听诊最清楚。③重叠型奔马律，为舒张早期和晚期奔马律由于心率增快或房室传导时间延长时在舒张中期重叠引起，常见于心肌病或心力衰竭。

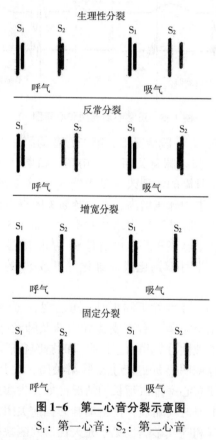

图 1-6　第二心音分裂示意图

S_1：第一心音；S_2：第二心音

2）开瓣音：又称二尖瓣开放拍击声，常位于 S_2 后，见于二尖瓣狭窄而瓣膜尚柔软时。由于舒张早期血液自高压力的左心房迅速流入左心室，导致弹性尚好的瓣叶迅速开放后又突然停止，使瓣叶振动引起的拍击样声音。在心尖内侧听诊清楚。

3）心包叩击音：是由于心包增厚阻碍心室舒张以致心室在舒张过程中被迫停止导致室壁振动而产生的声音，在胸骨左缘最易闻及。常见于缩窄性心包炎。

收缩期额外心音可分别发生于收缩早期或中晚期。收缩早期喷射音是由于心室射血早期致使扩大的肺动脉或主动脉管壁振动，以及在主、肺动脉阻力增高的情况下半月瓣瓣叶用力开启，或狭窄的瓣叶在开启时突然受限产生振动所致。根据发生部位可分为肺动脉收缩期喷射音和主动脉收缩期喷射音。①肺动脉收缩期喷射音，在肺动脉瓣区最响，吸气时减弱，呼气时增强，见于肺动脉高压、原发性肺动脉扩张、肺动脉狭窄、房间隔及室间隔缺损等。②主动脉收缩期喷射音，在主动脉瓣听诊区最响，可向心尖传导，不受呼吸影响，见于高血压、主动脉瘤、主动脉瓣狭窄、主动脉瓣关闭不全与主动脉缩窄等。收缩中晚期喀喇音，高调、短促、清脆，如关门落锁的 Ka-Ta 样声音，在心尖区及其稍内侧最清楚，改变体位（从下蹲到直立）可使喀喇音在收缩期较早阶段发生，而下蹲位或持续紧握拳头可使喀喇音发生时间延迟。喀喇音由房室瓣在收缩中晚期脱入左心房，瓣叶突然紧张或其腱索突然拉紧产生振动所致，这种情况临床上称为二尖瓣脱垂。

（4）听诊杂音：描述了心音的特征后，应仔细听诊杂音。杂音的听诊有一定难度，应根据部位、传导方向、持续时间、强度特点进行仔细分析。

1）最响部位和传导方向：杂音最响的部位常与病变部位有关，如杂音在心尖部最响，提示二尖瓣病变；杂音在主动脉瓣或肺动脉瓣区最响，则分别提示为主动脉瓣或肺动脉瓣病变；如在胸骨左缘第 3、第 4 肋间闻及响亮而粗糙的收缩期杂音，应考虑室间隔缺损等。杂音的传导方向也有一定规律，如二尖瓣关闭不全的杂音多向左腋下传导，主动脉瓣狭窄的杂音向颈部传导，而二尖瓣狭窄的隆隆样杂音则局限于心尖区。

2）心动周期：不同时期的杂音反映不同的病变，可分为收缩期杂音、舒张期杂音、连续性杂音和双期杂音。还可根据杂音在收缩期或舒张期出现的早晚而分为早、中、晚期或全期杂音。一般认为，舒张期杂音和连续性杂音均为器质性杂音，而收缩期杂音可能是器质性或功能性。

3）性质：指由于杂音的不同频率而表现出音调与音色的不同。临床上常用于形容杂音音调的词为柔和、粗糙。杂音的音色可形容为吹风样、隆隆样、机器样、喷射样、叹气样、乐音样和鸟鸣样等。不同音调与音色的杂音反映不同的病理变化，杂音的频率常与形成杂音的血流速度成正比。可根据杂音的性质推断不同的病变：如心尖区舒张期隆隆样杂音是二尖瓣狭窄的特征；心尖区粗糙的吹风样全收缩期杂音常提示二尖瓣关闭不全；心尖区柔和而高调的吹风样杂音常为功能性杂音；主动脉瓣第二听诊区舒张期叹气样杂音为主动脉瓣关闭不全等。

4）强度与形态：即杂音的响度及其在心动周期中的变化。收缩期杂音的强度一般采用 Levine 6 级分级法（表 1-10），舒张期杂音可采用这种分级法，也可分为轻、中、重度 3 级。收缩期杂音分级的记录方法：杂音级别为分子，6 为分母，如响度为 2 级的杂音则记录为 2/6 级杂音。

表 1-10　杂音强度分级

级别	响度	听诊特点	震颤
1	很轻	很弱，不易听到	无
2	轻度	较弱，易于听到	无
3	中度	明显杂音，较响	无
4	中度	明显杂音，较响	有

续表

级别	响度	听诊特点	震颤
5	响亮	杂音很响	明显
6	响亮	杂音很响，听诊器离开胸壁也能听到	明显

杂音形态是指在心动周期中杂音强度的变化规律，用心音图记录，构成一定的形态（图 1-7）。常见的杂音形态有 5 种：①递增型杂音，由弱逐渐增强，如二尖瓣狭窄的舒张期隆隆样杂音；②递减型杂音，由强逐渐减弱，如主动脉关闭不全时的舒张期叹气样杂音；③递增递减型，由弱转强，再由强转弱，如主动脉瓣狭窄的收缩期杂音；④连续性杂音，由收缩期开始，逐渐增强，高峰在 S_2 处，舒张期开始渐减，直至下一心动周期中的 S_1 前消失，如动脉导管未闭的连续性杂音；⑤一贯型杂音，强度大体保持一致，如二尖瓣关闭不全的全收缩期杂音。

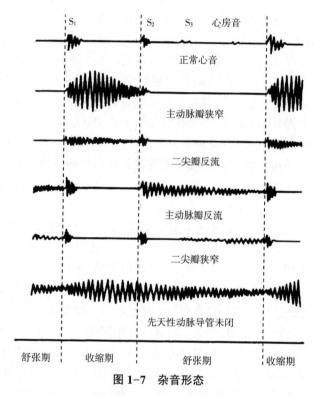

图 1-7 杂音形态

杂音在心血管疾病的诊断与鉴别诊断中有重要价值。但是，有杂音不一定有心脏病，有心脏病也可无杂音。根据产生杂音的心脏有无器质性病变可区分为器质性杂音和功能性杂音；根据杂音的临床意义又可分为病理性杂音和生理性杂音。器质性杂音是指杂音产生部位有器质性病变存在，而功能性杂音包括：①生理性杂音；②全身性疾病造成的血流动力学改变产生的杂音（如甲状腺功能亢进使血流速度增加）；③有病理意义的心脏瓣膜相对关闭不全或狭窄引起的杂音，后者心脏局部虽无器质性病变，但它与器质性杂音又合称为病理性杂音。生理性杂音只限于收缩期，心脏无增大，杂音柔和、吹风样、无震颤，多见于儿童和青少年。生理性和器质性收缩期杂音的鉴别见表 1-11。成年人中，功能性杂音不会导致颈动脉搏动改变，也不会出现其他异常心脏搏动或额外心音。在老年人中常出现的功能性杂音是收缩期杂音，与主动脉瓣狭窄的杂音类似，但颈动脉搏动正常，此杂音提示主动脉瓣硬化，但很少伴有显著的血流动力学改变。

表 1-11 生理性与器质性收缩期杂音的鉴别

鉴别要点	生理性	器质性
年龄	儿童、青少年多见	不定
部位	肺动脉瓣区和（或）心尖区	不定
性质	柔和、吹风样	粗糙、吹风样，常呈高调
持续时间	短促	较长，常为全收缩期
强度	2/6 级或以下	3/6 级或以上
震颤	无	3/6 级以上，可伴有震颤
传导	局限	沿血流方向传导较远而广

（5）根据杂音出现的部位和心动周期中的时间，将杂音的特点和临床意义分述如下。

1）收缩期杂音。

二尖瓣区：功能性杂音常见于运动、发热、贫血、妊娠与甲状腺功能亢进等，杂音性质柔和、吹风样，强度 2/6 级，时限短，较局限。具有心脏病理意义的功能性杂音有左心室增大引起的二尖瓣相对性关闭不全，如高血压性心脏病、冠心病、贫血性心脏病和扩张型心肌病等，杂音性质较粗糙、吹风样，强度 2/6~3/6 级，时限较长，可传导。器质性杂音主要见于风湿性心脏病二尖瓣关闭不全等，杂音性质粗糙、吹风样、高调，强度在 3/6 级或以上，持续时间长，可占全收缩期，并向左腋下传导。

主动脉瓣区：功能性杂音见于升主动脉扩张，如高血压和主动脉粥样硬化。杂音柔和，常有 A_2 亢进。器质性杂音见于各种病因引起的主动脉瓣狭窄。杂音为典型的喷射性收缩中期杂音，响亮而粗糙，递增递减型，向颈部传导，常伴震颤，且 A_2 减弱。

肺动脉瓣区：生理性杂音在青少年及儿童中多见，呈柔和、吹风样，强度在 2/6 级以下，时限较短。心脏病理情况下的功能性杂音为肺瘀血及肺动脉高压导致肺动脉扩张引起肺动脉瓣相对狭窄所致，听诊特点与生理性类似，杂音强度较响，P_2 亢进，见于二尖瓣狭窄、先天性心脏病房间隔缺损等。器质性杂音见于肺动脉瓣狭窄，杂音呈典型的收缩中期杂音，喷射性、粗糙，强度在 3/6 级或以上，常伴震颤且 P_2 减弱。

三尖瓣区：功能性杂音多见于右心室扩大，如二尖瓣狭窄、肺源性心脏病，因右心室扩大导致三尖瓣相对性关闭不全。杂音为吹风样、柔和，吸气时增强，一般在 2/6 级以下。器质性杂音极少见，听诊特点与器质性二尖瓣关闭不全相似，但不传至腋下，可伴颈静脉和肝脏收缩期搏动。

其他部位：①功能性，部分青少年在胸骨左缘第 2、第 3、第 4 肋间可闻及生理性杂音，可能由于左或右心室将血液排入主动脉或肺动脉时产生的血流紊乱所致，强度（1~2）/6 级，柔和、无传导，平卧位吸气时易闻及，坐位时杂音减弱或消失；②器质性，胸骨左缘第 3、第 4 肋间响亮而粗糙的收缩期杂音伴震颤，有时呈喷射性，提示室间隔缺损。梗阻性肥厚型心肌病收缩中期杂音在胸骨左缘第 3、第 4 肋间及心尖部听诊最明显，不向颈部传导。凡能影响心肌收缩力，改变左心室容量及射血速度的因素均可使杂音的响度发生明显变化，如含服硝酸甘油、站立位，使左心室容量减少或增加心肌收缩力等可使杂音增强。

2）舒张期杂音。

二尖瓣区：功能性杂音主要见于中重度主动脉瓣关闭不全，导致左心室舒张期容量负荷过高，使二尖瓣基本处于半关闭状态，呈现相对狭窄而产生杂音，称 Austin Flint 杂音。应注意与器质性二尖瓣狭窄杂音相鉴别（表 1-12）。器质性杂音主要见于风湿性二尖瓣狭窄。听诊特点为心尖 S_1 亢进，局限于心尖区的舒张中晚期低调、隆隆样、递增型杂音，平卧位或左侧卧位易闻及，常伴震颤。

表 1-12　二尖瓣听诊区舒张期杂音的鉴别

鉴别要点	器质性二尖瓣狭窄杂音	Austin Flint 杂音
杂音特点	粗糙，递增型舒张中晚期杂音，常伴震颤	柔和，递减型舒张中晚期杂音，无震颤
S_1 亢进	常有	无
开瓣音	可有	无
心房颤动	常有	常无
X 线心影	呈二尖瓣型，右心室、左心房增大	呈主动脉型，左心室增大

主动脉瓣区：主要见于各种原因的主动脉瓣关闭不全所致的器质性杂音。杂音呈舒张早期开始的递减型柔和叹气样的特点，常向胸骨左缘及心尖传导，于主动脉瓣第二听诊区、前倾坐位、深吸气后屏气最清楚。常见原因为先天性心脏病、主动脉瓣关闭不全、风湿性心脏瓣膜病、特发性主动脉瓣脱垂、梅毒性升主动脉炎和马方综合征所致主动脉瓣关闭不全。

肺动脉瓣区：器质性杂音极少，多由于肺动脉扩张导致相对性关闭不全所致的功能性杂音。性质柔和、较局限，呈舒张期递减型、吹风样，于吸气末增强，常合并 P_2 亢进，称 Graham Steell 杂音，常见于二尖瓣狭窄伴明显肺动脉高压。

三尖瓣区：杂音局限于胸骨左缘第 4、第 5 肋间，低调隆隆样，深吸气末杂音增强，见于三尖瓣狭窄，极少见。

3）连续性杂音：连续性杂音常见于先天性心脏病动脉导管未闭。杂音粗糙、响亮似机器转动样，持续于整个收缩期与舒张期，其间不中断，掩盖 S_2。在胸骨左缘第 2 肋间稍外侧闻及，常伴震颤。

4）心包摩擦音：心包摩擦音指脏层与壁层心包由于生物性或理化因素致纤维蛋白沉积而粗糙，以致在心脏搏动时产生摩擦而出现的声音。性质粗糙，高音调、搔抓样，较表浅，类似纸张摩擦的声音。在心前区或胸骨左缘第 3、第 4 肋间最响亮，前倾坐位及呼气末更明显。典型者摩擦音呈三相：心房收缩—心室收缩—心室舒张，但多为心室收缩—心室舒张的双期摩擦音，有时也可仅出现在收缩期。心包摩擦音与心搏一致，屏气时摩擦音仍存在，可据此与胸膜摩擦音相鉴别。见于各种感染性心包炎，也可见于急性心肌梗死、尿毒症、心脏损伤后综合征和系统性红斑狼疮等非感染性疾病。当心包腔有一定积液量后，摩擦音可消失。

4. 听诊的辅助策略

采取一定的体位或体位改变、运动后、深吸气或呼气、屏气等动作可改变血流动力学状态，使某些杂音增强或减弱。①体位，左侧卧位可使二尖瓣狭窄的舒张期隆隆样杂音更明显；前倾坐位时，易于闻及主动脉瓣关闭不全的叹气样杂音；仰卧位则二尖瓣、三尖瓣与肺动脉瓣关闭不全的杂音更明显。此外，迅速改变体位，由于血流分布和回心血量的改变也可影响杂音的强度，如从卧位或下蹲位迅速站立，使瞬间回心血量减少，从而使二尖瓣、三尖瓣、主动脉瓣关闭不全及肺动脉瓣狭窄与关闭不全的杂音减轻，而梗阻性肥厚型心肌病的杂音则增强。②呼吸，深吸气时，胸腔负压增大，回心血量增多，右心排血量增加，从而使与右心相关的杂音增强，如三尖瓣或肺动脉瓣狭窄与关闭不全。如深吸气后紧闭声门并用力做呼气动作（Valsalva 动作）时，胸腔压力增高，回心血量减少，由病变瓣膜产生的杂音一般都减轻，而梗阻性肥厚型心肌病的杂音则增强。③运动，使心率增快、心搏增强，在一定的心率范围内也使杂音增强。心脏听诊中巧用这些辅助策略有助于分析杂音。

（王　也）

第二章

心电图检查

第一节　心电图基础

一、心电图的临床应用

心脏机械收缩之前，先产生电激动，心房和心室的电激动可经人体组织传导至体表。心电图（electrocardiogram，ECG）是利用心电图机从体表记录心脏每一心动周期所产生电活动变化的曲线图形。

心电图主要反映心脏激动的电学活动，心律失常是心脏激动的起源异常和（或）传导异常的结果，因此心律失常发作时的心电图记录对其诊断分析具有肯定价值，是判断心律失常的金标准。由于心肌梗死具有特征性的心电图改变和演变过程，因此心电图成为诊断心肌梗死快速、简单、可靠而实用的方法。在诊断和指导治疗遗传性心律失常（例如先天性长QT间期综合征、Brugada综合征、儿茶酚胺敏感型多形性室性心动过速等）方面，心电图发挥着重要作用。房室肥大、药物和电解质紊乱都可引起一定的心电图变化，通过心电图检查有助于诊断。此外，心电图对心包炎、心肌病、心肌炎、肺栓塞、慢性肺源性心脏病、各种先天性心脏病等也都有其特定的诊断价值。心脏电生理检查时，常需要与体表心电图进行同步描记，帮助判断电生理现象和辅助诊断。对于瓣膜活动、心音变化、心肌功能状态等，心电图虽不能提供直接判断，但作为心动周期的时相标记，是这些检查的重要辅助手段。除了循环系统疾病之外，心电图也广泛应用于各种危重患者的抢救，手术麻醉，用药观察，航天、登山运动的心电监测等。

二、心电图的导联和导联轴

在人体不同部位放置电极，并通过导联线与心电图机电流计的正负极相连，这种记录心电图的电路连接方法称为心电图导联。由于电极位置和连接方法不同，可组成不同的导联。目前临床广泛应用的是国际通用导联体系，即常规12导联体系，这一导联体系早在1905年由Einthoven建立3个标准导联，以后Wilson进一步研究增加了3个单极肢体导联和6个胸导联（有时由于临床工作需要，胸导联可适当增加），一直沿用至今。

1. 肢体导联

包括标准导联Ⅰ、Ⅱ、Ⅲ及加压单极肢体导联aVR、aVL、aVF。标准导联为双极导联，测量两个电极所在部位之间的电位差。加压单极肢体导联属于单极导联，基本上代表检测部位局部心肌的电位变化。肢体导联电极主要放置于右臂（R）、左臂（L）、左腿（F），连接此三点即成为所谓 Einthoven 三角［图 2-1（a）、（b）］。

在每一个标准导联正负极间均可画出一条假想的直线，称为导联轴。将 3 个标准导联（Ⅰ、Ⅱ、Ⅲ导联）与 3 个加压单极肢体导联（aVR、aVL、aVF 导联）的轴线保持方向和角度不变，统一绘制在同一个坐标图的轴中心点，构成额面六轴系统［图 2-1（c）］，又称 Bailey 六轴系统。此坐标系统采用±180°的角度标志，以左侧为 0°，顺钟向的角度为正，逆钟向者为负。每个导联轴从中心点被分为正负两半，相邻导联间的夹角为 30°。

肢体各导联的电极位置和正负极连接方式见图 2-2 和图 2-3。

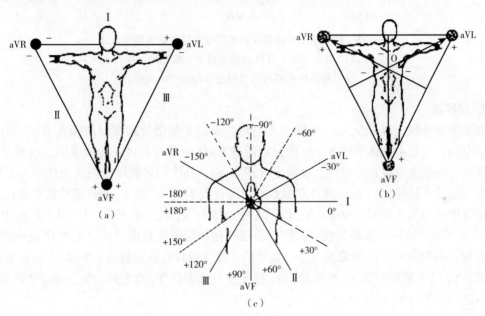

图 2-1 （a）标准导联的导联轴；（b）加压单极肢体导联的导联轴；（c）肢体导联额面六轴系统

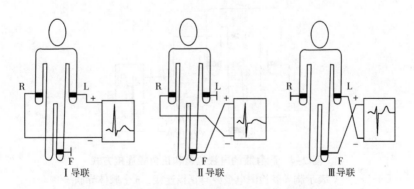

图 2-2 肢体标准导联的电极位置和正负极连接方式
Ⅰ导联：左臂（正极），右臂（负极）；Ⅱ导联：左腿（正极），右臂（负极）；Ⅲ导联：左腿（正极），左臂（负极）。L：左臂；R：右臂；
F：左腿

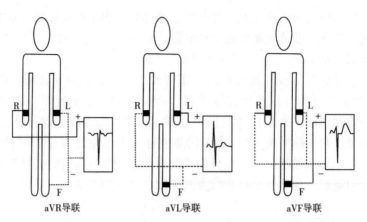

aVR导联   aVL导联   aVF导联

图2-3　肢体加压单极导联的电极位置和正负极连接方式

实线表示 aVR、aVL、aVF 导联检测电极与正极连接，虚线表示其

余二肢体电极同时与负极连接构成中心电端

2. 胸导联

属于单极导联，包括 $V_1 \sim V_6$ 导联。正电极为安放于胸壁特定部位的探查电极，负电极为中心电端，它是由肢体导联 3 个电极分别通过 5 kΩ 电阻与负极连接构成的，这种连接方式可使中心电端电位接近零电位且较稳定（图2-4）。具体胸导联电极安放的位置为：V_1 位于胸骨右缘第 4 肋间；V_2 位于胸骨左缘第 4 肋间；V_3 位于 V_2 与 V_4 两点连线的中点；V_4 位于左锁骨中线与第 5 肋间相交处；V_5 位于左腋前线与 V_4 同一水平处；V_6 位于左腋中线与 V_4 同一水平处。临床上诊断急性冠脉综合征或其他特殊临床情况（小儿心电图或诊断右心病变）时，需加做 $V_7 \sim V_9$ 导联及 $V_{3R} \sim V_{5R}$ 导联。具体探查电极位置为：V_7 位于左腋后线 V_4 水平处；V_8 位于左肩胛线 V_4 水平处；V_9 位于左脊柱旁线 V_4 水平处。$V_{3R} \sim V_{5R}$ 导联电极放置在右胸部与 $V_3 \sim V_5$ 对称处。

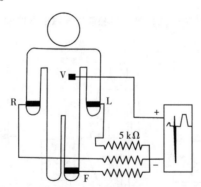

图2-4　胸导联的电极位置和正负极连接方式

V 表示胸导联检测电极并与正极连接，3 个肢体导联

电极分别通过 5 kΩ 电阻与负极连接构成中心电端

3. 平均心电轴

（1）心电轴概念：一般指的是额面上平均 QRS 波群电轴（mean QRS axis），它是心室除极过程中全部瞬时向量的综合（平均 QRS 波群向量），代表心室除极过程这一总时间内的

平均电势方向和强度。通常可用任何两个肢体导联 QRS 波群的电压或面积计算出心电轴。一般采用心电轴与 I 导联正（左）侧段之间的夹角表示平均心电轴的偏移方向。除测定 QRS 波群电轴外，P 波和 T 波电轴也可采用同样方法测定，但 P 波振幅小，不便测量，而且引起 T 波改变的因素太多，意义不够明确。

（2）测定方法：估测电轴是否发生偏移的方法有目测法、振幅法及查表法。其中最简单的方法是目测法：即观察 I 和Ⅲ导联 QRS 波群的主波方向，若 I 和Ⅲ导联的 QRS 主波均为正向波，可推断电轴不偏；若 I 导联出现较深的负向波，Ⅲ导联主波为正向波，则属于电轴右偏；若Ⅲ导联出现较深的负向波，I 导联主波为正向波，则属于电轴左偏。最精确的方法为振幅法：分别测算 I 和Ⅲ导联的 QRS 波群振幅的代数和，然后将这两个数值分别在 I 导联及Ⅲ导联上画出垂直线，求得两垂直线的交叉点。该交叉点与电偶中心 0 点相连即为心电轴，该轴与 I 导联轴正侧的夹角即为心电轴的角度。另外，也可将 I 和Ⅲ导联 QRS 波群振幅代数和的数值通过查表法直接求得心电轴。

（3）临床意义：正常额面 QRS 波群心电轴为 0°～+90°，少数正常人可有轻度左偏，但一般不超过-30°，故心电轴-30°～+90°为大致正常；电轴位于-30°～-90°范围为心电轴左偏；位于+90°～+180°范围为心电轴右偏；位于-90°～-180°范围，传统上称为电轴极度右偏，近年主张定义为"不确定电轴"，又称无人区电轴（图2-5）。心电轴的偏移，一般受心脏在胸腔内的解剖位置（垂位心、横位心）、左右心室的质量比例、心室内传导系统的功能状态等影响。膈肌高位或横位心、左心室肥厚、左前分支阻滞等可使心电轴左偏；6个月以内的婴儿或垂位心、右心室肥厚、左后分支阻滞等可使心电轴右偏；不确定电轴可以发生在正常人（正常变异），也可见于肺源性心脏病（肺心病）、冠心病、高血压等病理情况。

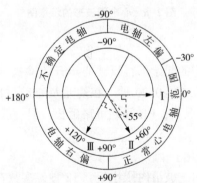

图 2-5　正常心电轴及其偏移

（4）心脏循长轴转位：自心尖部朝心底部方向观察，设想心脏可循其长轴做顺钟向或逆钟向转位。正常时 V_3 或 V_4 导联 R/S＝1，为左、右心室过渡区波形。顺钟向转位指的是 V_5、V_6 导联上出现 V_3 或 V_4 导联的波形。逆钟向转位则表现 V_1、V_2 导联上出现 V_3 或 V_4 导联的波形。顺钟向转位可见于右心室肥厚，而逆钟向转位可见于左心室肥厚。但需要注意这种转位图形在正常人也可见到，提示此种图形改变有时为心电位的变化，而非由心脏在解剖上转位所致。

三、心电图的波形特点和正常值

心电图波形示意图见图 2-6。

1. P 波代表左右心房除极的电位变化

（1）形态：一般在大部分导联上呈钝圆形，有时可出现小的切迹。心房激动起源于窦房结，以辐射状在心房内传导，因此心房除极的综合向量指向左、前、下，所以 P 波方向在Ⅰ、Ⅱ、aVF、$V_4 \sim V_6$ 导联向上，aVR 导联向下，其余导联呈双向、倒置或低平均可。

（2）时间：正常人一般小于 0.12 秒，如 P 波有切迹，切迹的两个波峰之间不超过0.03 秒。

（3）振幅：肢体导联一般小于 0.25 mV，胸导联一般小于 0.2 mV。

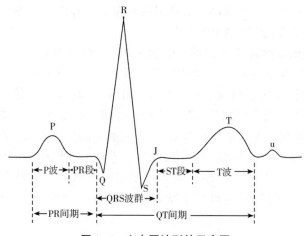

图 2-6　心电图波形的示意图

2. PR 间期

从 P 波的起点至 QRS 波群的起始部，反映心房开始除极至心室开始除极的时间。心率在正常范围内时，PR 间期为 0.12~0.20 秒。在幼儿及心动过速的情况下，PR 间期相应缩短。在老年人及心动过缓的情况下，PR 间期可略延长，但一般不超过 0.22 秒。

3. QRS 波群

代表心室肌除极的电位变化。

（1）时间：正常成年人 QRS 波群时限小于 0.12 秒，多数在 0.06~0.10 秒。

（2）形态和振幅：在胸导联，正常人从 V_1 至 V_6 导联 R 波振幅逐渐增高，S 波逐渐减小，V_1 的 R/S 小于 1，V_3 或 V_4 的 R/S 等于 1，V_5 的 R/S 大于 1。即正常人 V_1、V_2 导联多呈 rS 型，V_1 导联的 R 波一般不超过 1.0 mV。V_5、V_6 导联 QRS 波群可呈 qR、qRs、Rs 或 R型，且 R 波一般不超过 2.5 mV。在肢体导联，Ⅰ、Ⅱ导联的 QRS 波群主波一般向上，Ⅲ导联的 QRS 波群主波方向多变。aVR 导联的 QRS 波群主波向下，可呈 QS、rS、rSr′或 Qr 型。aVL 与 aVF 导联的 QRS 波群可呈 qR、Rs 或 R 型，也可呈 rS 型。正常人 aVR 导联的 R 波一般小于 0.5 mV，Ⅰ导联的 R 波小于 1.5 mV，aVL 导联的 R 波小于 1.2 mV，aVF 导联的 R波小于 2.0 mV。

6 个肢体导联的 QRS 波群振幅（正向波与负向波振幅的绝对值之和）一般不应都小于

0.5 mV，6个胸导联的 QRS 波群振幅（正向波与负向波振幅的绝对值之和）一般不应都小于 0.8 mV，否则称为低电压。

（3）R 峰时间：过去称为室壁激动时间或类本位曲折时间，指 QRS 波群起点至 R 波顶端垂直线的时间间期。如有 R 波，则应测量至 R 波波峰；如 R 峰有切迹，应测量至切迹第二峰。正常成人 R 峰时间在 V_1、V_2 导联不超过 0.04 秒，在 V_5、V_6 导联不超过 0.05 秒。

（4）Q 波：除Ⅲ和 aVR 导联外，正常人的 Q 波时间一般不超过 0.03 秒（Ⅲ导联 Q 波的宽度可达 0.04 秒），Q 波深度不超过同导联中 R 波的1/4。约75%的正常人在左胸导联上可有 q 波，而 V_1、V_2 导联不应出现 Q 波，但偶尔可呈 QS 波。

4. J 点

QRS 波群的终末与 ST 段起始之交接点称为 J 点。

J 点大多位于等电位线上，通常随 ST 段的偏移而发生移位。有时可因心室除极尚未完全结束，部分心肌已开始复极致使 J 点上移。还可由于心动过速等原因，导致心房复极波（Ta 波）重叠于 QRS 波群的后段，从而发生 J 点下移。

5. ST 段

QRS 波群的终点至 T 波开始的线段，代表心室缓慢复极的过程。

正常的 ST 段多为一等电位线，有时也可有轻微的偏移，但在任一导联，ST 段下移一般不超过 0.05 mV。成人 ST 段抬高在 V_2 和 V_3 导联较明显，可达 0.2 mV 或更高（一般 V_2 导联不超过 0.3 mV，V_3 导联不超过 0.5 mV），且男性抬高程度一般大于女性。在 V_4~V_6 导联及肢体导联不超过 0.1 mV。对于部分正常人（尤其是年轻人）在 V_2~V_5 导联及Ⅱ、Ⅲ、aVF 导联 J 点上抬、ST 段呈现凹面向上型抬高的心电图表现，通常称为早期复极，大多属于正常变异，可能为局部心外膜区心肌细胞提前复极所致。

6. T 波代表心室快速复极时的电位变化

（1）形态：正常情况下，T 波的方向大多与 QRS 主波的方向一致。T 波方向在Ⅰ、Ⅱ、V_4~V_6 导联向上，aVR 导联向下，Ⅲ、aVL、aVF、V_1~V_3 导联可以向上、双向或向下。若 V_1 导联的 T 波方向向上，则 V_2~V_6 导联就不应再向下。

（2）振幅：除Ⅲ、aVL、aVF、V_1~V_3 导联外，其他导联 T 波振幅一般不应低于同导联 R 波振幅的1/10。T 波在胸导联有时可高达 1.2~1.5 mV 尚属正常。

7. QT 间期

指 QRS 波群的起点至 T 波终点的时间间期，代表心室肌除极和复极全过程所需的时间。

QT 间期长短与心率的快慢密切相关，心率越快，QT 间期越短，反之则越长。心率在 60~100 次/分时，QT 间期的正常范围为 0.32~0.44 秒。由于 QT 间期受心率的影响很大，所以常用校正的 QT 间期（QTc），通常采用 Bazett 公式计算：$QTc = QT/\sqrt{RR}$。QTc 就是 RR 间期为 1 秒时的 QT 间期。传统的 QTc 的正常上限值设定为 0.44 秒，超过此时限即认为 QT 间期延长。一般女性的 QT 间期较男性略长：男性 QTc≥0.45 秒，女性 QTc≥0.46 秒。

QT 间期的另一个特点是不同导联之间 QT 间期存在一定的差异，正常人不同导联间 QT 间期差异最大可达 50 ms，以 V_2、V_3 导联 QT 间期最长。

8. U 波

在 T 波之后 0.02~0.04 秒出现的振幅很低小的波称为 U 波，代表心室后继电位，其产生机制目前仍不完全清楚。近年研究认为，可能与心肌中层细胞（M 细胞）长动作电位、浦肯野纤维的复极化或心室肌舒张的机械作用有关。U 波方向大体与 T 波相一致。U 波在胸导联较易见到，以 $V_2 \sim V_3$ 导联较为明显。U 波明显增高常见于低血钾，U 波倒置可见于高血压和冠心病。

（于江波）

第二节 心房肥大和心室肥厚

一、心房肥大

心房肥大的病理改变多表现为心房的扩大而较少表现为心房肌肥厚。心房扩大引起心房肌纤维增长、增粗，以及房间传导束被牵拉和损伤，影响整个心房肌除极的综合向量。心电图上主要表现为 P 波振幅增高、除极时间延长及电轴偏移。P 波代表左右心房除极的电位变化，起始 30 ms 代表右心房除极，中间 30~80 ms 代表左右心房共同除极，终末 20 ms 代表左心房单独除极。

1. 右心房肥大

正常情况下右心房先除极，左心房后除极。当右心房肥大时，右心房除极时间延长，往往与稍后除极的左心房时间重叠，故总的心房除极时间并未延长，心电图主要表现为 P 波振幅增高（图 2-7）。

（1）P 波振幅增高：Ⅱ、Ⅲ、aVF 导联出现尖而高耸的 P 波，其振幅≥0.25 mV，V_1 导联 P 波直立时，振幅≥0.15 mV，如 P 波呈双向时，其振幅的算术和≥0.20 mV。心电图显示异常高尖的 P 波，又称"肺型 P 波"。

（2）P 波时间：一般不超过 0.10 秒。

（3）P 波电轴：右偏超过 -75°~ +90°。

（4）心房复极波异常改变：由于右心房除极向量增大，心房复极波（Ta 波）也随之增大，其方向与 P 波相反，表现为 PR 段轻度下移。

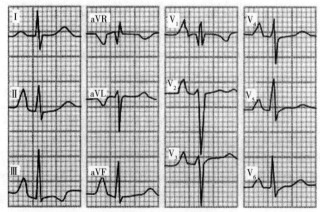

图 2-7 右心房肥大

需要指出的是上述所谓"肺型 P 波"并非慢性肺心病所特有，临床上右心房的压力或容量负荷过重、右心房内传导阻滞、低血钾等也可出现，需要结合临床进行鉴别。

2. 左心房肥大

正常情况下由于左心房最后除极，当左心房肥大时，心电图主要表现为 P 波时限延长（图 2-8）。

（1）P 波增宽：时限≥0.12 秒，P 波常呈双峰型，两峰间距≥0.04 秒，以Ⅰ、Ⅱ、aVL 导联明显，又称"二尖瓣型 P 波"。

（2）PR 段缩短：P 波时间与 PR 段时间之比>1.6（P/PR 段比值>1.6）。

（3）Ptf V_1 绝对值增大：V_1 导联上 P 波常表现先正而后出现深宽的负向波。将 V_1 导联负向 P 波的时间乘以负向 P 波振幅，称为 P 波终末电势（Ptf）。左心房肥大时，Pt fV_1（绝对值）≥0.04 mm·s。

同样上述"二尖瓣型 P 波"，也并非二尖瓣疾病所特有，心房内传导阻滞、各种原因引起的左心房负荷过重、心房梗死也可出现 P 波双峰和 P 波时限≥0.12 秒的心电图改变。

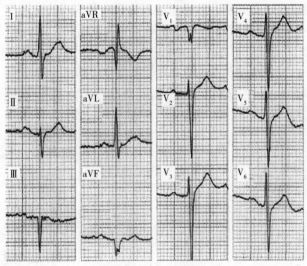

图 2-8　左心房肥大

3. 双心房肥大

双心房肥大的心电图表现见图 2-9。

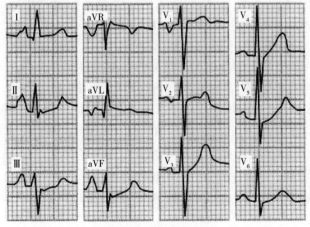

图 2-9　双心房肥大

（1）P波增宽：时限≥0.12秒，一般在Ⅰ、Ⅱ、aVR、V_3~V_6导联增宽明显。

（2）P波增高：振幅≥0.25 mV，V_1导联P波高大双向，上下振幅均超过正常范围。

需要指出的是，心电图诊断双心房肥大除必须具备上述两条心电图改变外，临床也必须有引起双心房肥大的病因及证据。

二、心室肥厚

心室舒张期和（或）收缩期负荷过重所致的心室扩大和（或）肥厚，是器质性心脏病的常见后果，心室扩大和（或）肥厚引起心肌纤维增粗、增长，心肌细胞变性，以及心肌供血不足，都会影响到心肌的除极和复极过程，其心电图主要表现为：心室肌除极产生的电压增高；心电轴偏移；心肌激动的总时程延长和ST-T改变。

1. 左心室肥厚

正常左心室壁明显厚于右心室，故心室除极综合向量表现为左心室占优势的特征。左心室肥厚时，可使左心室优势的情况显得更为突出，引起面向左心室的导联（Ⅰ、aVL、V_5和V_6）R波振幅增加，而面向右心室的导联（V_1和V_2）则出现较深的S波。左心室肥厚时，心电图上可出现以下表现（图2-10）。

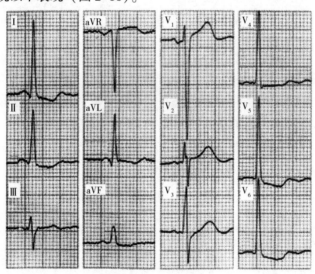

图2-10　左心室肥厚

（1）QRS波群电压增高，QRS波群电压除与心室壁厚度有关外，还受年龄、性别、体型及心脏在胸腔中的位置影响。常用的左心室肥厚电压标准如下。

胸导联：Rv_5或Rv_6>2.5 mV；Rv_5+Sv_1>4.0 mV（男性）或>3.5 mV（女性）。

肢体导联：$R_Ⅰ$>1.5 mV；R_{aVL}>1.2 mV；R_{aVF}>2.0 mV；$R_Ⅰ$+$S_Ⅲ$>2.5 mV。

Cornell标准：R_{aVL}+S_{V_3}>2.8 mV（男性）或>2.0 mV（女性）。

（2）额面QRS波群心电轴左偏：一般不超过-30°。

（3）QRS波群时间延长：QRS波群时间可轻度延长到0.10~0.11秒，但一般仍<0.12秒。

（4）继发性ST-T改变：在以R波为主的导联，其ST段可呈下斜形压低达0.05 mV以上，T 波低平、双向或倒置。在以 S 波为主的导联（如 V_1 导联）则反而可见直立的 T 波。左心室肥厚出现的 ST-T 改变多为继发性改变，也可能同时伴有心肌缺血。当 QRS 波群电压增高同时伴有 ST-T 改变者，传统上称左心室肥厚伴劳损。

临床心电图诊断左心室肥厚时需注意：由于心电图电压标准诊断左心室肥厚的敏感性通常较低（<50%），而特异性较高（85%~90%），因此在符合一项或几项 QRS 波群电压增高标准的基础上，需结合其他阳性指标诊断左心室肥厚，且符合条件越多，诊断可靠性越大。如仅有 QRS 波群电压增高，而无其他任何阳性指标者，诊断左心室肥厚应慎重。

2. 右心室肥厚

右心室壁厚度仅有左心室壁的 1/3，只有当右心室壁的厚度达到相当程度时，才会使综合向量由左心室优势转向为右心室优势，并导致位于右心室面导联（V_1、aVR）的 R 波增高，而位于左心室面导联（Ⅰ、aVL、V_5）的 S 波变深。右心室肥厚的心电图表现见图 2-11。

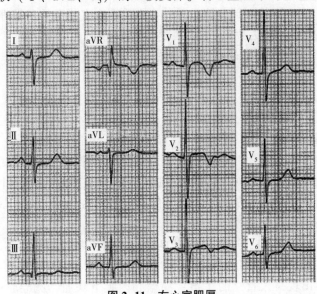

图 2-11　右心室肥厚

（1）QRS 波群电压：右胸前导联 R 波增高，V_1 导联 R/S≥1，呈 R 型或 Rs 型，重度右心室肥厚可使 V_1 导联呈 qR 型（除外心肌梗死）；V_5 导联 R/S≤1 或 S 波比正常加深；aVR 导联以 R 波为主，R/q 或 R/S≥1。$R_{V_1}+S_{V_5}>1.05$ mV（重症>1.2 mV）；$R_{aVR}>0.5$ mV。

（2）额面 QRS 波群心电轴：心电轴右偏≥+90°。重症可>+110°。

（3）右心室"室壁激动时间"（VAT）：右心室室壁激动时间可>0.03 秒。

（4）继发性 ST-T 改变：常同时伴有右胸导联（V_1、V_2）ST 段压低及 T 波倒置。

临床诊断右心室肥厚，有时定性诊断（依据 V_1 导联 QRS 波群形态及电轴右偏等）比定量诊断更有价值。一般来说，阳性指标越多，诊断的可靠性越高。虽然心电图对诊断明显的右心室肥厚准确性较高，但敏感性较低。

3. 双心室肥厚

由于心电图表现是心室激动综合向量相互抵消的结果，双心室肥厚的心电图表现并不是左、右心室异常表现相加，心电图可出现下列情况。

（1）大致正常心电图：由于双侧心室电压同时增高，增加的除极向量方向相反，互相抵消。

（2）单侧心室肥厚心电图：只表现出一侧心室肥厚，而另一侧心室肥厚的图形被掩盖。

（3）双侧心室肥厚心电图：既表现右心室肥厚的心电图特征（如 V_1 导联以 R 波为主，电轴右偏等），又存在左心室肥厚的某些征象（如 V_5 导联 R/S>1，R 波振幅增高等）。

因此，临床作出心室肥厚诊断时，需结合临床资料以及其他的检查结果，通过综合分析，才能得出正确结论。

（李　黎）

第三节　心肌缺血心电图

心肌缺血是冠状动脉血流量相对或绝对减少，不能满足心肌代谢需要，90% 是由于冠状动脉粥样硬化所致。当心肌某一部分缺血时，将影响到心室复极的正常进行，并可使缺血区相关导联发生 ST 段偏移、T 波改变、U 波改变、QT 间期延长等复极异常的心电图变化，有时也可影响 QRS 波群变化。心肌缺血的心电图改变类型取决于缺血的严重程度、持续时间和发生部位。

一、心电图主要表现

1. 缺血型心电图改变

正常情况下，由于心肌收缩时心内膜的压力高于心外膜，心外膜温度较心内膜高，且心外膜处的动作电位时程较心内膜短，因此心外膜较心内膜更易复极，心外膜完成复极早于心内膜，心室肌复极过程可看作是从心外膜开始向心内膜方向进行。发生心肌缺血时，复极过程发生改变，心电图上出现缺血性 T 波变化。

（1）若心内膜下心肌缺血，这部分心肌复极时间较正常时更加延迟，复极仍由心外膜向心内膜进行，致使面向心外膜的导联出现 T 波高大。例如下壁心内膜下缺血，下壁导联 Ⅱ、Ⅲ、aVF 导联可出现高大直立的 T 波；前壁心内膜下缺血，胸导联可出现高耸直立的 T 波。

（2）若心外膜下心肌缺血（包括透壁性心肌缺血），心外膜动作电位时程比正常时明显延长，引起心肌复极顺序的逆转，即复极方向由心内膜向心外膜进行，复极时电穴在前（缺血的心外膜心肌尚未复极，膜外电位仍呈相对的负性），电源在后（心内膜开始先复极，膜外电位为正），于是出现与正常方向相反的 T 波向量。此时面向心外膜的导联出现倒置深尖、双肢对称的 T 波（称为冠状 T 波）。例如下壁心外膜下缺血，下壁导联 Ⅱ、Ⅲ、aVF 导联可出现 T 波倒置；前壁心外膜下缺血，胸导联可出现倒置的 T 波。

2. 损伤型心电图改变

心肌缺血引起的复极异常除了缺血性 T 波改变外，还可表现为损伤型 ST 段改变。损伤型 ST 段偏移分为 ST 段压低及 ST 段抬高两种类型。

心肌损伤时，ST 段向量从正常心肌指向损伤心肌。心内膜下心肌损伤时，ST 段向量背离心外膜面指向心内膜，使位于心外膜面的导联出现 ST 段压低；心外膜下心肌损伤时（包括透壁性心肌缺血），ST 段向量指向心外膜面导联，引起 ST 段抬高。发生损伤型 ST 段改变时，对侧部位的导联常可记录到相反的 ST 段改变。

二、临床意义和鉴别

心电图是诊断心肌缺血的重要方法，并且可提供预后信息。心肌缺血的心电图可表现为ST 段改变和（或）T 波改变。临床上可发现约 50% 的冠心病患者未发作心绞痛时，心电图可以正常，而仅于心绞痛发作时记录到 ST-T 的动态改变。因此争取在心肌缺血发作时进行心电图检查，缓解后立即复查，ST-T 的动态变化是心肌缺血最可靠的心电图表现。约 10%的冠心病患者在心肌缺血发作时心电图可以正常或仅有轻度 ST-T 变化。

典型的心肌缺血发作时，面向缺血部位的 2 个或更多的相邻导联常显示缺血型 ST 段压低（水平形或下斜形下移 ≥0.1 mV）和（或）T 波倒置（图 2-12）。有些冠心病患者心电图可呈持续性 ST 段改变（水平形或下斜形下移 ≥0.05 mV）和（或）T 波低平、负正双向和倒置，而于心绞痛发作时出现 ST-T 改变加重或"伪性改善"（发作时原来倒置的 T 波转为直立，发作后 T 波恢复原倒置状态）。心电图表现典型的冠状 T 波，可反映心外膜下心肌缺血或有透壁性心肌缺血，这种 T 波改变也见于心肌梗死患者；心电图表现暂时性 ST 段抬高并常伴有高耸 T 波和对应导联的 ST 段下移，临床见于变异型心绞痛，是由于冠状动脉痉挛所致，这是急性严重心肌缺血的表现；如心电图表现为 ST 段持续抬高，提示发生心肌梗死的可能。

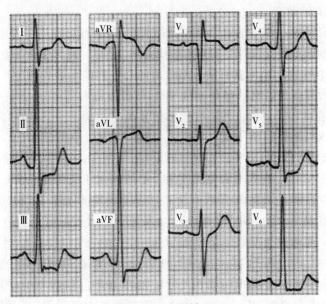

图 2-12　心肌缺血

三、鉴别诊断

心肌缺血的主要心电图表现为 ST 段偏移和 T 波变化，但这些 ST-T 改变并非心肌缺血所特有，心电图上 ST-T 改变只是非特异性心肌复极异常的共同表现，临床上其他生理、病理、药物或电解质等因素也直接影响心室复极过程而产生 ST-T 改变（原发性 ST-T），并且当心室除极顺序异常时（如心室肥厚、束支传导阻滞、预激综合征等）也常伴有复极异常的 ST-T 改变（继发性 ST-T 改变）。因此在心肌缺血或"冠状动脉供血不足"所致的原发性 ST-T 改变之前，必须结合临床资料进行鉴别诊断。

除冠心病外，其他引起原发性 ST-T 改变的疾病包括心肌病、心肌炎、心脏瓣膜病、心包炎、脑血管意外（尤其是颅内出血）等。低钾、高钾等电解质紊乱，药物（洋地黄、奎尼丁等）影响以及自主神经调节障碍也可引起非特异性 ST-T 改变。

（刘　君）

第四节　心肌梗死心电图

绝大多数心肌梗死是在冠状动脉病变的基础上发生冠状动脉血供急剧减少或中断，使相应的心肌严重而持久急性缺血所致。除了临床表现及心脏生化标志物（最好是肌钙蛋白）增高外，心电图的特征性改变及其演变规律是确定心肌梗死诊断和判断病情的重要依据，同时心电图又是目前急性心肌梗死分类的重要依据。

一、基本心电图改变

冠状动脉发生闭塞后，随着时间的推移在心电图上可先后出现缺血、损伤和坏死 3 种类型的图形。心电图显示的特征性变化是梗死后心肌多种心电变化综合的结果。

1. "缺血型" T 波改变

冠状动脉急性闭塞后，最早出现的心电图变化是缺血型 T 波改变。通常缺血最早出现在心内膜下肌层，使对向缺血区的导联出现高而直立的 T 波。若缺血发生在心外膜肌层，则面向缺血区的导联出现 T 波倒置。缺血型 T 波的形态有以下 4 个特点：双肢对称；顶端尖耸呈箭头状；T 波改变仅出现在心肌缺血区导联；随心肌再灌注，T 波可明显变化，在几分钟或数十分钟内由直立变为倒置。心肌缺血导致复极三相延缓，引起 QT 间期延长。

2. "损伤型" ST 段改变

心肌缺血时间延长、程度进一步加重，可出现心肌损伤。心电图主要表现为面向损伤心肌的导联出现 ST 段抬高。关于 ST 段抬高的机制，目前有以下 3 种解释。① "舒张期损伤电流学说"，认为心肌发生严重损害时，心肌细胞膜的电阻降低，在复极后的静息期，损伤区心室肌细胞膜外仍有一部分正电荷不断地进入细胞内，使细胞膜外正电荷分布较少而呈相对负电位，而正常心肌由于充分极化使细胞膜外正电荷分布较多而呈相对正电位，二者之间因有电位差而产生 "损伤电流"。如将电极放于损伤区，即描记出低电位的基线。当全部心肌除极完毕时，此区完全处于负电位而不产生电位差，于是等电位的 ST 段就高于除极前低电位的基线，形成 ST 段 "相对" 抬高。② "收缩期损伤电流学说"，受损心肌细胞不能进行正常除极，正常心肌细胞除极完毕之后，受损区心肌细胞膜外仍有一部分正电荷，与邻近的正常心肌相比，其电位较高，因而有损伤电流形成，此损伤电流向量方向是自正常心肌指向受损心肌，因而是指向探查电极的，使面向损伤区的导联出现 ST 段抬高。③ "除极波受阻现象"，当部分心肌受损时，产生保护性除极受阻，即大部分正常心肌除极后呈负电位时，损伤心肌不除极，仍为正电位，结果出现电位差，产生从正常心肌指向损伤心肌的 ST 段向量，使面向损伤区的导联出现 ST 段抬高。ST 段明显抬高可形成单向曲线。一般来说，损伤不会持久，要么恢复，要么进一步发生坏死。

3. "坏死型" Q 波形成

若心肌缺血程度继续加重则导致细胞变性、坏死，心电图表现坏死性 Q 波形成。目前关于 Q 波形成机制多用"综合向量学说"解释，即坏死的心肌细胞丧失了电活动，该部位心肌不再除极，而正常健康心肌仍照常除极，致使产生一个与梗死部位相反的综合向量。由于大多数心肌梗死发生于室间隔或左心室壁心肌，往往引起起始 0.03~0.04 秒除极向量背离坏死区，位于心肌坏死部位的电极于心室除极时记录到的初始向量指向坏死部位相反的方向，所以常规心电图上表现为面向坏死区的导联出现异常 Q 波（时间≥0.04 秒，振幅≥1/4R 波）或者呈 QS 波，且 Q 波大小与此时综合向量的幅度有关。一般认为：梗死的心肌直径 20~30 mm 或厚度>5 mm，可产生病理性 Q 波。

临床上，当冠状动脉某一分支发生闭塞，则受损伤心肌组织表现为中心部分坏死（心电图记录到异常 Q 波或 QS 波），近坏死区周边组织明显损伤（心电图记录到 ST 段抬高），损伤区外周组织心肌缺血（心电图记录到冠状 T 波）。由于体表电极离心肌较远，它所反映的室壁面积较宽，因此，体表心电图导联可同时记录到心肌缺血、损伤和坏死的图形改变。若上述 3 种改变同时存在，则急性心肌梗死的诊断基本确立。

二、演变及分期

急性心肌梗死发生后，心电图的变化随着心肌缺血、损伤、坏死的发展和恢复而呈现 QRS-ST-T 的特征性演变规律。根据心电图图形的演变过程和演变时间可分为超急性期、急性期、亚急性期（近期）和陈旧期（图 2-13）。

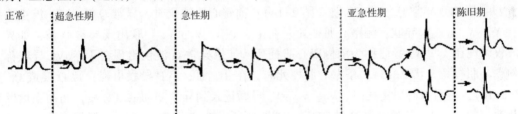

正常　超急性期　　　　急性期　　　　亚急性期　　　　陈旧期

图 2-13　典型的急性心肌梗死的图形演变过程及分期

1. 超急性期

又称超急性损伤期，在心肌梗死的数分钟至数小时内发生，一般在 24 小时内消失。急性心肌梗死发生数分钟后，首先出现短暂的心内膜下心肌缺血，心电图上产生巨大高耸、双肢对称的 T 波，以后迅速出现 ST 段呈斜形抬高，与高耸直立 T 波相连。由于急性损伤的心肌组织存在传导延迟（急性损伤性阻滞），可见 QRS 波群振幅增高，并轻度增宽，但尚未出现异常 Q 波。这些表现仅持续数小时，临床上多因持续时间太短而不易记录到。由于此期心肌处于可逆阶段，若及时发现并有效治疗，则可能避免发展为心肌梗死或缩小梗死范围。

2. 急性期

又称充分发展期，此期开始于梗死后数小时或数日，可持续到数周，心肌为透壁性缺血、损伤合并坏死改变。心电图呈现一个动态演变过程：ST 段呈弓背向上抬高，抬高显著者可与 T 波前肢融合形成单向曲线，随着心肌坏死导致面向坏死区导联的 R 波振幅降低或丢失，出现异常 Q 波或 QS 波，ST 段继而逐渐下降恢复至等电位线，同时伴有 T 波由直立开始倒置，并逐渐加深。坏死型的 Q 波、损伤型的 ST 段抬高和缺血型的 T 波倒置在此期可同时并存。

3. 亚急性期

又称近期，出现于梗死后数周至数月，此期以坏死及缺血图形为主要特征。抬高的 ST 段恢复至基线，缺血型 T 波由倒置较深逐渐变浅，坏死型 Q 波持续存在。

4. 陈旧期

又称愈合期，常出现在急性心肌梗死 3~6 个月之后或更久，ST 段和 T 波恢复正常或 T 波持续倒置、低平，趋于恒定不变，可遗留病理性 Q 波。理论上异常 Q 波将持续终身。但随着瘢痕组织的缩小和周围心肌的代偿性肥大，其 Q 波可能变得很不典型，甚至消失。

需要指出，近年来，急性心肌梗死的检测水平、诊断手段及治疗技术已取得突破性进展。通过对急性心肌梗死患者早期实施有效再灌注治疗（溶栓、抗栓或介入性治疗等），已显著缩短整个病程，使得急性心肌梗死的心电图表现可不再呈现上述典型的演变过程。

三、定位和梗死相关动脉分析

冠状动脉闭塞致心肌梗死。各部分心肌接受不同冠状动脉分支的血液供应，因此心电图图形改变常具有明显的区域特点。心肌梗死的部位主要依据异常 Q 波出现在代表心脏不同部位的相应导联上来做出判断，当异常 Q 波未出现时，也可根据 ST 段抬高或压低，以及 T 波增高或深倒置出现在哪些导联来判断。心电图的定位基本上与病理一致。前间壁梗死时，V_1~V_3 导联出现异常 Q 波或 QS 波（图 2-14）；前壁心肌梗死时，异常 Q 波或 QS 波主要出现在 V_3、V_4（V_5）导联；侧壁心肌梗死时在 Ⅰ、aVL、V_5、V_6 导联出现异常 Q 波；如异常 Q 波仅出现在 V_5、V_6 导联称为前侧壁心肌梗死，如果异常 Q 波仅出现在 Ⅰ、aVL 导联称为高侧壁心肌梗死（图 2-15）；下壁心肌梗死时，在 Ⅱ、Ⅲ、aVF 导联出现异常 Q 波或 QS 波（图 2-16）；正后壁心肌梗死时，V_7、V_8、V_9 导联记录到异常 Q 波或 QS 波，而与正后壁导联相对应的 V_1、V_2 导联出现 R 波增高、ST 段压低及 T 波增高。如果大部分胸导联（V_1~V_5）都出现异常 Q 波或 QS 波，则称为广泛前壁心肌梗死。

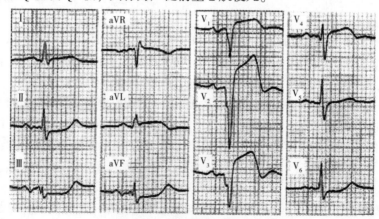

图 2-14　急性前间壁心肌梗死

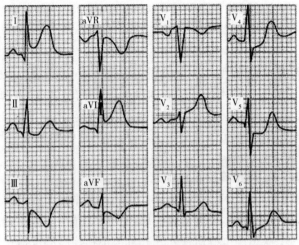

图 2-15　急性高侧壁心肌梗死

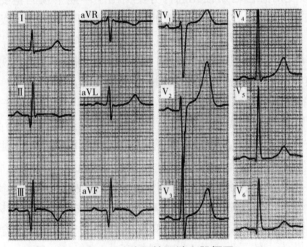

图 2-16　陈旧性下壁心肌梗死

由于心肌梗死的范围基本上与冠状动脉的分布一致，因此心电图确定的梗死部位可大致确定梗死相关动脉。通常情况下，前间壁或前壁心肌梗死常为左前降支（LAD）闭塞，侧壁和后壁同时梗死多为左回旋支（LCX）发生闭塞，下壁梗死多为右冠状动脉（RCA）闭塞，少数为回旋支闭塞所致；下壁梗死合并右心室梗死，往往是右冠状动脉近端发生闭塞。在超急性期，若 I 、aVL、V_1~V_4 导联 ST 段抬高， II 、 III 、aVF 导联 ST 段压低，提示 LAD 近端病变；V_3~V_6 导联 ST 段抬高， II 、 III 、aVF 导联 ST 段无压低，提示 LAD 中远段病变； II 、 III 、aVF 导联 ST 段抬高， I 、aVL 导联 ST 段压低，提示 RCA 远端病变，若同时伴有 V_{3R}、V_{4R} 导联 ST 段抬高，提示 RCA 近端病变；8 个或 8 个以上导联 ST 段压低 ≥0.1 mV，同时伴有 aVR 和（或）V_1 导联 ST 段抬高，提示左主干或多支冠状动脉病变。

四、分类和鉴别诊断

1. Q 波型和非 Q 波型心肌梗死

非 Q 波型心肌梗死过去称为"非透壁性心肌梗死"或"心内膜下心肌梗死"。在心电图上主要表现为 ST 段抬高或压低及 T 波倒置，ST-T 改变可呈规律性演变，但 QRS 波群变化不明显，不出现异常 Q 波，或有等位性 Q 波变化（是指心肌发生梗死，但因某种原因未形成典型的病理性 Q 波，而产生各种特征性 QRS 波群的形态变化）。需要根据临床表现及其他检查指标明确诊断。近年研究发现，非 Q 波型梗死既可是非透壁性，也可是透壁性。与典型的 Q 波型心肌梗死比较，此种不典型的心肌梗死较多见于多支冠状动脉病变，且有多次梗死的倾向。此外，多部位梗死（不同部位的梗死向量相互作用发生抵消）、梗死区位于心电图常规导联记录的盲区（如右心室、基底部、孤立正后壁梗死等）均可产生不典型的心肌梗死图形，表现为等位性 Q 波。

2. ST 段抬高型和非 ST 段抬高型心肌梗死

由于急性心肌梗死的诊治技术已取得突破性进展，及早再灌注治疗成为改善心肌梗死患者预后的最重要措施。为了最大限度地改善心肌梗死患者预后，近年提出把急性心肌梗死分类为 ST 段抬高型和非 ST 段抬高型心肌梗死，并且与不稳定型心绞痛一起统称为急性冠状动脉综合征。以 ST 段改变对急性心肌梗死进行分类突出了早期干预的重要性。另外，ST 段抬高型心肌梗死和非 ST 段抬高型心肌梗死二者的干预对策是不同的，可以根据心电图 ST 段是否抬高而选择正确和合理的治疗方案。在做出 ST 段抬高或非 ST 段抬高型心肌梗死诊断时，应该结合临床病史并注意排除其他原因引起的 ST 段改变。临床研究发现，ST 段抬高型心肌梗死可以不出现 Q 波，而非 ST 段抬高型心肌梗死有的可出现 Q 波。

3. 心肌梗死合并其他病变

心肌梗死合并室壁瘤时，可见抬高的 ST 段持续数月以上（ST 段抬高幅度常 ≥0.2 mV，同时伴有病理性 Q 波或呈 QS 型）。心肌梗死合并右束支传导阻滞时，由于右束支传导阻滞不影响初始向量的正常除极，心室除极初始向量因此可表现出心肌梗死特征，而终末向量反映出右束支传导阻滞特点，一般不影响二者的诊断。心肌梗死合并左束支传导阻滞，由于左束支传导阻滞影响初始向量的正常除极，因此梗死图形常被掩盖，按原标准进行诊断比较困难。但是通过观察急性心肌梗死早期 ST 段的变化，仍可做出是否合并急性心肌缺血或心肌梗死的诊断。若以 R 波为主的导联，出现 ST 段抬高 ≥0.1 mV；在 $V_1 \sim V_3$ 导联出现 ST 段压低 ≥0.1 mV；在以 S 波为主的导联，出现 ST 段抬高 ≥0.5 mV，均提示左束支传导阻滞合并急性心肌缺血或心肌梗死。

4. 心肌梗死的鉴别诊断

Q 波的出现及 ST-T 的变化虽然是诊断心肌梗死的重要依据，但单纯的 ST 段抬高还可见于急性心包炎、变异型心绞痛、早期复极综合征等；异常 Q 波也可发生于感染或脑血管意外时，但缺乏典型演变过程，很快可以恢复正常；由于心脏横位可导致Ⅲ导联出现 Q 波，但Ⅱ导联通常正常；顺钟向转位、左心室肥厚及左束支传导阻滞时，V_1、V_2 导联可出现 QS 波，但并非前间壁心肌梗死；预激综合征在某些导联上可因 δ 波的存在而酷似"Q"或"QS"波；此外，右心室肥厚、心肌病、心肌炎等也可出现异常 Q 波；当异常的 Q 波、抬高的 ST 段以及倒置的 T 波同时出现，并具有一定的演变规律，这样的特征性改变才可考虑急性心肌梗死。因此心电图诊断心肌梗死需结合其他临床及实验室资料，进行认真分析，根据不同的鉴别要点做出正确的诊断。

（周　杰）

第三章

心脏起搏治疗

第一节　心脏起搏治疗适应证

人工心脏起搏分为临时心脏起搏和埋藏式心脏起搏两种起搏形式，它们分别有不同的适应证。

一、临时心脏起搏适应证

临时心脏起搏是一种非永久性植入起搏电极导线的临时性或暂时性人工心脏起搏术。起搏电极导线放置时间一般不超过2周，起搏器均置于体外，待达到诊断、治疗和预防目的后，随即撤出起搏电极导线。如仍需继续起搏治疗则应考虑置入永久性心脏起搏器。

任何症状性或引起血流动力学变化的心动过缓患者都是临时起搏的对象。由于如阿托品或异丙肾上腺素等正性变时作用药物的应用可使部分临时起搏变得没有必要，然而如证实药物无效，则应采用临时起搏治疗。通常临时心脏起搏的目的分为治疗、诊断和预防。

（一）治疗方面

有威胁生命的心律失常时，用临时心脏起搏维持适当的心率。

（1）阿—斯综合征发作：房室传导阻滞（AVB）、窦房结功能衰竭等各种原因引起的心脏停搏并出现阿—斯综合征发作，都是紧急临时心脏起搏的绝对指征。

（2）急性心肌梗死、急性心肌炎、药物中毒（如洋地黄、抗心律失常药物等）、电解质紊乱（如高钾血症）等疾病引起的缓慢心律失常（严重窦性心动过缓或窦性停搏、二度Ⅱ型或三度AVB或双束支传导阻滞等）。

（3）心律不稳定的患者在安置永久心脏起搏器之前，可先做临时心脏起搏以保证安全（如若在短时间内能迅速植入永久心脏起搏器者可不必先植入临时心脏起搏器）。

（4）心脏直视手术引起的三度AVB。

（5）药物治疗无效的由心动过缓诱发的尖端扭转型室性心动过速、持续性室性心动过速等。

（二）诊断方面

作为某些临床诊断及电生理检查的辅助手段。例如判断窦房结功能、房室结功能、预激综合征类型、折返性心律失常、抗心律失常药物的效果。

（三）预防方面

1. 预期将出现明显心动过缓的高危患者

常见的有急性心肌梗死的某些缓慢心律失常、心脏传导系统功能不全的患者拟施行大手术及心脏介入性手术，疑有窦房结功能障碍的快速心律失常患者进行心律转复治疗，预先存在左束支传导阻滞的患者进行右心导管检查时，上述临床情况下可安置临时心脏起搏器进行预防性或保护性起搏。

然而，对以前存在右束支传导阻滞行左心导管检查时，由于左束支相对较短且左前、左后分支分布区域广阔，因而很少出现左束支传导阻滞，可不预防性应用临时起搏。对于大多数以导管为基础的介入诊治，一般也不推荐常规使用临时心脏起搏。

在急性心肌梗死时出现的缓慢型心律失常与缺血对传导组织的直接损伤、药物（β受体阻滞剂、吗啡、镇静药等）和迷走神经兴奋（疼痛、焦虑、心内迷走神经末梢的直接刺激）等有关。当房室结动脉近端的右冠状动脉闭塞并发高度或完全性房室传导阻滞时，逸搏心律常起源于希氏束以上部位。因此，急性下壁心肌梗死即使存在高度房室传导阻滞，可能也并不需要积极的临时起搏治疗。而左前降支近端闭塞则很可能损害束支，如此时出现房室传导阻滞，则起源于希氏束以下的逸搏心律将会变得更慢和不稳定。所以，急性前壁心肌梗死患者新出现双束支传导阻滞（左、右束支交叉阻滞，或右束支传导阻滞合并左前分支或左后分支阻滞）时应积极准备临时心脏起搏治疗。

2. 起搏器依赖的患者在手术更换新的心脏起搏器时作为临时性支持起搏

作为临时性支持起搏目前仍然在国内不少医院采用。但实际上，术中采用静脉滴注异丙肾上腺素和（或）降低原起搏输出频率的方法多能使患者出现自主心律而避免行临时性心脏起搏。

二、埋藏式心脏起搏适应证

随着起搏工程学的完善，起搏治疗的适应证逐渐扩大。早年植入心脏起搏器的主要目的是为挽救患者的生命，目前尚包括恢复患者工作能力和生活质量。2012年美国心血管病学会/美国心脏协会/心律学会（ACCF/AHA/HRS）重新制定了植入心脏起搏器的指南。适应证级别如下。①Ⅰ类，有证据或普遍认为起搏是有益、有用和有效的。②Ⅱ类，对起搏治疗疗效的证据有争论或有不同意见：a. Ⅱa，证据或意见倾向于有效；b. Ⅱb，缺乏足够的证据或意见以证明其有效。③Ⅲ类，有证据或普遍认为起搏是无用或无效，在某些情况下甚至可能有害，因此不需要或不应该植入心脏起搏器。临床证据分级：A级，从含有大数量病例的多次随机临床试验中得出的数据；B级，从含有较少量患者的有限次试验得出的数据或从设计较好的非随机研究中分析得出的数据或登记的观察数据；C级，专家的意见是建议的主要来源。

（一）窦房结功能障碍的起搏指征

Ⅰ类：①有记录的症状性心动过缓伴窦房结功能障碍（包括引起症状的频繁的窦性停搏）；②有症状的变时功能不良；③必须应用的药物导致的症状性心动过缓。

Ⅱa类：①病态窦房结综合征（简称病窦）心率小于40次/分，虽有心动过缓的相关症状，但心动过缓未被记录；②不明原因的晕厥，电生理检查发现或诱发显著的窦房结功能异常。

Ⅱb类：清醒状态下心率长期小于40次/分，但症状轻微。

Ⅲ类：①无症状的窦房结功能障碍；②有类似心动过缓症状，但证实该症状与窦房结功能不良所致的心动过缓无关；③非必须应用的药物治疗引起的症状性心动过缓的窦房结功能障碍。

多数窦房结功能障碍的具体病因并不明了，病理检查发现的起搏细胞减少、变性和被纤维组织取代等非特异性改变很难与随年龄增长的正常纤维组织的增加相区别。虽然上述指征比较明了，但临床医生有时很确定脑供血不足的症状与心动过缓联系的相关性，此时应通过多次行 Holter 检查、有症状时自测脉搏等方法来明确两者的因果关系。

（二）成人获得性房室传导阻滞的起搏指征

1. 任何阻滞部位的三度和高度房室传导阻滞伴有下列一项者

（1）有房室传导阻滞所致的症状性心动过缓（包括心力衰竭）或伴室性心律失常，可因必须使用的药物所致（证据水平：C）。

（2）清醒状态时无症状，但已证实心室停搏≥3.0秒；逸搏心率<40次/分；逸搏心律起源于房室结以下；逸搏心率≥40次/分但合并心脏增大或左心室功能不全。

（3）心房颤动清醒状态下无症状，但出现≥1次的≥5秒的长间歇。

（4）房室交界区射频消融术后。

（5）心脏外科手术后发生的预计不可逆性房室传导阻滞。

（6）神经肌源性疾病伴发，无论是否有症状。

（7）无心肌缺血情况下，运动时出现。

2. 任何阻滞部位和类型的二度房室传导阻滞产生的症状性心动过缓

（1）Ⅱa类：①无症状的三度房室传导阻滞，清醒时平均心室率大于40次/分但不伴有心脏扩大；②无症状性二度Ⅰ型房室传导阻滞，电生理检查发现阻滞部位在希氏束内或以下水平；③一度或二度房室传导阻滞伴有类似起搏器综合征症状或血流动力学损害；④QRS波群时限正常的无症状性二度Ⅱ型房室传导阻滞。如果 QRS 波群时限增宽（包括孤立性右束支传导阻滞），则升级为Ⅰ类适应证。

（2）Ⅱb类：①神经肌源性疾病伴发的任何程度的房室传导阻滞（包括一度房室传导阻滞），无论是否有症状，因为此类房室传导阻滞的进展难以预料；②使用药物和（或）药物毒性作用所致的房室传导阻滞，即使在停药后阻滞仍然可能再发。

（3）Ⅲ类：①无症状的一度房室传导阻滞；②无症状的发生于希氏束以上的二度Ⅰ型房室传导阻滞，或不能确认阻滞水平在希氏束及其以下部位者；③预期可以恢复且不再复发的房室传导阻滞（如药物中毒，一过性迷走神经张力增高或无缺氧症状的睡眠呼吸暂停综合征）。

（三）慢性双束支阻滞的起搏指征

Ⅰ类：①合并间歇性三度房室传导阻滞；②合并二度Ⅱ型房室传导阻滞；③合并交替性束支阻滞。

Ⅱa类：①虽未证实晕厥由房室传导阻滞引起，但可排除由于其他原因引起的晕厥，尤其是室性心动过速（证据水平：B）；②无临床症状，但电生理检查发现 H-V 间期≥100 ms；

③电生理检查时，由心房起搏诱发的希氏束以下非生理性阻滞。

Ⅱb类：神经肌源性疾病伴发的任何程度的双分支或任何分支阻滞，无论是否有症状，因为传导阻滞随时会加重；①分支阻滞不伴房室传导阻滞或无症状；②合并无症状的二度Ⅰ型房室传导阻滞。

（四）与急性心肌梗死有关的房室传导阻滞的起搏指征

Ⅰ类：①ST段抬高心肌梗死后出现持续希氏束系统二度房室传导阻滞伴双束支阻滞或希氏束系统内或以下三度房室传导阻滞；②房室结以下高度（二度或三度）房室传导阻滞伴束支—分支阻滞，如果阻滞部位不清楚则应进行电生理检查；③持续和有症状高度或三度房室传导阻滞。

Ⅱa类：无。

Ⅱb类：房室结水平的持续性二度或三度房室传导阻滞，即使无症状。

Ⅲ类：①一过性的房室传导阻滞，无室内阻滞问题或伴孤立性左前分支阻滞；②新出现的束支或分支阻滞，不伴房室传导阻滞；③无症状的持续一度房室传导阻滞伴有束支或者分支阻滞。

急性心肌梗死需要心脏临时起搏者并不意味着需要永久心脏起搏。实际上，心肌梗死后需要进行永久心脏起搏治疗的病例很少，尤其是急性下壁心肌梗死者。合并束支阻滞和暂时性二度或三度房室传导阻滞的急性前壁心肌梗死患者的猝死通常和恶性快速心律失常有关，很少与发生的完全性房室传导阻滞合并较长的心室停搏有关。这些患者往往心肌梗死面积较大，随访数月后如存在心功能障碍，可能需要植入埋藏式心脏复律除颤器（ICD）而非单纯心脏起搏器。

（五）颈动脉窦高敏综合征和神经心源性晕厥患者的起搏指征

Ⅰ类：自发的或颈动脉窦刺激和颈动脉窦压力反射诱发的大于3秒的心室停搏，伴反复晕厥者。

Ⅱa类：无明确诱发因素的超敏性心脏抑制大于3秒，伴晕厥者。

Ⅱb类：显著症状性神经心脏性晕厥，记录到自发或倾斜试验诱发的与心动过缓。

Ⅲ类：①颈动脉窦刺激引起的高敏性心脏抑制反射，但无明显症状或症状不明确；②场景性血管迷走性晕厥，回避场景刺激后晕厥不再发生。

（六）心脏移植后患者的起搏指征

Ⅰ类：预计不能恢复的有症状的心动过缓/变时功能不良及其他符合起搏器Ⅰ类适应证的情况。

Ⅱa类：无。

Ⅱb类：术后心动过缓持续时间较长或反复发作，影响其恢复和出院的患者。

Ⅲ类：心脏移植后的无症状过缓性心律失常。

（七）自动检测和起搏终止快速心律失常的起搏指征

Ⅰ类：无。

Ⅱa类：可被起搏终止、反复发作的有症状的陈发性室上性心动过速（SVT），但导管消融和（或）药物治疗无效或不能耐受药物治疗者。

Ⅱb类：无。

Ⅲ类：存在具有快速前传功能的旁路。

（八）起搏治疗心动过速的建议

Ⅰ类：心动过缓依赖性持续性 V-T，伴或不伴长 QT 间期。

Ⅱa类：先天性长 QT 间期综合征高危患者。

Ⅱb类：反复发作的症状性心房颤动伴窦房结功能障碍，药物治疗无效者。

Ⅲ类：①频发或复杂的室性期前收缩，不伴有 QT 间期延长时；②由可逆原因引起的尖端扭转型室性心动过速；③没有其他起搏指征，仅为预防心房颤动而植入起搏器。

（九）肥厚型心肌病起搏指征

Ⅰ类：合并窦房结功能不良和（或）房室传导阻滞中的 Ⅰ类适应证的各种情况。

Ⅱa类：存在显著的静息或应激情况下有明显流出道梗阻和药物治疗无效者。存在猝死危险因素时考虑植入双腔 ICD。

Ⅲ类：①无症状或经药物治疗可以控制；②虽有症状但无左心室流出道梗阻的证据。

（十）儿童、青少年和先天性心脏病患者的起搏治疗建议

Ⅰ类：①高度或三度房室传导阻滞合并有症状的心动过缓、心功能不全或低心排量；②与年龄不相称的由窦房结功能不良导致的症状性心动过缓；③心脏手术后二至三度房室传导阻滞，持续大于 7 天仍不能恢复；④先天性三度房室传导阻滞合并宽 QRS 逸搏心律、复杂室性逸搏心律或心功能不全；⑤婴儿先天性三度房室传导阻滞，心室率<55 次/分，或合并充血性心力衰竭，心室率<70 次/分。

Ⅱa类：①慢—快综合征需治疗者；②先天性三度房室传导阻滞，1 岁以上，平均心率小于 50 次/分，或突然心室停搏，周长是基础心率的 2 倍或 3 倍，或有与变时功能不良相关的症状；③无症状窦性心动过缓合并复杂性先天性心脏病，静息时心率小于 40 次/分或有大于 3 秒的长间歇；④先天性心脏病患者，血流动力学由于心动过缓和房室不同步而受损；⑤先天性心脏病外科手术后不能解释的晕厥并有一过性完全性心脏阻滞并除外其他原因的晕厥。

Ⅱb类：①暂时性手术后三度房室传导阻滞，恢复窦性心律后残留双束支阻滞；②先天性三度房室传导阻滞婴儿和青少年患者，无症状，其心室率可耐受，窄 QRS 波群，心功能正常；③复杂性先天性心脏病双室修复术后，无症状性心动过缓，静息时心率小于 40 次/分或有大于 3 秒长间歇但患者无症状。

Ⅲ类：①手术后无症状性房室传导阻滞，其传导已恢复；②无症状的手术后室内双束支阻滞，伴或不伴一度房室传导阻滞，且没有一过性完全性房室传导阻滞；③无症状的二度Ⅰ型房室传导阻滞；④无症状的窦性心动过缓，最长间歇小于 3 秒，或最小心率大于 40 次/分。

上述治疗建议虽然比较烦琐，但实际上也并未涵盖所有的临床情况。就某一个具体患者而言，永久性心脏起搏的指征并非总是明确的。通常，不可逆性、症状性心动过缓是植入永久心脏起搏器的主要指征。除上述治疗建议外，具体患者应结合患者的具体病情、患者的意愿、经济状况等由负责医生做出是否需要植入永久心脏起搏器的决定。

三、心脏起搏适应证的扩展

以往永久心脏起搏仅用于治疗病态窦房结综合征（SSS）、AVB 等缓慢性心律失常，目

前起搏的适应证得到了很大拓宽。从治疗心电衰竭发展到纠正心电紊乱（如预防阵发性房性快速心律失常），从治疗心电性疾病发展到治疗非心电性疾病（如治疗部分充血性心力衰竭患者）。

（一）预防阵发性房性快速心律失常

起搏治疗可通过起搏模式、起搏部位及起搏器的特殊程序来预防阵发性房性快速心律失常的发生。

1. 起搏模式

多项回顾性研究结果表明，心房起搏（AAI、DDD）与VVI起搏相比，在运动耐量、生活质量、心房颤动发生率和血栓栓塞性脑卒中等方面均具有明显的益处，约降低心房颤动发生率的30%。可能的机制有：①心房起搏可防止心房率下降，从而避免与心动过缓有关的房性期前收缩的发生，而房性期前收缩是诱发心房颤动的最常见原因；②消除期前收缩后的长间歇，减少心房复极的离散度；③心房起搏可改变心房活动模式，减少发生房内折返的危险性；④房室顺序活动也能减少心房压力，抑制心房机械重构。

虽然心房起搏和（或）双腔房室顺序起搏的临床试验显示其降低心房颤动的有效性，但由于这些试验都是与单独心室起搏比较得出的结论，因此，并不能区分是心房起搏本身的益处还是由于VVI起搏所致心电学及血流动力学的恶化而引起的后果。但无论如何，在预防心房颤动发生方面，以心房为基础的起搏方式比VVI起搏有益。因此，除持续性心房颤动或（和）心房静止外，应尽可能选择前者。

2. 起搏部位

房间传导阻滞（interatrial conduction block，IACB）是指激动从右心房经Bachmann束向左心房传导明显延缓。IACB与房性快速心律失常的发生有明确的因果关系。IACB使右心房、左心房的电活动明显不同步而引起房内折返，引发短阵房性心动过速、心房扑动和心房颤动。

经右心房与冠状窦同步起搏右心房、左心房，可使IACB患者的双房电活动同步化，消除房间折返。已有很多临床报道证实双房同步起搏对伴有IACB的阵发性房性快速心律失常有良好的预防效果。另外，右心房内双部位起搏（右心耳+冠状窦或右心耳+房间隔）也可不同程度地使左心房"预激"，减轻心房内及心房间的电不均一性，有一定的预防房性快速心律失常作用。

3. 起搏器的特殊程序

近年来某些心脏起搏器开发设计了具有预防房性心律失常的程序，如常用的动态心房超速起搏（dynamic atrial overdrive，DAO）功能。房性期前收缩是诱发心房颤动的常见原因，持续超速心房起搏虽可抑制房性期前收缩，但会增加患者氧耗量、引起心悸不适及电池消耗加快等副作用。具有DAO功能的起搏器通过持续调节起搏频率，以稍高于心房自身心率的频率起搏心房，减少长—短周期现象，持续超速抑制心房的异位活动而发挥其减少阵发性心房颤动发生的作用。另外，尚有运动后频率控制、房性期前收缩后反应、心房颤动后反应等起搏器的内置程序来预防心房颤动的发生。

如上所述，起搏治疗对预防阵发性房性快速心律失常有一定作用，但尚缺乏大规模临床试验的结果，起搏治疗仍然是药物治疗的辅助手段。目前尚不主张对无缓慢心律失常患者单纯为了预防房性快速心律失常而应用心脏起搏。另外，无论是起搏方式、起搏部位，抑或是起搏器的某些程序，对房性快速心律失常的发生均是起预防作用，不能终止其发作。

另外，对器质性心脏病合并持续性心房颤动，当药物不能满意控制心室率或患者不能耐受抗心律失常药物时可消融房室结后植入永久心脏起搏器。其局限性是仅控制了心室率，对心房颤动本身无作用。多数临床结果显示可改善血流动力学异常及相应的临床症状，但对预防血栓/栓塞并发症及生存率无影响。

（二）梗阻性肥厚型心肌病

右心室心尖部起搏可使室间隔提前收缩，并与左心室壁收缩产生时间差，减轻二尖瓣收缩期前向运动（SAM）现象，缓解流出道梗阻。很多临床试验证实 DDD 起搏治疗后，流出道梗阻减轻，心功能改善。长期起搏也可减轻心室重构并由此进一步降低流出道压力阶差。

梗阻性肥厚型心肌病（HOCM）的多种治疗方法各有利弊。药物早期有效率为 40%～60%，但最终因耐药或不良反应而影响疗效；外科手术创伤大，心肌切除不足会引起左心室流出道的残余狭窄，而切除过多会出现室间隔缺损并损伤主动脉瓣，且常引起左束支传导阻滞（LBBB）；化学性室间隔消融术虽可减轻左心室流出道梗阻，但属有创性治疗（造成肥厚部位心肌梗死），有一定手术风险，可并发完全性束支或房室传导阻滞。另外，后期瘢痕的形成是否增加室性心律失常和心力衰竭的发生等亦不清楚。

目前尚无外科手术、化学消融及起搏治疗的大规模随机对照的临床研究结果。应当指出的是，心肌切除术在有经验的医疗中心对 40 岁以下患者的危险性不足 1%，仍然是治疗有症状 HOCM 患者的疗效确切的治疗方法。而对年龄较大（外科手术及化学消融风险大），尤其合并存在传导系统功能低下（药物治疗发生困难）时，起搏治疗可能是最好的选择。MPA-THY 试验和 PIC 试验的回顾性分析显示，65 岁以上患者更易从起搏治疗中获益。

另外，值得一提的是，起搏治疗较外科治疗及化学消融创伤小，在起搏器保证下可给予较大的药物剂量，且该治疗系统可以撤回，也不影响今后其他创伤性治疗的实施。当然，起搏也可以作为外科治疗及化学消融治疗手段的补充或补救措施（如出现房室或束支传导阻滞并发症时）。

为持续有效地夺获心室，起搏器 AVD 必须短于患者自主的 PR 间期。因此，普通 DDD 起搏模式虽能缓解流出道梗阻，但其代价是减少了心室的充盈。而心室足够的充盈对 HOCM 患者很重要。双房右心室起搏因节省了右心房向左心房的传导时间，等于增加了左心房收缩对左心室的充盈作用，是目前 HOCM 起搏治疗的最佳选择。

（三）颈动脉窦高敏综合征

颈动脉窦高敏综合征的治疗措施包括避免刺激颈动脉窦、药物、手术（切除颈动脉窦上神经）和起搏治疗。心脏抑制型和混合型是起搏治疗的适应证。多项研究发现起搏治疗可明显减少颈动脉窦高敏综合征患者晕厥的发生率。

（四）血管迷走性晕厥

起搏治疗一般不作为血管迷走性晕厥（vasovagal syncope，VVS）的一线治疗，它适用于药物无效或不能耐受的心脏抑制型和混合型 VVS 患者。起搏治疗可以大大延长从症状出现到意识完全丧失的时间，使患者感觉到晕厥先兆后预先采取防止晕倒的措施。临床资料表明，植入后抗晕厥的总有效率为 70%～80%。具有频率骤降功能的起搏器疗效更满意。另外，由于 VVS 的发生机制与交感神经兴奋引起的过度心肌收缩有关，因此具有心肌阻抗传感器的频率应答起搏器在晕厥前可自动增加起搏频率，可能对预防晕厥的发生有益。

（五）特发性长 QT 间期综合征（LQTS）

长 QT 间期导致尖端扭转型室性心动过速，大多数研究认为是左、右交感神经张力不平衡（右低，左高），使心肌复极化明显不正常，产生反复发生的早期后除极，引发快速性室性心律失常，导致晕厥和猝死。早期后除极在心动过缓时更明显。起搏治疗可增快心率，减轻心肌复极化的离散度并提高患者对更大剂量的 β 受体阻滞剂的耐受性。

临床资料表明，DDD 起搏可明显减少 LQTS 患者晕厥发作次数、缩短晕厥持续时间和猝死的发生，但它并不能完全预防心脏性猝死。目前尚无临床试验比较起搏、心脏交感神经切除术和 ICD 对持续有症状患者的相对有效性。

对有心搏骤停或反复晕厥发作者应植入 ICD 而非心脏起搏器。目前起搏联合应用 β 受体阻滞剂仅适用于拒绝应用 ICD，且心律失常呈明显停搏依赖性的患者。

（六）单纯性长 PR 间期

正常情况下，心室舒张期心房压力一直高于心室压力，二尖瓣处于开放状态，使血液持续从心房流向心室。心房收缩发生于心室舒张末期、心室收缩开始之前。心房收缩结束后心室进入等容收缩期，心室压力大于心房压力，二尖瓣关闭。心脏超声表现为反映心室舒张早期血流的 E 峰在前，心房收缩的 A 峰在后，E 峰和 A 峰分开。

过长的 PR 间期使左心房收缩处于左心室舒张的早期或中期（异常的舒张相），而接下来的心房舒张便处在心室舒张的末期。心房表现为 E 峰和 A 峰融合。心室舒张末期室压高于房压，二尖瓣被反向压力差推起而提前不完全的关闭，造成心室舒张末期的二尖瓣反流。因此，过长 PR 间期的患者（一度 AVB），可出现运动耐力明显下降的症状。PR 间期明显延长的患者在休息状态下可能无症状，但运动时因 PR 间期不能相应的缩短，心房收缩逐渐靠近前一次心室收缩而产生类似于起搏器综合征的症状。CRT 患者如合并存在一度 AVB 则往往效果优于不伴有一度 AVB 者，这从另一方面反映了纠正一度 AVB 的临床获益。

四、起搏器合理选择

（一）病态窦房结综合征患者起搏方式的选择

（1）如年龄较轻，无 AVB 或预测近期 AVB 发生概率很低，文氏点正常者应选择 AAI 起搏以符合生理。否则应选择 DDD 起搏器。

（2）心房静止者选择 VVI 起搏器。

（3）慢—快综合征患者应选择 DDD 起搏器。

（4）变时功能不全及慢心室率心房颤动患者应选择频率应答起搏器。在植入起搏器时无变时功能障碍者也可选择植入具有 R 功能的起搏器以备今后出现变时功能不全时开启此功能。具有双感受器的起搏器频率反应的特异性高。

（5）起搏器功能及起搏部位的选择：具有阵发性心房颤动者可选择同时具有预防心房颤动功能的起搏器。对房室传导正常的患者选择具有减少右心室起搏功能的起搏器是合理的。如存在房间传导阻滞伴发的房性快速心律失常，可考虑房间隔起搏。

（6）如因血管迷走性晕厥植入起搏器，建议选用具有频率骤降功能或闭环刺激系统的 DDD（R）起搏器。

（7）如梗阻性肥厚型心肌病选择起搏治疗，应选择 DDD 而非 VVI 起搏。

（二）房室传导阻滞患者起搏方式的选择

很显然对于高度或三度 AVB 患者 AAI 模式是不适合的。

（1）VVI 起搏模式：虽可避免由于心率缓慢导致的心搏骤停危险并能使心率及心排血量（CO）增加，但存在不能房室同步的弊端，不推荐使用。除非患者存在持续心房颤动、心房静止或其他非医疗原因（经济等）。

（2）DDD 是目前临床上被广泛采用的起搏模式，它能在避免心脏停搏的前提下实现房室同步，从而使患者的每搏量（SV）和心排血量增加。可用于伴或不伴 SSS 者。

（3）窦房结功能正常或预期发生窦房结功能不全概率低者，可选择 VDD 起搏模式。

（4）针对起搏依赖患者，无论怎样延长起搏器的 AVD，心室总要被起搏，此时减少右心室起搏的策略是无意义的。

（5）虽流出道间隔部起搏尚缺乏大规模的有益证据，对起搏依赖患者推荐导线放置在左心室流出道狭窄（RVOT）间隔部而非 RVA，但需规范植入的部位（非 RVOT 游离壁）。术后加强随访，如今后发生心功能不全，则建议升级为 CRT。

（6）心功能正常者长期的 RVA 起搏的确会导致部分患者心功能下降，但其发生时间、比例及易发生心功能损害的高危人群目前尚不清楚。针对心功能正常且高度依赖起搏的起搏模式选择，无论新植入抑或更换，尚无证据直接进行 CRT 治疗，后者性能/价格比不高。

（7）对于左心室射血分数（LVEF）≤35% 的起搏依赖患者进行 CRT 治疗已经有明确的适应证指南。

另外，应结合患者的经济状况、年龄、一般情况及所合并的疾病进行综合考虑。如高龄、肿瘤晚期、长期卧床等患者可不必选择生理性起搏以便获得更加合理的性能/价格比。

（梁　宵）

第二节　心脏起搏系统植入方法

早期几乎所有心脏起搏器均需开胸植入心外膜电极导线，起搏器埋藏在腹部。随着经静脉心内膜电极导线的应用及起搏器体积的大大缩小，起搏器的安置已由心脏外科医生在手术室完成发展到由心脏内科医生在放射科或导管室就可完成，由全身麻醉改为局部麻醉，人工心脏起搏系统的安置越来越普及。

必需的设备和药物包括 C 臂 X 线机、起搏分析仪、心电监护仪、除颤器及必要的抢救药品。

一、术前准备

（1）病史和体格检查：要注意可能影响起搏器植入途径和位置的事项，如患者的优势手（通常将起搏器放置在优势手的对侧）、先天性畸形（如是否存在永存左上腔静脉）、三尖瓣疾病和是否做过三尖瓣手术。

（2）收集临床资料（后前位和侧位胸部 X 线片、心电图及相关血液检查等）。

（3）签署知情同意书（风险、益处和起搏模式选择等）。

（4）在手术前要停用华法林及阿司匹林 3~5 天。如果考虑患者停止抗凝后风险大，则应考虑静脉应用肝素，手术前 4~6 小时停用肝素。目前很多中心也采取不停用抗血栓药物，术中加强止血、术后加压等措施，未见出血明显增多。

（5）手术区域备皮。

（6）建立静脉通道。

（7）关于起搏器植入前是否需要预防应用抗生素问题一直存在争议。目前公认的建议为植入术前 1 小时开始静脉应用抗生素到手术结束。也有一些中心对易患心内膜炎的高危险人群，如人工瓣膜或复杂先天性心脏病患者、更换起搏器的患者、长时间手术患者及可能存在污染的临床情况者预防应用性应用抗生素数日。

二、埋藏式心脏起搏

目前绝大多数使用心内膜电极导线。技术要点包括静脉选择、导线电极的放置和起搏器的埋置。

（一）静脉选择

通常可供电极导线插入的静脉左右各 4 条，浅静脉有头静脉、颈外静脉，深静脉有锁骨下静脉和颈内静脉。通常多首选习惯用手对侧的头静脉或锁骨下静脉（何者为首选根据植入医生的习惯而定）。如不成功，再选择对侧头静脉或锁骨下静脉。最后选择颈内或颈外静脉。另外，近年来尚推崇经腋静脉途径植入起搏电极导线。

1. 切开头静脉

头静脉在胸三角沟内的脂肪组织中可以找到。胸三角沟由三角肌的中缘和胸大肌的外缘构成。头静脉在喙突水平于胸大肌下方终止于腋静脉。它通常伴有一条神经，分离时应避免将其损伤，以免日后留下神经痛。有时头静脉很细甚至缺如，如太细，可向近心端分离。暴露头静脉后，在近端和远端各放置一粗结扎线，结扎远心端，用眼科剪剪开静脉近心端后将电极导线送入。

优点：安全，是所有静脉途径中并发症最少者。

缺点：有时头静脉太细或走向畸形（多在进入腋静脉处）而不能插入电极导线或使其顺利进入锁骨下静脉，失败率为 10%~20%。另外，同时送入双根电极导线的成功率不高。

2. 锁骨下静脉穿刺

锁骨下静脉是腋静脉的延续，在颈底部两侧与颈内静脉汇合成无名静脉。穿刺点通常在锁骨中点与第一肋之间的间隙内，与皮肤成 30°角，针头指向胸骨上凹，进针同时缓慢负压抽吸注射器，直至抽到静脉血，见图 3-1。成功后从针腔插入导引钢丝，在 X 线透视下送至下腔静脉处，再沿钢丝插入含有扩张管的可撕性长鞘，拔除钢丝及扩张管后快速送入起搏电极导线，随后撕弃鞘管（图 3-2）。指引钢丝有时易进入颈内静脉，此时可回撤至两静脉交界处并转动钢丝，通常能顺利进入无名静脉。

穿刺时应注意以下事项。①不宜太靠内侧，以免肋间隙太窄引起日后出现电极导线"锁骨下挤压现象"导致电极导线绝缘层断裂等。穿刺过程中不应遇到任何阻力，否则应重新选择进针方向及穿刺点位置，通常此时穿刺点应外移或下移。不应强行顶着阻力进针，这将导致送入扩张鞘困难或不能自由操纵导线（被局部软组织卡住使导线进退两难）；日后局部组织压迫导线，产生导线挤压综合征（导线磨损、断裂）。②如穿刺时患者有同侧上肢的放射性疼痛是损伤臂丛神经的表现，必须重新寻找穿刺点，即或此时已穿刺成功。③插入扩张管和鞘管前一定要确定指引钢丝在静脉系统而非动脉系统，强烈推荐将指引钢丝送入下腔静脉以确定其在静脉系统内。④锁骨下动脉在锁骨下静脉的后上方，如穿刺到动脉后可适当将进针方向下移。

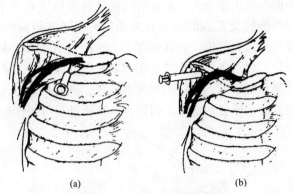

图3-1　锁骨下静脉穿刺

（a）正常穿刺锁骨下静脉的进针部位；（b）肋间隙狭窄时穿刺部位外移

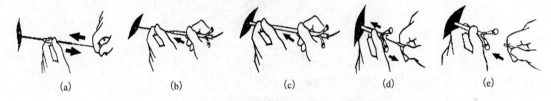

图3-2　自锁骨下静脉送入导线的步骤

（a）自针芯送入指引钢丝；（b）退出穿刺针后沿钢丝送入扩张管和套管；（c）将扩张管和套管向内推送进入锁骨下静脉；（d）拔出扩张管和钢丝；（e）将导线沿套管送入静脉内

优点：方法简便、快速、可靠，可同时送入多根电极导线。

缺点：有一定的近期及远期并发症。近期并发症有锁骨下动脉损伤、气胸、空气栓塞、损伤臂丛神经等；远期并发症主要为电极导线可能在锁骨下入口处发生磨损、断裂。

如需通过锁骨下静脉插入两条电极导线（心房和心室），可采用下述方法。①自一根套管（通常需要11F）送入两条电极导线。优点是耗材减少、费用降低，同时避免了第二次静脉穿刺的风险。②保留钢丝技术。即放置第一根电极导线时只拔除扩张管而保留指引钢丝，撕弃鞘管后沿保留的原指引钢丝送入第二套可撕开鞘系统，退出导引钢丝并由此放入第二根电极导线。其优点是避免了第二次静脉穿刺的风险。方法①、②的缺点是穿刺部位易出血，且房、室导线在放置时常互相牵扯增加操作难度。③分别两次穿刺送入两套可撕开鞘系统。优点是双电极导线在放置时不会互相影响，穿刺部位出血发生概率减少。缺点是增加了第二次静脉穿刺的风险。

如手术需送入两条或以上电极导线（右心房和右心室或左心室），可采用下述方法：①锁骨下静脉同时送入两条电极导线（方法见上）；②自头静脉同时送入两条电极导线（如头静脉足够粗）；③一条在头静脉，另一条通过同侧锁骨下静脉送入。此方法占用了同侧常用的两条静脉，对日后更换电极导线不利，通常不建议采用。

3. 颈内静脉穿刺

颈内静脉位于颈动脉鞘内，在胸锁关节的后方与锁骨下静脉汇合成无名静脉。当患者头部向对侧转动45°时，颈内静脉自耳郭向下走行至胸锁关节外的1~3 cm处。最常用的穿刺定位方法有两个（图3-3）：①中位法进针，自胸锁乳突肌胸骨头、锁骨头和锁骨构成的三角的顶端入路，进针方向与额面成30°，方向指向胸锁乳突肌锁骨端下方。②后位法进针，在胸锁乳突肌外侧与颈外静脉交汇点的后方经胸锁乳突肌下方指向胸骨上窝进行穿刺。另外，也有学者习惯取患者正常头前位，先在颈部下1/3扪及颈总动脉搏动，颈内静脉总在颈总动脉的外侧并与之并行，如医生站在患者右侧判断右颈静脉途径，将中指放在右颈总动脉的走行上，则颈内静脉就在示指下。如穿刺到颈总动脉，则需再偏向外侧进针。穿刺成功后按上述锁骨下静脉穿刺方法一样分别送入指引钢丝、扩张管及可撕性鞘管和电极导线。

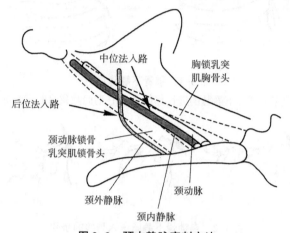

图3-3 颈内静脉穿刺方法

示中位法和后位法入路穿刺颈内静脉

优点：方法简便、快速、可靠，可同时送入多根电极导线。

缺点：有颈内动脉损伤、空气栓塞等风险。皮下隧道长且要通过锁骨表面，后者与电极导线长期磨损容易产生电极导线故障，尤其是消瘦的患者。

4. 颈外静脉切开

颈外静脉位于颈部浅筋膜，在胸锁乳突肌表面向下后斜行，至该肌后缘锁骨上处进入深筋膜并汇入锁骨下静脉。通常在取头低位时就能看到颈外静脉的轮廓。于锁骨中点上2~3 cm在相对应静脉的皮肤上做一1~2 cm横切口，钝性分离浅筋膜后就可在颈阔肌下找到颈外静脉。静脉壁薄，须小心分离。后续操作步骤同经头静脉切开送入电极导线的方法。

优点：粗大，可同时送入双电极导线。

缺点：皮下隧道长且要通过锁骨表面，与电极导线长期磨损容易产生电极导线故障，尤其是消瘦的患者。通常为其他静脉途径失败后的最后选择。

实际上，颈内静脉及颈外静脉很少用到，因为绝大多数情况下都能通过两侧的锁骨下静脉成功送入电极导线。由于锁骨上的皮下隧道容易使导线或皮肤发生磨损，因此，宁可选择对侧血管也不宜在锁骨下静脉穿刺失败后直接选择同侧的颈内静脉或颈外静脉。

5. 腋静脉穿刺

锁骨下静脉穿刺虽然比较成熟且成功率很高，但存在一定的近期及远期并发症。由于"锁骨下挤压现象"导致的电极导线绝缘层故障甚至电极导线断裂屡有报道，因此近年来有学者提倡采用腋静脉植入途径，既可避免锁骨下静脉穿刺导致的远期故障的可能性，又具有静脉粗大、能同时放置多根电极导线的优势，尤其是近年来ICD及CRT的逐渐广泛应用。

腋静脉实际上是锁骨下静脉的胸外段，是锁骨下静脉出上纵隔、横过第1肋时的延续。腋静脉前方有胸小肌、胸大肌和胸锁筋膜覆盖。平行于胸三角沟，在其内1~2 cm处与皮肤成45°进针，如未能穿刺到腋静脉，可在透视下找到第1肋，然后向外向后进针，直至进入静脉。腋静脉穿刺的并发症为由于进针太深导致气胸和骨膜损伤。

实际上，腋静脉与锁骨下静脉并无严格界限，靠外侧穿刺锁骨下静脉时实际上已经属于腋静脉的范畴。

临床上经常会遇到重新植入新导线的情况：①植入的VVI或AAI起搏器，日后需要再放置心房或心室导线已获得房室同步或心室起搏；②植入普通起搏器后因病情的发展需要升级为ICD、CRT或CRTD。这些情况均需要重新植入新的电极导线。如果原电极导线是通过静脉切开置入的，则再分离该静脉作为第二条新电极导线植入的静脉入路是非常困难的，此时应选择静脉穿刺。反过来，如原电极导线是经皮穿刺植入的，则第二次经皮穿刺或静脉切开都是可行的，只是穿刺时要避免损伤原电极导线。有时血管内由于血栓形成甚至阻塞，则不能再在同侧植入新的起搏电极导线。在这种情况下，电极导线需从对侧静脉植入，植入后通过皮下隧道（应估测电极导线的长度）拉回到原囊袋中与原电极导线共同连接于新的起搏器上。如原电极导线废弃不用的话，也可再在对侧重新制作新的起搏器囊袋，以避免过长的皮下隧道对皮肤的磨损，尤其是对消瘦的患者。

（二）导线电极的放置

在自头静脉插送过程中，电极导线自头静脉进入腋静脉入口或自腋静脉进入锁骨下静脉入口处时常因成角明显而致使电极导线插入困难，此时可抬高和外展患者肩部，或将导引钢丝外撤2~3 cm使电极导线顶端变软，或改换头部带有弯曲的导引钢丝继续插送，往往可顺利进入腋静脉、锁骨下静脉和无名静脉，切忌强行插入。如上述操作仍未能使电极导线进入锁骨下静脉，可先将电极导线退出后做血管造影以明确血管走向及有无畸形，或直接改用同侧锁骨下静脉穿刺。偶尔会发现头静脉近端是盲端，此时只能改用其他静脉途径。

永久起搏电极导线的操作与其他右心导管或临时起搏电极导线的操作不同，因永久电极导线本身很软，不能靠扭转或旋转来操纵。采用弯钢丝（根据心脏大小和位置决定指引钢丝前段弯度的大小）或回撤指引钢丝等方法通常都能将电极导线放到位。

1. 右心室电极导线

（1）右心室心尖部电极导线的植入：电极导线进入右心室后可先送入右心室流出道以确定未误入冠状静脉窦。也可侧位透视，若电极导线头端指向前方则在右心室，如指向后向脊柱则进入冠状窦。另外，室性期前收缩也是判断电极进入右心室的简单、可靠的方法。电极导线送入流出道后回撤电极导线使其顶端下落，此时直接前送导线或改用直的指引钢丝前送电极导线多可将电极导线顺利固定在右心室心尖部肌小梁中。

（2）右心室间隔部起搏：由于较好的血流动力学效果，近年来右心室间隔起搏逐渐开展，尤其是在心功能不全且心室起搏依赖患者需植入心脏起搏器时。右心室形状近似锥体，室上嵴是右心室壁上的一较宽的弓形横行肌隆起，位于右心房室口与肺动脉口之间。它将右心室分为流入道和流出道。流出道是流入道向左上方延伸的部分，向上逐渐变细，形似倒置的漏斗，壁光滑无肉柱，称为动脉圆锥或漏斗部。流入道的左后上部分和流出道的左后部分构成室间隔。室间隔的中低位在流入道，而高位在流出道。流入道和流出道都可以分为间隔、前壁和游离壁。室间隔处无肌小梁，所以只能用主动固定电极。间隔处的定位主要靠起搏心电图和 X 线影像学来判断。①起搏心电图表现为 Ⅱ、Ⅲ 和 aVF 导联主波向上，应调整位置，选择 Ⅰ、aVL 导联主波均向下的位置，因此时电极更加接近室间隔和左心室。②X 线影像投照选择 LAO 45°，这是 X 线的心脏四腔图，透视下调整电极头朝向脊柱方向。可用做成两个弯的指引钢丝，前端的弯朝后，易使电极朝向室间隔，后端的弯为进入三尖瓣用。测定各参数合格后顺时针旋转 8~10 圈，在 X 线下观察螺旋头是否已伸出。在重度三尖瓣反流患者，往往流出道是容易固定的部位。

估测电极导线是否固定良好是右心室电极导线植入过程中非常重要、不可或缺的操作步骤，可以通过轻轻回拉电极导线感觉是否遇到阻力来判断，这是电极导线成功固定的可靠标志。如轻轻回撤电极导线就能使电极导线移位的话，建议重新更换电极导线位置以免术后发生脱位。当然，也可在透视下通过患者深呼吸、咳嗽等动作来判断电极导线顶端的固定情况。

一旦判断电极导线到位且固定良好后，可描记心腔内心电图。方法为肢体导联按常规与心电图机相连，用鳄鱼夹把心电图 V_1 导联与电极导线尾端连接器相连，获得单极心腔内心电图。也可把双极起搏电极导线尾端连接器上的顶端电极和环状近端电极分别与心电图导联的右上肢和左上肢相连，记录的 Ⅰ 导联心电图即代表两个起搏电极之间的心电活动。正常右心室室壁（电极顶在心壁的心内膜上）腔内心电图呈 rS 形，ST 段抬高呈损伤电流表现。如出现典型的腔内心电图表现，通常提示电极导线位置和起搏参数良好，尤其是当 ST 段抬高大于 5 分钟时提示主动导线固定可靠。但也有不少中心已不再记录腔内心电图。

要用起搏系统分析仪（pace system analyser, PSA）测试下列起搏参数。①起搏阈值：以比自主心率高出 10~20 次/分的刺激频率进行测试，将输出电压逐渐降低或逐渐增高的方法来判断夺获心室的最小电压。现在通用的激素电极导线的起搏阈值多在 0.3~0.5 V，要求起搏阈值<1 V。②R 波振幅>5 mV。③斜率>0.75 V/s。④系统阻抗在 500~1 000 Ω。

一旦电极导线测试完毕，应当在电极导线进入静脉口或穿刺点处用非可吸收线结扎固定。注意不要用缝线直接结扎电极导线，而应结扎在电极导线固定保护套上或用周围组织包裹电极导线后结扎，以免对电极导线绝缘层造成永久性损伤。

2. 右心房电极导线

使用已塑形的"J"形翼状被动固定导线或带有"J"形塑形钢丝的主动导线。当"J"形翼状被动固定导线进入右心房近三尖瓣水平时，部分回撤指引钢丝，使其顶端靠自然张力向上成"J"形，旋转电极导线使"J"形头部向左向前朝向胸骨方向，继而向上轻轻回抽电极导线，"J"形电极导线顶端多能比较容易地进入右心耳梳状肌中。后前位 X 线透视可见电极导线顶端指向左前上，电极头随心房收缩左右移动，随呼吸上下移动，深吸气时由"J"形变成"L"形，深呼气时由"L"形变成"J"形，则提示电极导线在右心耳固定牢固。也可顺时针或逆时针旋转电极导线使其产生自然力矩，用于观察电极导线顶端固定情况。可进一步采用各种呼吸动作和咳嗽来判断电极导线固定的程度。另外，由于心房结构的差异、起搏参数及需可靠固定的要求，不少患者右心房电极最终固定的部位不在 2~3 点的位置。

使用 PSA 检测起搏参数要求 P 波振幅>2 mV，起搏阈值<1.5 mV，斜率>0.5 V/s，系统阻抗在 500~1 000 Ω。右心耳房壁腔内心电图 P 波高大，R 波很小，PR 段抬高。由于双极电极导线的广泛应用及目前起搏器具有较高的感知灵敏度，P波振幅的要求标准也可适当放宽。

双腔起搏时，通常先安置好心室电极导线后再安置心房电极导线。操作心房电极导线时避免钩住已植入的心室电极导线。

3. 经冠状窦电极导线的放置

冠状窦左心房起搏技术最早于1968年用于治疗窦缓导致的反复室性心动过速患者，以后在临床上得到广泛应用。20世纪70年代末期由于更加安全可靠的"J"形心房电极和螺旋固定电极的问世，经冠状窦左心房起搏一度被废弃不用。直到1990年再次提出应用冠状窦左心房起搏治疗病态窦房结综合征、房间传导阻滞引发的快速房性心律失常，尤其是近年来双室同步起搏治疗充血性心力衰竭的广泛开展，经冠状窦进行心脏起搏这个几乎被遗忘的古老技术才又重新得到重视和应用。

（1）左心房电极导线：双房同步起搏是在常规右心房起搏基础上进行同步左心房起搏。有3种方法能进行左心房起搏：①开胸后将电极缝在左心房上；②穿刺房间隔将电极送至左心房进行起搏；③将电极送入冠状窦进行左心房起搏。方法①、②由于手术创伤大或需终生抗凝等缺点，基本不用。方法③是目前左心房永久起搏的主要方法。

冠状窦电极导线植入方法与电生理检查中冠状窦电极导管（EP导管）植入方法相同。尽量将电极导线送到冠状窦最远端的心大静脉，调整其方向，寻找位置稳定、起搏和感知良好且在高能量时亦无心室夺获的位置。通常起搏电极导线在冠状窦近端或中间且电极头朝上时提示电极与左心房密切接触。

最初用普通心室电极导线植入冠状窦失败率达13%~14%，包括电极脱位及由于起搏阈值升高而不能起搏等。Medtronic公司研制出非翼状头双极起搏电极——SP2188冠状窦电极，该电极有两个45°角弯曲。近头部形成的第一个45°角有利于导管进入冠状窦并与心房组织接触。在环状电极后形成的第二个45°角使电极导线易在冠状窦固定而不脱位。利用此种电极导线植入冠状窦成功率为97.5%。

位置固定后冠状窦电极导线与"Y"形转换器阳极孔连接，右心房电极与阴极孔连接，经转换器两者组成新的双极电极导线，进行双房同步起搏和感知。转换器尾部与起搏器的心房孔相连。根据患者不同情况选择不同类型的起搏器和起搏方式。后者对双房同步起搏防治房性快速心律失常十分重要。当患者仅有房间传导阻滞和房性快速心律失常时，应选择AAT起搏方式。由于右心房和冠状窦电极组成一对起搏电极，因此任何一侧的心房电活动都能及时触发对侧心房同步起搏，使其不仅能在窦性心律时同步起搏左、右心房，而且在左心房或右心房出现期前收缩时亦能及时触发另一心房起搏，达到双房持续同步除极，有效预防房性期前收缩诱发的折返性快速房性心律失常。如患者同时存在房室传导阻滞时需选用DDD（R）起搏器，以保证双房同步和房室顺序起搏。

（2）左心室电极导线：除了CRT植入左心室导线外，常规经右心室心内膜植入失败的患者也可采用经冠状静脉植入左心室导线起搏左心室的方法，如三尖瓣重度反流、三尖瓣机械瓣置换术后及右心室心内膜起搏参数不满意等。

经冠状静脉系统放置电极导线进行左心房或左心室起搏与传统的经心内膜右心房、右心室起搏不同，前者是通过静脉血管内膜传递脉冲刺激，且电极导线没有固定装置，因此存在起搏阈值偏高、易脱位等问题，另外，尚可能存在冠状静脉穿孔、血管血栓形成、远期阈值升高等问题，相信随着经验的积累和植入电极导线的不断改进会逐渐完善。

4. 通过永存左上腔静脉放置电极导线

正常左上腔静脉应该闭锁，约 0.5% 的人群存在永存左上腔静脉，后者直接与心脏静脉直接相接。当存在交通支时对起搏器植入手术影响不大，但部分患者同时合并右上腔静脉闭锁或缺如，此时只能通过永存左上腔静脉植入电极导线，相对比较困难。放置心室电极导线到右心室心尖部，必须设法以锐角跨过三尖瓣，此时可利用右心房侧壁将电极导线顶成环形而弹入右心室完成。心房电极导线通常采用主动螺旋电极导线固定在右心房侧壁上。

如不能通过左上腔静脉送入电极导线，右侧上腔静脉又缺如，此时可能需要通过心外膜植入起搏电极导线。

5. 心外膜电极导线

只在很少情况下才应用心外膜电极导线。包括进行心脏外科手术患者的临时心脏起搏、经静脉途径电极导线反复脱位、三尖瓣机械瓣换瓣术后、经静脉植入困难（如永存左上腔静脉合并右上腔静脉缺如）等。现在随着双室同步起搏治疗充血性心力衰竭的临床广泛应用，经心外膜左心室起搏又开始增多起来。

（三）起搏器的埋置

起搏器一般均埋于电极导线同侧的胸部皮下。囊袋的制作通常在电极导线放置前进行，这有利于囊袋的确切止血，且手术操作误损伤及移动已固定好的电极导线的风险减少。局部麻醉下依起搏器大小做皮肤切口，分离皮下组织至深筋膜下，在肌膜表面钝性分离一皮下囊袋。囊袋可与静脉插管为同一切口或另外一个切口，如为后者，则需做一隧道将电极导线引入囊袋部位。要注意皮下隧道的深度，避免太浅以免日后电极导线磨损皮肤。将电极导线的尾端连接器与起搏器的终端插孔相连接，拧紧附有密封盖的固定螺丝。要注意止血。把多余的电极导线盘绕并压于起搏器下放入囊袋内（这样可避免多余电极导线因张力压迫表面皮肤及将来更换起搏器时损伤原电极导线）。要用缝线通过起搏器上的缝合孔固定起搏器，尤其在老年人和肥胖女性，以免日后发生起搏器下坠。如伤口或囊袋渗血多，可放置引流条。逐层缝合皮下组织和皮肤。

三、临时性心脏起搏

临时性心脏起搏根据病情可分为紧急和择期临时心脏起搏。

（一）紧急临时心脏起搏

有经皮起搏、经食管起搏、经胸壁穿刺起搏、开胸心外膜起搏和经静脉起搏 5 种方法。对同一个患者可能根据需要先后采用几种不同的起搏方法，比如情况紧急时可先选经皮起搏，一旦病情稳定后则改用经静脉起搏。

1. 经皮心脏起搏

这是所有紧急临时起搏方法中速度最快的一种。通过安置在胸部的电极片使电流通过心脏起搏心肌。电极片放置的位置见图 3-4。通常脉宽 20~40 ms，输出电流为 40~70 mA。经皮起搏并发症发生率低，主要为胸部疼痛和咳嗽。最大的弊端是不能保证稳定、持续有效的可靠心脏起搏，尤其是当起搏的患者为循环衰竭终末期、心肌严重缺血缺氧或存在严重电解质紊乱时起搏更加困难。通常生命体征稳定后应立即改用经静脉起搏。

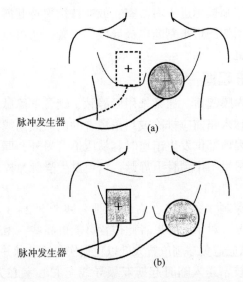

图 3-4　经皮心脏起搏电极片放置的位置

（a）前后位：负极片位于心尖部，正极片位于背部脊柱与右肩胛
骨之间；（b）前位：负极片位于心尖部，正极片位于右前胸上部

2. 经食管起搏

通常经食管起搏用于诊断和终止室上性折返性心动过速，也可进行心脏负荷试验（无法运动或正在服用负性变时作用药物的患者）和临时心脏起搏。可在床旁迅速实施，既不需穿刺静脉也不需透视检查。通常脉宽需要 10 ms，输出电流为 30 mA。主要是起搏心房，而起搏心室效果差。不推荐长期使用，条件允许时尽快改用经静脉起搏。

3. 胸壁穿刺起搏

在剑突下或胸骨旁用套管针穿刺到心室壁，回抽到血后沿套管内放入"J"形起搏电极导线，使电极与心室肌接触，然后拔除套管，并用另一皮下注射针作为无关电极即可进行临时起搏。由于可引起心肌或冠状动脉撕裂导致心脏压塞或血气胸，风险较大。另外，由于经皮起搏技术的出现和发展，经胸壁穿刺起搏现已废弃不用。

4. 心外膜起搏

如已开胸做心脏按压或行心脏外科手术，可直接在心室表面缝上心外膜电极进行心外膜起搏。

5. 经静脉心内膜起搏

这是最常用的紧急临时心脏起搏方法。由于其可靠、稳定和易耐受的特点，目前临床上紧急心脏起搏几乎均采用经静脉途径。如患者情况允许应尽量移至能进行 X 线透视的放射科或导管室做经静脉临时心脏起搏（具体操作步骤详见下）。如情况紧急或不便搬动患者时也可在床旁进行。如心脏已停搏、无血流推动或无心电显示时，经静脉起搏则难以成功。

床旁进行的紧急临时心脏起搏注意事项：①静脉选择，多选用右侧颈内静脉或左侧锁骨下静脉穿刺，因其路径短且不易进入静脉分支；②通常电极导线前送过程中（据体外实测长度尚未到达心室部位时）不应遇到明显阻力，否则可能是电极导线未进入上腔静脉而误入其他血管，此时应回撤电极导线并旋转后再送入；③在推送电极导线时应进行连续心电监测，如观察到室性期前收缩则提示进入右心室；或在持续保持起搏脉冲输出的情况下推送电极导线观察夺获心肌心电图的图形来判断电极导线的位置；④可直接用带球囊的漂浮起搏电极导线沿血流漂送到右心室。

（二）择期临时心脏起搏

多采用经静脉双极心内膜起搏。通常选用股静脉、锁骨下静脉或颈内静脉穿刺送入临时起搏电极导线。在选择静脉入路前应排除或纠正患者的出血倾向或凝血功能障碍，在不能确定时应首选股静脉入路，因该部位发生出血时容易压迫。另外，要考虑是否日后需要安置永久性心脏起搏器，如是，尽量不用锁骨下静脉，以免发生静脉血栓或感染，影响日后永久心脏起搏电极导线的植入。

通常选择右侧股静脉穿刺。穿刺点在右侧腹股沟韧带下 2~3 cm，股动脉搏动的内侧，通常位于腹股沟皱褶的下方，对于肥胖患者此位置可能更高些。由于在较低位置时股浅动脉常常位于股静脉之上，所以应避免穿刺位置太低以免损伤股浅动脉并造成动静脉瘘（图 3-5）。穿刺成功后通过 Seldinger 技术送入临时起搏双极导线至右心室心尖部。固定良好后测试腔内心电图和起搏参数。

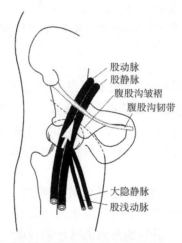

图 3-5　右侧腹股沟区局部解剖和股静脉穿刺的位置

为临时心脏起搏设计的起搏器的输出电刺激强度通常用电流来表示，要求起搏阈值应小于 2 mA，理想情况下小于 1 mA。当存在心肌梗死、心肌缺血、使用抗心律失常药物、高钾血症等代谢紊乱情况时起搏阈值会升高。感知阈值的测试应在低于自主心率 10 次/分时测试，逐渐降低感知灵敏度（增加灵敏度数值）直至起搏器不能感知自身心腔内电位而发放脉冲。通常要求感知灵敏度大于 5 mV，此时将起搏器的感知灵敏度设置为感知阈值的 1/2，输出电压应放在起搏阈值的 2 倍以保证在近期阈值升高时也能夺获心室。一旦得到稳定的心室起搏和感知阈值，可将起搏电极导线用非可吸收线固定在皮肤上。体外起搏器通常为 VVI 临时起搏。

经静脉临时起搏电极导线电极头端呈柱状，没有主动或被动固定装置，故不如永久起搏电极导线固定稳定，发生电极导线移位的情况较永久心脏起搏常见。应加强术后心电监护，包括早期的起搏阈值升高、感知灵敏度改变及电极导线脱位等，尤其是起搏器依赖者。另外，由于电极导线通过穿刺点与外界相通，因此要注意局部清洁，避免感染，尤其是放置时间较长者。另外，经股静脉临时起搏后患者应保持平卧位，静脉穿刺侧下肢制动。

四、术后处理

随着起搏器、电极导线和植入技术的不断发展，手术创伤越来越小，并发症发生率已很低，因此，植入术后并不需要行常规及严格的心电监护。通常术后的处理及注意事项如下。

（1）观察心律、血压、局部及全身反应：术后多会出现局部疼痛、低热等，通常不需特殊处理或只需对症治疗。

（2）常规术后记录 12 导联心电图：这对判断起搏系统的感知、起搏功能非常重要，并能作为资料保存以协助今后可能出现的诸如电极导线移位等并发症的判断。

（3）囊袋处沙袋加压 6~8 小时。

（4）拍摄后前位和侧位 X 线胸片获得起搏器、电极导线位置和两者联结情况的资料，也可提供有无气胸、心包积液或胸腔积液的证据。

（5）不必平卧：平卧太长时间会导致诸如肺栓塞等严重并发症。应避免植入侧上肢的突然大幅度运动。

（6）逐渐恢复原有的抗血栓治疗。

（7）出院前做好宣教工作，包括如何识别起搏器囊袋的并发症如感染、出血和血肿的征象以及如何定期随访。通常建议患者植入起搏器的一侧上肢避免举重物或剧烈的活动（尤其是剧烈的外展动作）。应提供患者有关起搏器的资料，包括含有起搏器和电极导线制造商、型号和序列号的袋装卡片。

五、儿童的起搏治疗

目前尚无专门针对儿童设计和制造的特殊型号的起搏电极导线和起搏器。由于儿童疾病本身及其他相关问题，儿童心脏起搏有其特殊性。

与成人不同，小儿较多情况下会使用心外膜电极导线。在解剖异常的情况下，或上腔静脉进入心脏的通道不通畅时应选择心外膜电极导线。另外，体重不足 20 kg 的儿童发生锁骨下静脉血栓的机会较大，而且此类血栓使下次再次植入心内膜电极导线变得困难，因此这类患儿亦主张应用心外膜电极。通常当首次植入的起搏器寿命到期更换时患儿已发育长大并可以接受经静脉途径植入起搏电极导线。

如决定放置心内膜电极导线，亦有儿童的某些特殊性。通常选择 VVIR 起搏器。主要的原因是避免心腔内异物过多，另外的原因是儿童放置心房导线比较困难：成人使用的右心房"J"形电极导线对较小的儿童则显过大，能够放置电极导线的可供选择的右心房面积较小，而且有些先天性心脏病在外科矫正手术时已切除了右心耳。右心室建议选择主动导线，因为患儿一生需要更换起搏电极导线的机会较多，而主动电极导线的拔除相对容易。要在心腔内留置较长的电极导线以便于将来生长发育之需。

囊袋可置于胸前筋膜或在腹部肋下腹直肌表面的筋膜层。应尽量采用频率应答起搏器。起搏器植入后的随访同成人，只是要注意患儿的快速生长可导致电极导线发生移位（长度不够），因此，要及时随访胸片并做出评估。

（王春丹）

第三节 永久性心脏起搏并发症及处理

一、植入手术相关的并发症及处理

多数并发症如术中仔细操作应当可以杜绝，有些则难以完全避免。并发症发生率的多少与植入医生的经验和技巧密切相关。

（一）心律失常

手术操作电极导线进入右心房、右心室后，往往因机械性刺激引起房（室）性期前收缩、短阵房（室）性心动过速、心房颤动（少见）甚至心室颤动（罕见）。其中，期前收缩和短阵心动过速几乎不可避免，实际上，它是术者判断电极位置的重要依据。一旦电极导线固定或撤离原部位，心律失常通常即可消失而无须特别处理。

预防：避免粗暴操纵电极导线。

治疗：①如出现持续快速心律失常，应回撤电极导线，避免电极对心肌的继续刺激；②如反复出现，则应尝试更换电极导线的安置部位。通常经上述处理后心律失常即可消失而不必应用药物治疗。

（二）局部出血

较常见，多表现为术后囊袋积血。与术中止血不完全有关。通常是由于囊袋内小静脉渗血引起，也可能是来自小动脉或沿起搏电极导线逆行溢出的静脉血液。症状和体征包括疼痛、肿胀和有时囊袋切口位置的出血。持续的囊袋大量积血是起搏器囊袋感染的重要原因，因为血液在非血管组织中的淤积可成为一个良好的细菌培养基。

预防：术前停用抗血小板或抗凝药物；术中严格止血；如术中渗血明显，可囊袋内放置引流条 1~2 天。

处理：小量积血可以采用加压包扎、沙袋压迫等措施并停用抗血小板或抗凝药物，通常可以自行吸收。有明显血肿形成时可在严格无菌条件下在囊袋下方起搏器表面做一小切口挤出陈旧积血块。

（三）锁骨下静脉穿刺并发症及处理

1. 气胸、血胸

可能没有症状，在胸部 X 线检查时才发现。在植入起搏器后患者出现呼吸困难或胸膜炎样胸痛时应考虑该诊断。少量气胸不需要干预治疗，气胸对肺组织压迫大于 30% 时需抽气或放置引流管。血胸可视量的多少而酌情处理。

2. 误入锁骨下动脉

此时应拔除针头和（或）导引钢丝并局部加压止血（切勿插入扩张管），通常无须特殊处理。如不慎已插入扩张管，应由胸外科医师至手术室处理，切忌自行拔出而造成大出血。

3. 空气栓塞

很少见。可发生在锁骨下静脉和颈内静脉穿刺时。静脉穿刺过程中嘱患者避免深呼吸、咳嗽（可致胸腔负压骤增），并注意静脉鞘管口的封堵等。另外，撤出扩张管后应迅速插入电极导线并尽快撕开鞘管，这些措施均有助于预防空气栓塞的发生。可出现短时间的气急等。通常随着小气泡到肺组织的弥散，症状会很快消失。

（四）胸大肌刺激

固定电极导线的塑料螺帽脱落、起搏电极导线断裂引起电流泄漏到周围组织、分离囊袋时太深至肌层、单极导线的起搏器正面朝下放置在囊袋（阳极直接接触胸部肌肉）内等原因均可引起局部肌肉跳动。

处理：接触不良者或电极导线断裂者需重新手术，否则可调低起搏强度或改用双极起搏。

（五）皮肤压迫性坏死

常见于手术时制作的皮下囊袋过紧、张力过高或位置过浅，以及皮下隧道过浅的消瘦患者在电极导线跨越锁骨前的相应部位处。

处理：一旦出现坏死应立即做坏死区切除并重新在原位置或更换位置重新制作囊袋。应及时发现皮肤压迫性坏死征象以免破溃后引起继发感染，增加处理难度。

（六）心脏穿孔

质硬的临时起搏电极导线和内有指引钢丝的永久起搏电极导线操作过于粗暴和（或）对心脏壁顶得太紧等均可导致心脏穿孔。可在术中或术后出现。术中可见导线进入肺野或进入心包腔，常出现心脏压塞症状及体征；术后可出现起搏功能不良或起搏图形的变化及（或）心脏压塞症状及体征。

当患者在植入起搏器后出现胸痛、心包摩擦音或低血压应考虑心脏穿孔可能。胸部 X 线检查可能会发现心影增大或电极头在心影外。膈肌刺激、心室起搏电图的改变，提示心室电极穿出心脏。由于目前永久起搏电极导线都比较软，故实际发生概率很低，放置临时起搏电极导线时相对常见。

预防：术中操作应避免粗暴，尤其在指引钢丝存在时。建议指引钢丝不要插到导线顶端，尤其是在接近心房、心室壁时。术后加强监护。

治疗：术中出现心脏穿孔应小心将导管撤退至心内膜或心腔，并严密观察患者血压和心脏情况。很多时候能继续完成手术，尤其是心室的穿孔。一旦出现心脏压塞表现，应紧急心包穿刺放液并持续引流，如症状不缓解应考虑开胸行心包引流及心脏修补。继续安置电极时应避免将其放置在穿孔部位。

（七）感染

可发生在植入早期（与手术有关）或后期（通常由于囊袋坏死或破溃引起）。感染部位早期呈红肿硬结，继而化脓。感染可能仅累及起搏器囊袋，也可累及整个系统，后者可引起危及生命的脓毒血症和感染性心内膜炎。再次手术（即更换起搏器）较初次植入的感染发生率高。致病微生物多为皮肤菌属如表皮葡萄球菌。

预防：术中严格无菌操作，注意导管室的消毒，加快手术速度。

处理：国内外都已制定了植入心脏器械发生感染后的处理原则。一旦确定感染，无论只局限于囊袋还是发生了全身感染，都应立即移除整个起搏系统后局部清创处理。如植入时间太长或电极导线上有大的赘生物时需要心脏外科医生协助。经过 2 周确定菌血症已治愈后重新将新的起搏系统植入到对侧。目前国内存在的问题是缺乏拔除导线的装置，开展的中心也很少，很多都先采取保留起搏系统的姑息清创措施，多数都会复发，反而加重了医患的纠纷。

（八）膈肌刺激

可引起顽固性呃逆。右心室心尖部起搏，尤其是在高起搏输出时可能会直接刺激膈肌，而心房电极可能会刺激右侧膈神经。实际上，常规右心耳、右心室心尖部起搏时膈肌刺激较少见，而经冠状静脉安置左心室电极导线时较常见。另外，也应考虑有心脏穿孔的可能。

预防：在安置电极时应以最大的起搏强度（10 V）测试是否存在膈肌刺激，可预防日后发生本并发症。

处理：降低起搏器输出能量（通常是提高起搏脉宽的同时降低输出电压），若症状持续存在，应重新调整电极位置。

二、与电极导线有关的并发症及处理

（一）阈值升高

起搏阈值升高可分为早期和晚期升高。早期升高主要由电极接触的心内膜或心肌局部水肿所致。起搏电极导线置入后 2 周内有生理性阈值上升，严重时可导致起搏失效，一般在 4~6 周后起搏阈值可逐渐回落。随着激素电极的广泛应用，早期阈值明显升高的发生率已显著下降。晚期阈值升高可能与电极接触的心肌纤维化、坏死或电极导线本身的故障等有关。

处理：早期起搏阈值增高时，可通过程控增高能量输出继续观察。如术后 3 个月时仍不能恢复可接受的范围时则需重新更换电极位置。当然如为失夺获或电极导线本身有问题，则必须更换位置或更换新的电极导线。

（二）电极脱位与微脱位

这是术后较常见的并发症，在电极导线刚刚植入尚未发生血凝块或纤维化时容易发生脱位。可导致间歇起搏、不能有效起搏、起搏阈值升高及感知功能障碍。明显移位时 X 线检查可以发现，而微脱位者 X 线透视可见电极头仍在原处，但实际已与心内膜接触不良。

预防：在电极导线植入时需在透视下让患者深吸气、咳嗽等，并轻轻回拉电极导线以验证电极固定情况。

处理：微脱位时起搏参数有恢复的可能，但明显脱位者需重新手术，调整电极位置。

（三）电极导线折断或绝缘层破裂

通常发生在电极导线经常屈曲处，如锁骨下及三尖瓣处，也可由于缝线结扎过紧或术中误损伤。可表现为间歇起搏或起搏完全失效、感知不良、局部肌肉刺激、电极导线阻抗改变等。如阻抗很低则考虑绝缘层破损；如阻抗很高，则要考虑电极导线折断。

（四）电极导线尾端连接器与起搏器接触不良或松脱

表现为无或间歇出现刺激脉冲信号，与体位或按压囊袋等有关，电极导线阻抗可随两者接触情况可正常或很高。

预防：术中要将电极导线尾端连接器插到起搏器插孔的深部并旋紧，应轻轻外拉以证实接触牢固。

处理：重新手术，固定接插件及螺丝。

（五）静脉内血栓形成或阻塞

与起搏电极导线有关的血栓形成通常是亚临床性的。静脉（通常为锁骨下静脉）急性阻塞后可出现同侧手臂肿胀甚或上腔静脉综合征，表现为胸壁水肿、面部肿胀或胸壁表浅静脉曲张。通常随着侧支循环的建立水肿逐渐消失。与起搏电极导线有关的血栓形成脱落后可引起肺栓塞、肺动脉高压甚至右侧心力衰竭，但较少见。

初始治疗包括热敷和抬高患肢。有症状的静脉血栓或阻塞可能需要抗凝或全身溶栓甚至外科手术。后续治疗包括长期应用阿司匹林或华法林。

三、与起搏器有关的并发症及处理

随着工程学方面的进展，起搏器的元件损坏、外壳密封不严、化学电池产气使外壳爆裂、体液渗漏入起搏器等起搏器本身的故障已罕见，上述原因均可引起起搏失效。有时线路元件故障，形成起搏频率奔脱，这时起搏频率骤增（>150 次/分），可引起室性心动过速甚至心室颤动，需紧急处理（罕见）。另外，起搏器可能被电烙或直流电除颤损坏。

常见的与起搏器有关的并发症如下。

1. 起搏功能不良

螺丝钉松脱、电极导线尾端未插到起搏器插孔的最远端等原因不能构成电源回路，因而导致不起搏或间歇起搏。

处理：重新手术。

2. 感知功能障碍

（1）感知不良：起搏器不能感知心肌自主除极电活动，出现竞争心律。主要原因为起搏器感知灵敏度过低和自身 P 波、QRS 波群幅度太低；另外电极导线绝缘层破损和起搏器电路故障也可导致感知功能不良。此时可根据不同原因，可调高起搏器感知灵敏度、重新安置电极导线寻找 P 波或 QRS 波群幅度较高的部位、更换电极导线或起搏器。

（2）感知过度：由于起搏器的感知灵敏度太高，或由于外界信号太强（如环境中的高频电磁波），造成起搏脉冲的发放受抑制，可引起患者心率变慢甚至因长时间无心搏而出现危险。处理时调低感知灵敏度、延长不应期或将电极程控为双极（植入的必须是双极电极导线）。

3. 电池提前耗竭

在起搏器使用寿命前出现起搏频率比原先设定频率降低 10%、脉宽增加 10%、无脉冲输出、双腔起搏变为 VVI 方式或 R 功能丧失、电池电压下降、阻抗升高等提示电池提前耗竭，此时需更换起搏器。

四、与起搏系统有关的并发症及处理

（一）旋绕综合征

起搏器在囊袋内旋转，患者可能未察觉。电极导线因此可能扭转并导致过度牵拉甚至将电极导线拉出心脏。

（二）起搏器综合征

使用 VVI 型起搏器的某些患者可出现头晕、乏力、活动能力下降、低血压、心悸、胸闷等表现，严重者可出现心力衰竭，称为起搏器综合征（pacemaker syndrome，PMS）。少数情况下也可发生在 DDD 起搏伴房间传导阻滞时。PMS 发生机制如下。①血流动力学改变，心室起搏时，由于生理性房室顺序活动丧失，使心房失去"辅助泵"的作用，心排血量减少 10%~30%。另外，起搏电极导线还可能引起三尖瓣关闭不全。当心房内压力升高时，通过心房内压力感受器的作用，可抑制增加周围血管阻力的血管反射，导致血压明显下降。②电生理异常，室房逆传（ventricular atrial conduction，VAC）。在 SSS 中，约 60% 的患者 VAC 保持完整，而 AVB 患者中仅 40% 有 VAC，因此 SSS 患者较易出现 PMS。

不同的研究中，PMS 的发病率差别很大（0.1%~83%），这可能是因评判标准的不同而非研究结果之间的真正差别。当将 VVI 程控为 DDD 模式时，所谓"无症状"的患者感觉会更好，提示存在亚临床的 PMS。若发生 PMS 且为非起搏依赖者，可减慢起搏频率以尽可能恢复自身心律，必要时更换为房室顺序起搏器。DDD（R）发生起搏器综合征时可用左右心房同步起搏方式。

（三）PMT

PMT 是双腔起搏器主动持续参与引起的心动过速。由于所引起的心动过速呈现宽 QRS 波群因而易误认为是室性心动过速，尤其是双极起搏电极的刺激信号不易辨认时。

PMT 共有 3 种表现形式，第一种为患者在发生房性快速心律失常时起搏器跟踪快速心房率导致的快速心室起搏。第二种形式为过感知心腔的信号，如肌电位。第三种是 PMT 最常见的一种形式，即环形运动性心动过速，见前述。

由于 60% 的 SSS 和 40% 的 AVB 患者存在室房逆传，因而约有 50% 的 DDD 起搏器患者可能产生 PMT。其中，室性期前收缩是诱发 PMT 的最常见原因。另外，心房起搏不良也很常见，因为这两种情况下的心房都容易被逆传所激动。当植入 DDD 起搏器的患者有阵发性心悸时，要考虑 PMT 的可能。

预防的方法有：①将 PVARP 程控得更长（比测得的室房逆传时间长 50~75 ms）；②可适当降低心房感知灵敏度，将正常较大的前传波 P 波与较小的逆传 P 波区别开来以避免心室跟踪后者；③延迟感知 A-V 间期（使逆传 P 波或落入 TARP 内而预防 PMT）；④启动起搏器对 PMT 的自动预防程序；⑤根据引起 PMT 的原因，如服用抑制室性期前收缩的药物、提高心房起搏输出电压等。

处理的方法有：①起搏器上放置磁铁使起搏器变为 DOO 起搏方式而临时终止 PMT；②延长 PVARP，使逆传的心房除极落在 PVARP 内（一般认为 300 ms 的 PVARP 可消除绝大多数 PMT）而终止 PMT；③程控起搏方式为心房无感知（DVI、VVI、DOO）或非跟踪方式（DDI）而终止 PMT；④启用起搏器具有的终止 PMT 的自动识别和终止程序；⑤降低最大跟踪频率，使心室率不至于过快。

（徐紫薇）

第四章

高血压

第一节　原发性高血压

一、概述

(一)定义

原发性高血压或高血压病是指成年人（≥18岁）凡在未服用降血压药物情况下和在安静状态下，非同日血压至少测量3次，当体循环动脉收缩压≥140 mmHg和（或）舒张压≥90 mmHg，称为血压增高。与此同时，常伴有脂肪和糖代谢紊乱以及心、脑、肾和视网膜等器官功能性或器质性改变为特征的全身性疾病。如果仅收缩压≥140 mmHg，而舒张压不高者称为单纯收缩性高血压。同理，若舒张压≥90 mmHg，而收缩压<140 mmHg，则称为舒张性高血压。

(二)流行病学

高血压患病率和发病率在不同国家、地区或种族之间有差别，工业化国家较发展中国家发病率高，美国黑种人发病率约为白种人的2倍。高血压患病率、发病率及血压水平随年龄增长而升高，高血压在老年人中较为常见，尤其是收缩期高血压。我国自20世纪50年代以来进行的4次（1959年、1979年、1991年、2002年）成年人血压普查，高血压患病率分别为5.11%，7.73%，11.88%，18.8%，总体上呈明显上升趋势。据估计，我国现有高血压患者2亿以上。但高血压的知晓率、治疗率及控制率均很低，2002年的普查资料显示：知晓率为30.2%，治疗率为24.7%，控制率为6.1%，较1991年略有提高。根据2007年我国卫生部心血管病防治研究中心对中国心血管病报道的一项调查报告，城市高血压知晓率、治疗率、控制率和治疗控制率分别为41.1%、35.1%、9.7%和28.2%，而农村分别为22.5%、17.4%、3.5%和20.4%。如此低的知晓率、治疗率、控制率和治疗控制率，使我国高血压致死率、致残率居高不下，因此，高血压的防治任重道远。

(三)病因

本病病因未完全阐明，目前认为是在一定的遗传基础上由于多种后天因素的作用，正常血压调节机制失代偿所致，以下因素可能与发病有关。

1. 遗传因素

高血压的发病有较明显的家族集聚性，双亲均有高血压的正常血压子女（儿童或少年）血浆去甲肾上腺素、多巴胺浓度明显较无高血压家族史的对照组高，以后发生高血压的比例也高。国内调查发现，与无高血压家族史者比较，双亲一方有高血压者的高血压患病率高1.5倍，双亲均有高血压病则高2~3倍，高血压患者的亲生子女和收养子女虽然生活环境相同，但前者更易患高血压。动物实验已筛选出遗传性高血压大鼠株（SHR），分子遗传学研究已实验成功基因转移的高血压动物，上述资料均提示遗传因素的作用。

2. 饮食因素

（1）盐类：与高血压最密切相关的是Na^+，人群平均血压水平与食盐摄入量有关，在摄盐较多的人群，减少每日摄入食盐量可使血压下降。高钠促使高血压可能是通过提高交感张力，增加外周血管阻力所致。饮食中K^+、Ca^{2+}摄入不足、Na^+/K^+比例升高时易患高血压，高K^+高Ca^{2+}饮食可能降低高血压的发病率，动物实验也有类似的发现。我国不同年龄段人群食盐摄入量均较高，居民平均每日食盐摄入量为12.1 g，远远超过WHO提倡的一般人群每日食盐限制在6 g以下。全国居民营养与健康状况调查中指出，我国城乡居民平均每日每人盐摄入量为12 g，其中农村12.4 g，城市10.9 g，北方地区高于南方地区。高盐饮食是高血压的重要危险因素。高盐饮食地区人群的高血压患病率往往较高。

中国人群高血压流行特点：钠盐摄入量高，钾盐摄入不足，盐敏感性高血压居多。盐敏感的实质是个体对于盐负荷而导致血压升高的一种遗传易感体质。盐敏感被认为是由于肾小球的过滤能力减低和（或）肾小管钠再吸收的比率增加所导致。

盐敏感性：盐敏感性是高血压早期损害标志。盐敏感性已被美国血液学会（ASH）"2005高血压新定义"确立为高血压早期损害标志之一。

我国一般人群盐敏感者占15%~42%，而高血压人群中50%~60%为盐敏感者。有高血压家族史的成年人中盐敏感者为65%，青少年中为45%。黑种人、老年人、停经女性、糖尿病、肥胖和代谢综合征患者中盐敏感者比例较高。盐敏感性高血压是高血压的一种特殊类型，常见于老年人、黑种人，有糖尿病、肾疾病史者，交感激活状态以及高盐摄入地区的高血压患者，同时也是难治性高血压的重要原因之一。

（2）脂肪酸与氨基酸：降低脂肪摄入总量，增加不饱和脂肪酸成分，降低饱和脂肪酸比例可使人群平均血压下降。动物实验发现摄入含硫氨基酸的鱼类蛋白质可预防血压升高。

（3）饮酒：长期饮酒者高血压的患病率升高，而且与饮酒量成正比。可能与饮酒促使皮质激素、儿茶酚胺水平升高有关。

3. 职业、环境和气候因素

流行病学资料提示，从事高度集中注意力工作、长期精神紧张、长期受环境噪声及不良视觉刺激者易患高血压。此外，气候寒冷地区冬季较长，人的血管容易收缩而导致血压升高，这也是我国北方地区高血压发病率比南方地区高的原因之一。

4. 其他因素

吸烟、肥胖和糖尿病患者高血压病患病率高。

（四）临床表现

高血压是多基因遗传因素与环境因素长期相互作用的结果，无论是男性还是女性，平均血压随年龄增长而增高，尤其是收缩压。流行病学研究已经证实，高血压本身不仅会造成心血管损害，而且当高血压患者合并有其他危险因素时更易引起或加重心血管损害，这些危险因素包括糖尿病、吸烟、高脂血症等。血压在同一水平上的高血压患者，合并危险因素越多，心血管系统并发症发生率也越高，说明危险因素之间存在着对心血管系统损害的协同作用。

高血压病根据起病和病情进展的缓急及病程的长短可分为两型，缓进型和急进型高血压，前者又称良性高血压，绝大部分患者属此型，后者又称恶性高血压，仅占高血压患者的1%~5%。

1. 缓进型高血压

多为中年后起病，有家族史者发病年龄可较轻。起病多数隐匿，病情发展慢，病程长。早期患者血压波动，血压时高时正常，为脆性高血压阶段，在劳累、精神紧张、情绪波动时易有血压升高，休息、去除上述因素后，血压常可降至正常。随着病情的发展，血压可逐渐升高并趋向持续性或波动幅度变小。患者的主观症状和血压升高的程度可不一致，约50%患者无明显症状，只是在体格检查或因其他疾病就医时才发现有高血压，少数患者则在发生心、脑、肾等器官的并发症时才明确高血压的诊断。

患者可有头痛，多发在枕部，尤易发生在睡醒时，还可有头晕、头胀、颈部板紧感、耳鸣、眼花、健忘、注意力不集中、失眠、烦闷、乏力、四肢麻木、心悸等。这些症状并非都是由高血压直接引起，部分是机体功能失调所致，无临床特异性。此外，尚可出现身体不同部位的反复出血，如眼结膜出血、鼻出血、月经过多，少数有咯血等。

（1）脑部表现：头痛、头晕和头胀是高血压常见的神经系统症状，也可有头部沉重或颈项板紧感。高血压直接引起的头痛多发生在早晨，位于前额、枕部或颞部，可能是颅外颈动脉系统血管扩张，其脉搏振幅增高所致。这些患者舒张压多很高，经降压药物治疗后头痛可减轻。

高血压病脑血管并发症主要表现为脑血管意外，即脑卒中，可分为两大类。①缺血性脑卒中，其中有动脉粥样硬化血栓形成、腔隙性梗死、栓塞、短暂性脑缺血和未定型等各种类型。②出血性脑卒中，有脑实质和蛛网膜下隙出血。

（2）心脏表现：血压长期升高增加了左心室的负担，左心室因代偿而逐渐肥厚，早期常呈向心性对称性肥厚，继之可出现心腔扩张，最终导致高血压性心脏病。近年来研究发现，高血压时心脏最先受影响的是左心室舒张期功能。左心室肥厚时舒张期顺应性下降，松弛和充盈功能受影响，若左心室舒张末压升高，左心房可有不同程度扩大，甚至可出现在临界高血压和左心室无肥厚时。与此同时，左心室的心肌间质已有胶原组织沉积和纤维组织形成，但此时患者可无明显临床症状。

出现临床症状的高血压性心脏病多发生在高血压起病数年至10余年之后。在心功能代偿期，除有时感心悸外，其他心脏方面的症状可不明显。代偿功能失调时，则可出现左侧心力衰竭症状，开始时在体力劳累、饱食和说话过多时发生气喘、心悸、咳嗽，以后呈阵发性的发作，常在夜间发生，并可有痰中带血等，严重时或血压骤然升高时可发生急性肺水肿，出现端坐呼吸，咳粉红色泡沫样痰，若不及时降压可危及生命。反复发作或持续的左侧心力衰竭，可影响右心室功能而发展为全心衰竭，出现尿少、水肿等临床症状。在心脏未增大前，体检可无特殊发现，或仅有脉搏或心尖搏动较强有力，主动脉瓣区第二心音因主动脉舒张压升高而亢进。心脏增大后，体检可发现心界向左、向下扩大；心尖搏动强而有力，呈抬举样；心尖区和（或）主动脉瓣区可听到Ⅱ～Ⅲ级收缩期吹风样杂音。心尖区杂音是左心室扩大导致相对性二尖瓣关闭不全或二尖瓣乳头肌功能失调所致；主动脉瓣区杂音是主动脉扩张，导致相对性主动脉瓣狭窄所致。主动脉瓣区第二心音可因主动脉及瓣膜病变而呈金属音调，可有第四心音。心力衰竭时心率增快，出现发绀，心尖区可闻及奔马律，肺动脉瓣区第二心音增强，肺底出现湿啰音，并可有交替脉；后期出现颈静脉怒张、肝肿大、下肢水肿、腹腔积液和发绀等全心衰竭征象。

（3）肾脏表现：肾血管病变的程度和血压升高的程度及病程密切相关。实际上，无控制的高血压患者均有肾脏的病变，但在早期可无任何临床表现。随病程的进展可先出现蛋白尿，如无合并其他情况（如心力衰竭和糖尿病等），24小时尿蛋白总量很少超过1 g，控制高血压可减少尿蛋白。血尿多为显微镜血尿，少见有透明和颗粒管型。肾功能失代偿时，肾浓缩功能受损可出现多尿、夜尿、口渴、多饮等，尿比重逐渐降低，最后固定在1.010左右，称等渗尿。当肾功能进一步减退时，尿量可减少，血中非蛋白氮、肌酐、尿素氮常增高，酚红排泄试验示排泄量明显减低，尿素廓清率或肌酐廓清率可明显低于正常，上述改变随肾脏病变的加重而加重，最终出现尿毒症。但是，在缓进型高血压，患者在出现尿毒症前多数已死于心、脑血管并发症。此外，当高血压导致肾功能损害的同时，肾损害又可反过来加重血压升高，从而形成恶性循环。

2. 急进型高血压

在未经治疗的原发性高血压患者中，约1%可发展成急进型高血压，发病较急骤，在发病前可有病程不一的缓进型高血压病史。男女比例约为3∶1，多在青中年发病，近年来此型高血压已少见，可能与早期发现轻中度高血压并得到及时有效的治疗有关。其表现基本上与缓进型高血压相似，但与后者相比，临床症状如头痛等更为明显，具有病情严重、发展迅速、视网膜病变和肾功能很快衰竭等特点。血压显著升高，舒张压多持续在130～140 mmHg或更高。各种症状明显，小动脉纤维样坏死性病变进展迅速，常于数月至1～2年出现严重的脑、心、肾损害，发生脑血管意外、心力衰竭和尿毒症。并常有视物模糊或失明，视网膜可发生出血、渗出及视神经盘水肿。血浆肾素活性增高，以肾脏损害最为显著，常出现持续蛋白尿，24小时尿蛋白可达3 g，伴有血尿和管型尿，最后多因尿毒症而死亡，但也可死于脑血管意外或心力衰竭。

3. 高血压危重症

（1）高血压危象：高血压的进程中，如果全身小动脉发生暂时性强烈痉挛，周围血管阻力明显上升，致使血压急骤上升而出现一系列临床症状，称为高血压危象。这是高血压的急重症，可见于缓进型高血压各期和急进型高血压，血压改变以收缩压突然明显升高为主，舒张压也可升高，常在诱发因素作用下出现，如强烈的情绪变化、精神创伤、心身过劳、寒冷刺激和内分泌失调（如经期和绝经期）等。患者出现剧烈头痛、头晕、眩晕，也可有恶心、呕吐、胸闷、心悸、气急、视物模糊、腹痛、尿频、尿少、排尿困难等症状。有的患者可伴随自主神经功能紊乱症状，如发热、口干、出汗、兴奋、皮肤潮红或面色苍白、手足发抖等；严重者，尤其在伴有靶器官病变时，可出现心绞痛、肺水肿、肾功能衰竭、高血压脑病等。发作时尿中出现少量蛋白和红细胞；血尿素氮、肌酐、肾上腺素、去甲肾上腺素可增加，血糖也可升高，眼底检查有小动脉痉挛，可伴有出血、渗出或视神经盘水肿。发作一般历时短暂，控制血压后，病情可迅速好转，但易复发。在有效降压药普遍应用的人群，此危象已很少发生。

（2）高血压脑病：急进型或严重的缓进型高血压患者，尤其是伴有明显脑动脉硬化时，可出现脑部小动脉持久而明显的痉挛，继之发生被动性或强制性扩张，急性脑循环障碍导致脑水肿和颅内压增高而出现的一系列临床表现，称为高血压脑病。发病时常先有血压突然升高，收缩压、舒张压均可增高，以舒张压升高为主，患者出现剧烈头痛、头晕、恶心、呕吐、烦躁不安，脉搏多慢而有力，可有呼吸困难或减慢、视力障碍、黑矇、抽搐、意识模糊甚至昏迷，也可出现暂时性偏瘫、失语、偏身感觉障碍等。检查可见视神经盘水肿，脑脊液压力增高、蛋白含量增高。发作短暂者历时数分钟，长者可数小时甚至数天。妊娠高血压综合征、肾小球肾炎、肾血管性高血压和嗜铬细胞瘤的患者，也可能发生高血压脑病。

4. 并发症

在我国，高血压最常见的并发症是脑血管意外，其次是高血压性心脏病、心力衰竭，再次是肾功能衰竭。较少见但严重的并发症为主动脉夹层血肿。其起病常突然，迅速发生剧烈胸痛，向背部或腹部放射，伴有主动脉分支堵塞现象时，两上肢血压及脉搏有明显差别，严重者堵塞一侧，从颈动脉到股动脉的脉搏均消失，或下肢暂时性瘫痪或偏瘫。当累及主动脉根部时，患者可发生主动脉关闭不全。未受堵塞的动脉血压升高。主动脉夹层血肿可破裂入心包或胸膜腔，因心脏压塞而迅速死亡。胸部 X 线检查可见主动脉明显增宽。超声心动图、CT 或磁共振断层显像检查（MRI）可直接显示主动脉夹层及范围，甚至可发现破口。主动脉造影也可确立诊断。高血压合并下肢动脉粥样硬化时，可造成下肢疼痛、间歇性跛行。

二、诊断要点

（一）确定是否高血压

1. 诊所血压

诊所偶测血压是目前诊断高血压和分级的标准方法和主要手段，要求在未服用降压药物、非同日 3 次安静状态下，测血压达到诊断水平，体循环动脉收缩压 ≥ 140 mmHg 及（或）舒张压 ≥ 90 mmHg 者为高血压。由于测量次数少、观察误差较大和"白大衣效应"，不能可靠地反映血压的波动和活动状态下的情况。动态血压及家庭自测血压可弥补诊所偶测血压的不足，具有重要的临床价值。

2. 自测血压

对于评估血压水平及严重程度，评价降压效应，改善治疗依从性，增强治疗的主动参与，自测血压具有独特优点。且无白大衣效应，可重复性较好。目前，患者家庭自测血压在评价血压水平和指导降压治疗上已经成为诊所血压的重要补充。然而，对于精神焦虑或根据血压读数常自行改变治疗方案的患者，不建议自测血压。推荐使用符合国际标准（BHS 和AAMI）的上臂式全自动或半自动电子血压计，正常上限参考值：135/85 mmHg。应注意患者向医师报告自测血压数据时可能有主观选择性，即报告偏差，患者有意或无意选择较高或较低的血压读数向医师报告，影响医师判断病情和修改治疗。有记忆存储数据功能的电子血压计可克服报告偏差。血压读数的报告方式可采用每周或每月的平均值。家庭自测血压低于诊所血压，家庭自测血压 135/85 mmHg 相当于诊所血压 140/90 mmHg。对血压正常的人建议定期测量血压（20~29 岁，每 2 年 1 次；30 岁以上每年至少 1 次）。

3. 动态血压

动态血压测量应使用符合国际标准（BHS 和 AAMI）的监测仪。动态血压的正常值推荐以下国内参考标准：24 小时平均值<130/80 mmHg，白昼平均值<135/85 mmHg，夜间平均值<125/75 mmHg。正常情况下，夜间血压均值比白昼血压值低 10%~15%。动态血压监测在临床上可用于诊断白大衣高血压、隐匿性高血压、顽固难治性高血压、发作性高血压或低血压，评估血压升高严重程度，但是目前主要用于临床研究，例如评估心血管调节机制、预后意义、新药或治疗方案疗效考核等，不能取代诊所血压测量。动态血压测量时应注意以下问题：测量时间间隔设定一般为每 30 分钟 1 次，可根据需要而设定所需的时间间隔。指导患者日常活动，避免剧烈运动。测血压时患者上臂要保持伸展和静止状态。若首次检查由于伪迹较多而使读数<80%的预期值，应再次测量。可根据 24 小时平均血压，日间血压或夜间血压进行临床决策参考，但倾向于应用 24 小时平均血压。

4. 中心动脉压

近年来提出了中心动脉压的概念，中心动脉压是指升主动脉根部血管所承受的侧压力。中心动脉压也分为收缩压（SBP）、舒张压（DBP）及脉压（PP）。主动脉的 SBP 由两部分组成：前向压力波（左心室搏动性射血产生），回传的外周动脉反射波。前向压力波形成收缩期第 1 个峰值（P1），反射波与前向压力波重合形成收缩期第 2 个峰值（即 SBP）。反射波压力又称增强压（AP），增强压的大小可用增压指数（AIx）表示，AIx = AP/PP（AP = SBP−P1）。通常情况下，AP 在舒张期回传到主动脉根部与前向压力波重合，在收缩期回传到外周动脉。

中心动脉压直接影响心、脑、肾等重要脏器的灌注压，因而可能比肱动脉血压更能够预测心脑血管病的发生。反射波是左心室后负荷的组分，是心脏后负荷的指标之一，也是收缩期高血压的发病基础。中心动脉压增高将诱发冠脉硬化，进而容易引起冠状动脉狭窄及冠状动脉事件。因此，降低中心动脉压将有助于预防心血管事件。已证明中心动脉血流动力学与高血压靶器官损害、心血管疾病独立相关。在预测、决定终点事件方面中心动脉血流动力学的意义优于外周血流动力学。ASCOT 试验的亚组研究 CAFE 中心动脉压可作为评价及优化抗高血压治疗方案的一个新的指标。

5. 白大衣高血压与隐匿性高血压

白大衣高血压也称"诊所高血压"。指患者去医院就诊时，在医师诊室测量血压时血压升高，但回到自己家中自测血压或 24 小时动态血压监测血压正常。

隐匿性高血压与之相反，是指患者在医院测量血压正常，而动态血压监测或家庭自测血压水平增高。隐匿性高血压在一般人群中患病率为 8%~23%，其发生靶器官损害和心血管疾病的危险性较一般人明显增高。目前对于是否应该采用药物手段干预隐匿性高血压与诊室高血压尚存争议，但加强对这些患者的血压监测、及时发现持续性高血压仍具有重要意义。同时，对于这些患者还应加强生活方式干预，例如控制饮食、增加体力运动、控制体重、限制食盐摄入量等，努力延缓或避免持久性高血压的发生。由此可见临床上应大力提倡并推广非诊室血压监测措施（包括动态血压监测与家庭自测血压）。动态血压监测与家庭自测血压能够提供更为详尽且真实的血压参数，有助于全面了解血压波动情况，鉴别与判定一过性血压升高（诊室高血压与隐匿性高血压）的人群。

（二）判断高血压的病因，明确有无继发高血压

对怀疑继发性高血压者，通过临床病史、体格检查和常规实验室检查可对继发性高血压进行简单筛查。

1. 临床病史提示继发性高血压的指征

（1）肾脏疾病家族史（多囊肾）。

（2）肾脏疾病、尿路感染、血尿、滥用镇痛药（肾实质性疾病）。

（3）药物，如口服避孕药、甘草、生胃酮（甘珀酸）、滴鼻药、可卡因、安非他明、类固醇、非甾体抗炎药、促红细胞生长素、环孢素。

（4）阵发性出汗、头痛、焦虑、心悸（嗜铬细胞瘤）。

（5）阵发性肌无力和痉挛（醛固酮增多症）。

2. 提示继发性高血压的体征

（1）库欣（Cushing）综合征面容。

（2）神经纤维瘤性皮肤斑（嗜铬细胞瘤）。

（3）触诊有肾增大（多囊肾）。

（4）听诊有腹部杂音（肾血管性高血压）。

（5）听诊有心前区或胸部杂音（主动脉缩窄或主动脉病）。

（6）股动脉搏动消失或胸部杂音（主动脉缩窄或主动脉病）。

（7）股动脉搏动消失或延迟，股动脉压降低（主动脉缩窄或主动脉病）。

3. 继发性高血压常规实验室及辅助检查

测定肾素、醛固酮、皮质激素和儿茶酚胺水平，进行动脉造影，肾和肾上腺超声、CT、头部 MRI 等检查。

三、治疗

（一）目的

治疗高血压的主要目的是最大限度地降低心血管疾病发生和死亡的总危险。当然，血压也并非降得越低越好，近年来研究表明，在降压治疗中存在明显的降压"J"点曲线问题。"J"点曲线现象即血压下降达到特定水平时，主要心血管疾病的发生率会下降；但持续降低血压，心血管事件发生率反而会回升。但究竟血压"J"点值在哪里，目前没有定论。可以肯定的是不同高血压人群其"J"点值不同，血压在"J"点值之上，降压治疗越低、越早越好。

（二）高血压的非药物治疗

非药物治疗包括提倡健康生活方式，消除不利于心理和身体健康的行为和习惯，达到减少高血压以及其他心血管病的发病危险，适用于所有高血压患者。具体内容如下。

1. 减重

建议体重指数（kg/m²）控制在 24 以下。减重对健康的利益是巨大的，如人群中平均体重下降 5~10 kg，收缩压可下降 5~20 mmHg。高血压患者体重减少 10%，则可使胰岛素抵抗、糖尿病、高脂血症和左心室肥厚改善。减重的方法一方面是减少总热量的摄入，强调少脂肪并限制过多糖类的摄入；另一方面则需增加体育锻炼，如跑步、太极拳、健美操等。

在减重过程中还需积极控制其他危险因素，老年高血压需严格限盐等。减重的速度可因人而异，但首次减重最好达到减重 5 kg 以增强减重信心，减肥可提高整体健康水平，减少包括癌症在内的许多慢性病，关键是"吃饭适量，活动适度"。

2. 采用合理膳食

根据我国情况对改善膳食结构预防高血压提出以下建议。①减少钠盐摄入，WHO 建议每人每日食盐量不超过 6 g。我国膳食中约 80% 的钠来自烹调或含盐高的腌制品，因此，限盐首先要减少烹调用盐及含盐高的调料，少食各种咸菜及盐腌食品。如果北方居民减少日常用盐的一半，南方居民减少 1/3，则基本接近 WHO 建议。②减少脂肪摄入，补充适量优质蛋白质。建议改善饮食结构，减少含脂肪高的猪肉，增加含蛋白质较高而脂肪较少的禽类及鱼类。蛋白质占总热量 15% 左右，动物蛋白占总蛋白质的 20%。蛋白质质量依次为：奶、蛋；鱼、虾；鸡、鸭；猪、牛、羊肉；植物蛋白，其中豆类最好。③注意补充钾和钙。④多吃蔬菜和水果，研究证明增加蔬菜或水果摄入，减少脂肪摄入可使 SBP 和 DBP 有所下降。素食者比肉食者有较低的血压，其降压的作用可能基于水果、蔬菜、食物纤维和低脂肪的综合作用。⑤限制饮酒，尽管有研究表明非常少量饮酒可能减少冠心病发生的危险，但是饮酒和血压水平及高血压患病率之间却呈线性相关，大量饮酒可诱发心脑血管事件发作。因此不提倡用少量饮酒预防冠心病，提倡高血压患者戒酒，因饮酒可增加服用降压药物的抗性。如饮酒，建议每日饮酒量应为少量。男性饮酒量：葡萄酒<150 mL（相当于 3 两），或啤酒<500 mL（500 g），或白酒<50 mL（1 两）；女性则减半量，孕妇不饮酒。不提倡饮高度烈性酒。WHO 对饮酒的新建议是越少越好。

3. 增加体力活动

每个参加运动的人特别是中老年人和高血压患者在运动前最好了解一下自己的身体状况，以决定自己的运动种类、强度、频度和持续运动时间。对中老年人应包括有氧、伸展及增强肌力三类练习，具体项目可选择步行、慢跑、太极拳、门球、气功等。运动强度必须因人而异，按科学锻炼的要求，常用运动强度指标可用运动时最大心率达到 180（或 170）减去年龄，如 50 岁人的运动心率为 120~130 次/分，如果求精确则采用最大心率的 60%~85% 作为运动适宜心率，需在医师指导下进行。运动频率一般要求每周 3~5 次，每次持续 20~60 分钟，可根据运动者身体状况和所选择的运动种类以及气候条件等而定。

4. 减轻精神压力，保持平衡心态

长期精神压力和心情抑郁是引起高血压和其他一些慢性病的重要原因之一，对于高血压患者，这种精神状态常使他们较少采用健康的生活方式，如酗酒、吸烟等，并降低对抗高血压治疗的依从性。对有精神压力和心理不平衡的人，应减轻精神压力和改变心态，正确对待自己、他人和社会，积极参加社会和集体活动。

5. 戒烟

对高血压患者来说戒烟也是重要的，虽然尼古丁只使血压一过性升高，但它可降低服药的依从性并增加降压药物的剂量。吸烟可造成血管内皮损伤，是导致心血管事件的最重要独立危险因素之一，因此必须提倡全民戒烟。

（三）高血压的药物治疗

1. 降压药物治疗原则

（1）小剂量：初始治疗时通常应采用较小的有效剂量以获得可能有的疗效而使不良反

应最小，如有效而不满意，可逐步增加剂量以获得最佳疗效。

（2）尽量应用长效制剂：为了有效地防止靶器官损害，要求每天24小时内血压稳定于目标范围内，如此可以防止从夜间较低血压到清晨血压突然升高而致猝死、脑卒中或心脏病发作。要达到此目的，最好使用持续24小时作用的药物，一天一次给药。其标志之一是降压谷峰比值应>50%，此类药物还可增加治疗的依从性。

（3）联合用药：为使降压效果增大而不增加不良反应，用低剂量单药治疗疗效不满意的可以采用两种或多种降压药物联合治疗。事实上2级以上高血压为达到目标血压常需降压药联合治疗。两种药物的低剂量联合使用，疗效优于大剂量单一用药。

（4）个体化：根据患者具体情况和耐受性及个人意愿或长期承受能力，选择适合患者的降压药物。

在用药过程中，同时考虑：①患者其他危险因素的情况；②患者有无其他合并疾病，包括糖尿病、心脏病、脑血管病、肾脏疾病等；③患者靶器官的损害情况；④长期药物服用应简便，以利于患者坚持治疗。

2. 降压药物的选择

（1）降压药物选择的原则：目前，治疗高血压病的药物主要有6大类，即利尿药、β受体阻滞药、钙通道阻滞药、血管紧张素转化酶抑制药（ACEI）、血管紧张素Ⅱ受体拮抗药（ARB）及α肾上腺素能阻滞药。另外，我国也使用一些复方制剂及中药制剂。目前推荐的一线降压药物有5类：利尿药、β受体阻滞药、钙通道阻滞药、血管紧张素转化酶抑制药（ACEI）、血管紧张素Ⅱ受体拮抗药（ARB）。近年来大型Meta分析显示：常用的5种降压药物总体降压作用无显著性差异，任何降压治疗的心血管保护作用主要源自降压本身。5大类降压药物都可以用于高血压患者的起始和维持治疗。当然每种药物都有其临床适应证和禁忌证，不同类降压药在某些方面可能有相对的优势。一些研究提示，预防脑卒中，ARB优于β阻滞药，钙通道阻滞药优于利尿药；预防心力衰竭，利尿药优于其他类；延缓糖尿病和非糖尿病肾病的肾功能不全，ACEI或ARB优于其他类；改善左心室肥厚，ARB优于β受体阻滞药；延缓颈动脉粥样硬化，钙通道阻滞药优于利尿药或β受体阻滞药。不同类降压药在某些方面可能的相对优势仍有争议，尚需进一步的研究。因此欧洲高血压指南指出，应依据循证医学证据来选择降压药物，传统的一线、二线、三线用药的分类方法缺乏科学性和实用性，应避免采用。

选择哪种降压药物作为开始治疗及维持降压治疗的原则是：对每个患者应该采取个体化治疗，因为需要长期甚至终身的治疗。要考虑的主要因素有：①患者存在的心血管危险因素；②有无靶器官损害，临床有无合并心血管病、肾脏疾病及糖尿病等；③有无其他伴随疾病影响某种降压药物的使用；④对患者存在的其他情况，所用药物有无相互作用；⑤降压药降低心血管危险的证据有多少；⑥患者长期治疗的经济承受能力。

（2）常用抗高血压药。

1）利尿药：是最常用的一线类降压药，噻嗪类利尿药不论是单用还是联用，都有明确的疗效。有利于肾脏排出体内的钠盐和水分，达到降低血压的目的。主要不良反应为低钾血症、胰岛素抵抗和脂代谢异常。目前较少单独使用并尽量小剂量应用，在使用利尿药的同时，应该使用补钾和保钾制剂。新型利尿药吲达帕胺在常用剂量上仅表现有轻微的利尿作用，主要表现为血管扩张作用，降压有效率在70%左右，且不具有传统利尿药易造成代谢异常的特点。

适应证：主要用于轻中度高血压，尤其是老年人高血压或并发心力衰竭时、肥胖者、有肾功能衰竭或心力衰竭的高血压患者。痛风患者禁用，糖尿病和高脂血症患者慎用。小剂量可以避免低血钾、糖耐量降低和心律失常等不良反应。临床可选择使用氢氯噻嗪（HCT）12.5～25 mg、吲达帕胺 1.25～2.5 mg，每天 1 次。呋塞米仅用于并发肾功能衰竭时。

2）β 受体阻滞药：β 受体阻滞药降压安全、有效，通过阻断交感神经系统起作用。单用一般能使收缩压下降 15～20 mmHg。目前第一代的 β 受体阻滞药普萘洛尔已较少使用，临床常用的有美托洛尔、阿替洛尔（因临床研究获益不大，目前不建议使用）和比索洛尔。其中比索洛尔为每天 1 次的新型高度选择性的 β 受体阻滞药，服用方便，不良反应小，几乎不影响糖脂代谢。β 受体阻滞药主要用于轻中度高血压，尤其是静息心率较快（>80 次/分）的中青年患者或合并心绞痛者。不良反应是心动过缓、房室传导阻滞、心肌收缩抑制、糖脂代谢异常，特别适用于年轻人，发生过心肌梗死、快速型心律失常、心绞痛的患者。

适应证：主要用于轻中度高血压，尤其在静息时心率较快（>80 次/分）的中青年患者或合并心绞痛时。心脏传导阻滞、哮喘、慢性阻塞性肺病与周围血管病患者禁用。胰岛素依赖型糖尿病患者慎用。可选择使用美托洛尔 25～50 mg，每天 1～2 次；比索洛尔 2.5～5 mg，每天 1 次；倍他洛尔 5～10 mg，每天 1 次。β 受体阻滞药也可用于治疗心力衰竭，但用法不同，应加注意。

3）钙通道阻滞药（CCB）：钙通道阻滞药通过血管扩张以达到降压目的。用于高血压的钙通道阻滞药可分为 3 类，即二氢吡啶类，以硝苯地平为代表，目前第一代的短效制剂硝苯地平已较少应用，临床多使用缓释和控释制剂或第二、第三代制剂，如尼群地平、非洛地平、氨氯地平等。苯噻氮䓬类，以地尔硫䓬为代表；苯烷胺类，以维拉帕米为代表。后两类钙通道阻滞药也称非二氢吡啶类，多用于高血压合并冠心病和室上性心律失常的患者，不良反应主要有降低心率和抑制心肌收缩力。钙通道阻滞药的降压特点为：在具有良好降压效果的同时，能明显降低心、脑血管并发症的发生率和病死率，延缓动脉硬化进程，对电解质、糖脂代谢、尿酸无不良影响。第一代的短效制剂硝苯地平服用不方便、依从性差，对血压控制不稳，有反射性心率加速、交感神经激活、头痛、面红、踝部水肿等不良反应，研究显示，使用短效钙通道阻滞药有可能增加死于心肌梗死的危险性。但有证据显示，使用长效制剂则没有类似危险，故已较少应用短效钙通道阻滞药，建议尽量使用长效制剂。

长效钙通道阻滞药和缓释制剂能产生相对平稳和持久的降压效果，不良反应少。心脏传导阻滞和心力衰竭患者禁用非二氢吡啶类钙通道阻滞药。不稳定型心绞痛和急性心肌梗死时禁用速效二氢吡啶类钙通道阻滞药。优先选择使用长效制剂，例如，非洛地平缓释片 5～10 mg，每天 1 次；硝苯地平控释片 30 mg，每天 1 次；氨氯地平 5～10 mg，每天 1 次；拉西地平 4～6 mg，每天 1 次；维拉帕米缓释片 120～240 mg，每天 1 次。对于经济承受能力较低的患者，也可使用硝苯地平缓释片或尼群地平普通片 10 mg，每天 2～3 次，虽然疗效可能没有长效制剂好，但降压总比不降好。慎用硝苯地平速效胶囊。常见不良反应为头痛、面红、踝部水肿等。

适应证：可用于各种程度的高血压，尤其在老年人高血压或合并稳定型心绞痛时。

CCB 是非常好的抗高血压药物，无论是用于起始治疗，还是作为联合治疗的用药之一。ALLHAT 试验证实 CCB 是很好的降压选择。ACCOMPLISH 试验显示，CCB 与 ACEI 联用优于利尿药+ACEI。ASCOT 试验也是如此。这些大型临床试验给治疗提供了依据。特别是对于中国人，发生脑卒中的风险很高，CCB 是非常理想的药物，中国的高血压患者应当尽量早应用 CCB。

4）血管紧张素转化酶抑制药（ACEI）：ACEI 通过扩张动脉降低血压。这些药物口服大多 1 小时内出现降压效应，但可能需要几天甚至几周才能达到最大降压效应。其中卡托普利作用时间最短，需每天 2~3 次服药，其他大多是新型的 ACEI，如苯那普利（贝那普利）、赖诺普利、雷米普利、福辛普利等，均可每天 1 次服药。对降低高血压患者心力衰竭发生率及病死率、延缓胰岛素依赖型糖尿病患者肾损害的进展，尤其是伴有蛋白尿时特别有效。ACEI 不影响心率和糖、脂代谢，更重要的功能是能保护和逆转靶器官的损害。

主要不良反应为干咳、高钾血症、血管神经性水肿。主要用于高血压合并糖尿病，或者并发心脏功能不全、肾脏损害有蛋白尿的患者。妊娠和肾动脉狭窄、肾功能衰竭（血肌酐>265 μmol/L 或 3 mg/dL）患者禁用。可以选择使用以下制剂：卡托普利 12.5~25 mg，每天 2~3 次；依那普利 10~20 mg，每天 1~2 次；培哚普利 4~8 mg，每天 1 次；西拉普利 2.5~5 mg，每天 1 次；苯那普利（贝那普利）10~20 mg，每天 1 次；雷米普利 2.5~5 mg，每天 1 次；赖诺普利 20~40 mg，每天 1 次。

适应证：ACEI 能安全有效地降低血压，可用于治疗各级高血压。特别适用于年轻人、心力衰竭患者、服用其他药物出现较多不良反应的患者。

5）血管紧张素 II 受体拮抗药（ARB）：ARB 是继 ACEI 之后对高血压、动脉硬化、心肌肥厚、心力衰竭、糖尿病肾病等具有良好作用的新一类作用于肾素—血管紧张素系统（RAS）的抗高血压药物。作用机制与 ACEI 相似，但更加直接。与 ACEI 比较，它更充分、更具选择性地阻断 RAS，且很少有干咳、血管神经性水肿等不良反应，氯沙坦还可促进血尿酸排出。适用于 ACEI 不能耐受的患者。对糖尿病患者、心力衰竭患者、肾损害患者靶器官有良好的保护作用，可降低心脑突发事件的发生，减低心力衰竭患者的病死率。目前国内应用较多的是氯沙坦、缬沙坦，其次是伊贝沙坦和替米沙坦。例如氯沙坦 50~100 mg，每日 1 次，缬沙坦 80~160 mg，每日 1 次。

适应证：与 ACEI 相同，目前主要用于 ACEI 治疗后发生干咳的患者。特别适用于使用其他降压药物有不良反应的患者，可提高患者的治疗依存性。

（3）新型的降压药物。

1）肾素抑制药（DRI）：肾素抑制剂能有效、高度选择性地作用于 RAS 系统，抑制肾素以减少血管紧张素原转化为血管紧张素 I；具有抗交感作用，因而避免了血管扩张后反射性的心动过速；能改善心力衰竭患者的血流动力学；对肾脏的保护作用强于 ACEI 和血管紧张素受体（AT_1）拮抗药；预期不良反应小。肽类肾素拮抗药如雷米克林、依那克林属第一代肾素抑制药，但由于其生物利用度低、口服有首剂效应、易为蛋白酶水解等缺点，临床应用价值低。非肽类肾素拮抗药如 A-72517、RO-425892、阿利吉仑等为第二代肾素抑制药，能克服上述缺点，有望成为新型的抗高血压药。

2）其他新型降压药：目前报道有内皮素受体拮抗药、神经肽 Y 抑制药、心钠素及内肽酶抑制药、咪唑林受体兴奋药（如莫索尼定、雷美尼定）、5-羟色胺受体拮抗药（酮色林、乌拉地尔）、K^+ 通道开放剂、降钙素基因相关肽（CGRP）等。这些新药研究进展迅速，有些已应用于临床，使高血压防治出现更为广阔的前景，但目前在国内应用这些新药的临床报道还不多。

（四）采取综合防治措施，治疗相关危险因素

1. 调脂治疗

高血压伴有血脂异常可增加心血管病发生危险。高血压或非高血压者调脂治疗对预防冠状动脉事件的效果是相似的。一级预防和二级预防分别使脑卒中危险下降 15% 和 30%。我国完成的 CCSPS 研究表明，调脂治疗对中国冠心病的二级预防是有益的。

2. 抗血小板治疗

对于有心脏事件既往史或心血管高危患者，抗血小板治疗可降低脑卒中和心肌梗死的危险。

对高血压伴缺血性血管病或心血管高危因素者血压控制后可给予小剂量阿司匹林。

3. 血糖控制

高于正常的空腹血糖值或糖化血红蛋白（HbA1c）与心血管危险增高具有相关性。UK-PDS 研究提示强化血糖控制与常规血糖控制比较，虽对预防大血管事件不明显，但却明显减少微血管并发症。治疗糖尿病的理想目标是空腹血糖≤6.1 mmol/L 或 HbA1c≤6.5%。

4. 减少微量白蛋白尿

近年来随着对微量白蛋白尿（microalbuminuria，MAU）的不断认识，其临床意义越来越受到重视。肾脏的病变，如微量白蛋白尿的出现，是肾脏血管内皮功能障碍的标志，同时也是全身其他部位（心脏、脑）血管病变的一个反映窗口。神经体液因素不断作用于心血管疾病高危患者的大、小血管，引发高血压、动脉硬化、冠心病，内皮损伤及炎症反应导致随后发生靶器官损害，产生蛋白尿、心力衰竭等。MAU 已明确作为包括糖尿病（DM）、高血压及其他慢性肾脏疾病（CKD）患者甚至普通人群心血管并发症、肾脏疾病预后及死亡的独立预测因子，K/DOQI 指南已将尿白蛋白的检测列为 CKD 高危人群的筛查指标。RAS 抑制药通过抑制异常激活的神经体液因子、保护内皮来干预危险因素，明显改善高危患者的预后，体现在肾脏保护作用、减少微量白蛋白尿、改善代谢综合征、降低新发糖尿病，以及保护心脏功能、治疗心肌梗死和心力衰竭等方面。

（五）高血压治疗中存在的问题

高血压治疗尽管取得了较快发展，但在治疗效果、治疗策略、治疗药物与方案，以及临床实践方面仍面临许多问题和挑战。

1. 血压水平对高血压患者来说是否代表一切

血压水平对于相关并发症来说，既是一种危险性标志，又是致病危险因素，然而在临床实践中发现，单纯血压水平本身并不是一个敏感和特异的判断预后的指标。心脑血管病从绝对数上更多的常发生在所谓的正常血压者中，血压升高者仅占人群的一部分；更为重要的是血压升高通常不是孤立存在，常伴随一些其他危险因素（如血糖升高、血脂异常等），血压升高增强了其他危险因素的有害作用。不应当孤立地看待高血压。高血压是一个危险因素，而不是一种疾病。危险因素就是一种特征，血压也是一种特征。

2. 血压是否降得越低越好

《中国高血压指南》明确指出：血压降低阈值应以个体化治疗为原则，依据总体心血管危险水平而定，以患者可耐受，不出现心、脑、肾等脏器灌注不足表现作为降压的底线。

3. 血压是否降得越快越好

快速降压时，无力、疲惫和头晕等不良反应及缺血事件的发生率显著升高，患者的依从性和顺应性也会下降。除非高血压急症患者伴有严重的临床症状，需要在严密监测下采用静脉用药的手段，在可控的条件下把血压比较快地降下来，一般 48 小时内 SBP 降低不超过 20 mmHg。在绝大多数情况下，平稳和缓慢降压是管理血压的最佳方式。

临床上应采取平稳和缓的高质量降压治疗策略，1~3 个月达标。合理选择降压药物，强效而平稳地降压会给患者带来更多获益。良好地控制服药后 20~24 小时血压，可能带来显著临床获益。

（六）降压治疗中的常见错误概念

1. 很多人认为高血压不治疗不要紧

应该认识到高血压是当前最常见的心血管疾病，若不进行治疗，任其自然发展，则会明显加快动脉粥样硬化进程。研究表明，收缩压降低 10 mmHg，脑卒中的危险就降低 56%，冠心病的危险性下降 37%。因此，必须及时、有效地把血压控制在正常水平。

2. 没有症状就不需要治疗

血压的高度与并发症相关，而与患者自身症状不一定相关。即使没有症状，高血压对患者脏器的损害也是持续存在的。因此，必须及时治疗，而且要早期治疗。

3. 很多患者认为可以随意选用降压药物

高血压用药应根据患者病情、血压严重程度、并发症等进行个体化治疗。高血压急症应选用快速降压药；控制血压应选用长效且效果平稳的降压药，一种药物效果不满意则需就诊，增加剂量或联合用药，有并发症时应选用对相应靶器官有保护作用的药物。

4. 血压降至一定范围就停药，认为不需要再服用药物

应该认识到所有降压药都只在服用期间才有效。如果血压正常就停药，那么血压或早或晚都会恢复到服药前水平。降压药需长期服用。必须选择合适的药物，将血压控制在合适的范围内，才能减少对身体的危害。

5. 血压降得越快越好

高血压是一个长期的缓慢过程，人体对此具有一定的调节能力，可以逐渐适应。所以相当数量的患者没有不适的感觉。除了高血压急症之外，降压治疗应缓慢进行，不能操之过急。如果超出了调节范围，重要的脏器血流量不能保证，反而会造成头晕、心悸等不适。高血压患者在确诊前有很长时间已经处于高血压状态而患者并不知晓，因此，一般希望比较和缓地把他们的血压降至达标，以免发生直立性低血压、血压波动大或者跌倒等其他不良反应。一般认为 1~3 个月使患者血压达标比较理想。

（孙文锦）

第二节 继发性高血压

继发性高血压也称症状性高血压，此种高血压存在明确的病因，高血压为其临床表现之一。继发性高血压在所有高血压患者中占 5%~10%。继发性高血压本身的临床表现和危害性，与原发性高血压甚相似。因此当原发病的其他症状不多或不太明显时，容易被误认为原发性高血压。由于继发性高血压和原发性高血压的治疗方法不尽相同，且有些继发性高血压的病因是可以去除的，因此在临床工作中，两者的鉴别关系到是否能及时正确地进行治疗，很为重要。

一、病因

引起继发性高血压的原因有以下 4 种。

（一）肾脏疾病

肾脏疾病引起的高血压，是继发性高血压中最常见的一种，称为肾性高血压。包括：①肾实质性病变，如急性和慢性肾小球肾炎、慢性肾盂肾炎、妊娠高血压疾病、先天性肾脏病变（多囊肾、马蹄肾、肾发育不全）、肾结核、肾结石、肾肿瘤、继发性肾脏病变（各种结缔组织疾病、糖尿病性肾脏病变、肾淀粉样变、放射性肾炎、创伤和泌尿道阻塞所致的肾脏病变）等；②肾血管病变，如肾动脉和肾静脉狭窄阻塞（先天性畸形、动脉粥样硬化、炎症、血栓、肾蒂扭转）；③肾周围病变，如炎症、脓肿、肿瘤、创伤、出血等。

（二）内分泌疾病

肾上腺皮质疾病，包括皮质醇增多症（库欣综合征）、原发性醛固酮增多症、伴有高血压的肾上腺性变态综合征和肾上腺髓质的嗜铬细胞瘤、肾上腺外的嗜铬细胞肿瘤都能引起继发性高血压。其他内分泌性的继发性高血压包括垂体前叶功能亢进（肢端肥大症）、甲状腺功能亢进或低下、甲状旁腺功能亢进（高血钙）、类癌和绝经期综合征等。内分泌疾病伴有高血压的并不少见。继发性高血压也可由外源性激素所致，如雌激素（女性长期口服避孕药）、糖皮质激素、盐皮质激素、拟交感胺和含酪胺的食物和单胺氧化酶抑制剂等。

（三）血管病变

如主动脉缩窄、多发性大动脉炎等。主要引起上肢血压升高。

（四）其他

睡眠呼吸暂停综合征和各种药物引起的高血压等。

二、发病机制和病理

肾性高血压主要发生于肾实质病变和肾动脉病变。前一类肾脏病理解剖的共同特点是肾小球玻璃样变性、间质组织和结缔组织增生、肾小管萎缩和肾细小动脉狭窄，说明肾脏既有实质性损害也有血液供应不足，后者为肾内血管病变所引起。后一类则病变在肾动脉，主要引起肾脏血流灌注的固定性减少。在以上病变造成肾缺血缺氧的情况下，肾脏可以分泌多种增高血压的因子，主要是肾小球旁细胞分泌大量肾素。过多的血管紧张素 Ⅱ 通过直接收缩血管作用、刺激醛固酮分泌导致水钠潴留和兴奋交感神经系统使血压增高。高血压反过来又可引起肾细小动脉病变，加重肾脏缺血。这样互相影响，使血压持续增高。

皮质醇增多症时的高血压，是下丘脑—垂体分泌 ACTH 样物质刺激肾上腺皮质增生或肾上腺皮质自身发生肿瘤，使调节糖类和盐类的肾上腺皮质激素分泌增多，导致水钠潴留所致。嗜铬细胞瘤通过释放过量儿茶酚胺引起患者血压阵发性或持续性增高。原发性醛固酮增多症为肾上腺皮质增生或肿瘤所致的醛固酮自主性分泌过多，可导致体内钠和水潴留，进而使有效血容量增加和血压升高。

肾上腺性变态综合征的高血压，是 $C_{11\beta}$ 羟化酶失常致 11-去氧皮质醇及 11-去氧皮质酮增多的结果。也可由于 $C_{17\alpha}$ 羟化酶不足而皮质醇及性激素减少，11-去氧皮质酮、11-去氧皮质酮及醛固酮分泌增多所致。

甲状旁腺功能亢进患者约 1/3 有高血压，此与该病血钙增高引起肾结石、肾钙质沉积、间质性肾炎、慢性肾盂肾炎等肾脏病变有关。血钙增高对血管也有直接的收缩作用。有些患者的高血压在血钙纠正后消失。垂体前叶功能亢进症和糖尿病中患者，高血压较无此种疾病的人群多数倍。绝经期综合征的高血压可能与卵巢功能减退，雌激素对大脑皮质、自主神经中枢的调节和对垂体的抑制减弱有关。

先天性主动脉缩窄和多发性大动脉炎，可在主动脉各段造成狭窄，如狭窄发生于主动脉弓的末部至腹主动脉分叉之间，其所引起的体循环血流变化可使下肢血液供应减少而血压降低，大量血液主要进入狭窄部位以上的主动脉弓的分支，因而头部及上肢的血液供应增加而血压升高。由于狭窄部位以下的降主动脉与腹主动脉供血不足，且肾动脉的血液供应也不足，遂使肾脏缺血的因素也参与这类高血压的形成。

睡眠呼吸暂停综合征表现为睡眠中上呼吸道反复发生的机械性阻塞，其中至少一半人血压增高，经手术或鼻持续气道正压治疗血压可下降。

许多药物可以引起或加重高血压。免疫抑制剂如环孢素和糖皮质激素可使高达 80% 的接受器官移植者血压升高。非甾体抗炎药和 COX-2 抑制剂通过其抗肾脏前列腺素的作用而使血压增高。高原病伴有的高血压，主要与高原气压及氧分压低致组织缺氧有关。

三、临床表现

继发性高血压的临床表现主要是有关原发病的症状和体征，高血压仅是其中的表现之一。但有时也可由于其他症状和体征不甚显著而使高血压成为主要表现。继发性高血压患者的血压特点可与原发性高血压甚相类似，但又各有自身的特点。如嗜铬细胞瘤患者的血压增高常为阵发性，伴有交感神经兴奋的症状，在发作间期血压可以正常；而主动脉缩窄患者的高血压可仅限于上肢。

四、诊断和鉴别诊断

对下列高血压患者应考虑继发性高血压的可能：①常规病史、体检和实验室检查提示患者有引起高血压的系统性疾病存在；②20 岁之前开始有高血压；③高血压起病突然，或高血压患者原来控制良好的血压突然恶化，难以找到其他原因；④重度或难治性高血压；⑤靶器官损害严重，与高血压不相称，宜进行深入仔细的病史询问、体格检查和必要的实验室检查。

在病史询问中，应特别注意询问各种肾脏病、泌尿道感染和血尿史、肾脏病家族史（多囊肾），有无发作性出汗、头痛与焦虑不安（嗜铬细胞瘤），肌肉无力和抽搐发作（原发性醛固酮增多症）等。体检中注意有无皮质醇增多症的外表体征，有无扪及增大的肾脏（多囊肾），腹部杂音的听诊（肾血管性高血压），心前区或胸部杂音的听诊（主动脉缩窄或主动脉病），以及股动脉搏动减弱、延迟或胸部杂音，下肢动脉血压降低（主动脉缩窄或主动脉病），神经纤维瘤性皮肤斑（嗜铬细胞瘤）等。靶器官损害的体征包括有无颈动脉杂音，运动或感觉缺失，眼底异常，心尖搏动异常，心律失常，肺部啰音，重力性水肿和外周血管病变的体征。除常规实验室检查外，根据不同的病因选做下列实验室检查项目：血浆肾素、血管紧张素、醛固酮、皮质醇、儿茶酚胺，主动脉和肾血管造影，肾上腺 B 型超声波或 CT，核素检查等。

（一）肾实质性疾病

肾实质性高血压是最常见的继发性高血压，以慢性肾小球肾炎最为常见，其他包括结构性肾病和梗阻性肾病等。应对所有高血压患者初诊时进行尿常规检查以筛查除外肾实质性高血压。体检时双侧上腹部如触及块状物，应疑为多囊肾，并做腹部超声检查。目前超声检查在肾脏的解剖诊断方面几乎已经完全取代了静脉肾盂造影，可以提供有关肾脏大小和形态、皮质厚度，有无泌尿道梗阻和肾脏肿块的所有必要的解剖学资料。功能方面的筛选试验包括尿蛋白、红细胞、白细胞和血肌酐浓度。应当对所有高血压患者进行这些检查。如多次复查结果正常，可以排除肾实质疾病；如有异常，应做进一步详细检查。

（二）肾血管性高血压

肾血管性高血压是继发性高血压的第二位原因，是由一处或多处的肾外动脉狭窄所致。老年人肾动脉狭窄多由动脉粥样硬化所致。在我国，大动脉炎是年轻人肾动脉狭窄的重要原因之一。纤维肌性发育不良症状较少见。突然发生或加重、难治的高血压提示肾动脉狭窄的存在。肾动脉狭窄的表现包括腹部血管杂音、低血钾和肾功能进行性减退。彩色多普勒超声可以发现肾动脉狭窄，尤其是接近血管开口处的病变，并能确定有助于预测介入治疗效果的阻力指数。三维增强磁共振血管造影也有助于肾血管性高血压的诊断。螺旋 CT 诊断肾血管性高血压的敏感性也相似。肾动脉狭窄的确诊性检查是动脉内血管造影。肾静脉肾素比值需要进行多次侵入性导管检查，操作复杂，敏感性和特异性不高，目前不作为筛选试验推荐。

（三）嗜铬细胞瘤

嗜铬细胞瘤是一种少见的继发性高血压（占所有高血压患者的 0.2%~0.4%），可为遗传性或获得性。嗜铬细胞瘤患者约 70% 有高血压，为稳定性或阵发性（伴有头痛、出汗、心悸和苍白等症状）。诊断根据血浆或尿中儿茶酚胺或其代谢产物增多。在进行旨在定位肿瘤的功能显像检查之前，应当进行药物试验以获得支持诊断的依据。敏感性最高（97%~98%）的试验是血浆游离甲氧基肾上腺素的测定加上尿甲氧基肾上腺素片段的测定。但由于目前血浆游离甲氧基肾上腺素的测定尚未常规用于诊断，因此尿甲氧基肾上腺素片段和尿儿茶酚胺仍然是首选的诊断试验。很高的测定值则无须进一步检查即可作出诊断；如测定值为中等升高，尽管临床高度怀疑嗜铬细胞瘤，仍有必要用胰高糖素或可乐定做激发或抑制试验；当试验结果为边缘时，许多临床医师愿意直接进行影像学检查。胰高糖素试验必须在患者已经有效接受 α 受体阻滞剂治疗之后实施，以防注射胰高糖素后发生显著的血压下降。给予可乐定后血浆儿茶酚胺水平显著下降被视为可乐定抑制试验阴性。作出定性诊断后，还需要进行定位诊断。95% 位于肾上腺附近，因为常是体积较大的肿瘤，因此有时可通过超声检查而被发现。CT 和磁共振是最敏感的检查手段（敏感性为 98%~100%），但后者的特异性较低（50%）。

（四）皮质醇增多症

高血压在本病十分常见，约占 80%。患者典型的体形常提示本病。可靠指标是测定 24 小时尿氢化可的松水平，>110 nmol（40 ng）高度提示本病。确诊可通过两天小剂量地塞米松抑制试验（每6小时给予0.5 mg，共8次）或夜间（夜11时给予1 mg）地塞米松抑制试验。两天试验中第二天尿氢化可的松排泄超过27 nmol（10 ng）或夜间地塞米松抑制试验中次日8时血浆氢化可的松水平超过140 nmol（50 ng）提示本病，而结果正常可排除本病。最近也有采用后半夜血清或唾液氢化可的松作为诊断的更简单指标。本症的分型可采用进一步实验室和影像学检查。

（五）原发性醛固酮增多症

血清钾水平的检测是原发性醛固酮增多症的重要筛查试验，但只有少数患者会在本症早期有低血钾。病因方面，30%为肾上腺腺瘤（多见于女性），70%为肾上腺皮质增生，罕见的是肾上腺癌。血压可轻度增高，也可为显著增高而难以用药物控制。对难治性高血压和不能激发的低血钾患者要考虑原发性醛固酮增多症。进一步证实可通过氟可的松抑制试验（给予激素4天不能使血浆醛固酮水平降至阈值以下）以及标准状况下测定的醛固酮和肾素，也可测定醛固酮/肾素比值。但老年人也可有醛固酮增高和肾素降低。而且慢性肾病患者醛固酮/肾素比值也可增高，是因高血钾刺激醛固酮释放所致。一项 Meta 分析的结果显示，本症患者醛固酮/肾素比值增高者在不同研究中所占比例的变化很大，从 5.5% 到 39%，因此其临床使用价值尚有争议。肾上腺显影（目前常用 CT、磁共振或放射性核素胆固醇标记技术）也有一定的使用价值。

（六）主动脉缩窄

先天性主动脉缩窄或多发性大动脉炎引起的降主动脉和腹主动脉狭窄，都可引起上肢血压增高，多见于青少年。本病的特点常是上肢血压高而下肢血压不高或降低，且上肢血压高于下肢，形成反常的上下肢血压差别（正常平卧位用常规血压计测定时下肢收缩压读数较上肢高 20~40 mmHg）。下肢动脉搏动减弱或消失，有冷感和乏力感。在胸背和腰部可听到收缩期血管杂音，在肩胛间区、胸骨旁、腋部和中上腹部，可能有侧支循环动脉的搏动、震颤和杂音。多发性大动脉炎在引起降主动脉或腹主动脉狭窄的同时，还可以引起主动脉弓在头臂动脉分支间的狭窄或一侧上肢动脉的狭窄，这时一侧上肢血压增高，而另一侧血压则降低或测不到，应予以注意。影像学检查（超声和放射学检查）可确立诊断。

（七）睡眠呼吸暂停综合征

又称阻塞性睡眠呼吸暂停综合征（OSA），特点是睡眠中上呼吸道吸气相陷闭引起呼吸气流停顿的反复发生，氧饱和度下降。对肥胖者，特别是伴有难治性高血压者应疑及本症的存在。对动态血压监测显示为"非杓型"者，应做呼吸监测。患者的体征包括白天嗜睡、注意力难以集中、睡眠不安、睡眠中呼吸发作性暂停、夜尿、易激惹和性格变化、性功能减退等。一旦怀疑本病，应做进一步检查。呼吸监测是诊断的主要工具。本症可通过兴奋交感神经、氧化应激、炎症和内皮功能障碍等机制对心血管功能和结构产生有害影响。本症可在相当一部分患者中引起血压增高，机制可能是心血管反射性调节机制的损伤和血管内皮功能障碍。

（八）药物诱发的高血压

升高血压的药物有甘草、口服避孕药、类固醇、非甾体抗炎药、可卡因、安非他明、促红细胞生成素和环孢素等。

五、治疗

继发性高血压的治疗，主要是针对其原发病。对原发病不能根治手术或术后血压仍高者，除采用其他针对病因的治疗外，可按原发性高血压进行降压治疗。

有关肾血管性高血压的治疗，目前认为：①顽固性高血压和肾功能进行性下降是血管重建的指征；②介入治疗已较手术血管重建更多选用；③对肌纤维发育不良者，选用单纯血管成形术成功率高、血压控制好，而对动脉粥样硬化性病变，再狭窄发生率较高，需加放置支架；④介入治疗的效果优于药物治疗，但药物治疗仍然十分重要。如果肾功能正常、血压得到控制、肾动脉狭窄不严重，或高血压病程较长，则首选药物治疗。由于动脉粥样硬化病变有进展的高度危险，仍然需要强化生活方式的改变、小剂量阿司匹林、他汀类药物和多种降压药治疗。降压药宜选用噻嗪类利尿剂和钙通道阻滞药，如无双侧肾动脉狭窄，尚可加用肾素—血管紧张素抑制剂。主要危险是狭窄后部位血流灌注显著减少导致的肾功能急性恶化和血清肌酐增高，常见于给予肾素—血管紧张素抑制剂后，但血清肌酐的变化可在撤药后恢复正常。

嗜铬细胞瘤的治疗是切除肿瘤。手术前，患者必须充分准备，包括给予 α 受体阻滞剂和 β 受体阻滞剂（前者足量给药后），然后给予手术切除，常用腹腔镜指导，此前给予足量补液，以免容量不足。

对原发性醛固酮增多症，通过腹腔镜切除腺瘤，术前给予醛固酮拮抗剂（如螺内酯或依普利酮）。对肾上腺增生，给予醛固酮拮抗剂治疗。

主动脉缩窄患者在手术修复或安置支架后，高血压可仍然存在，患者可能需要继续服用降压药。

睡眠呼吸暂停综合征合并高血压的治疗，包括肥胖者减轻体重，以及使用正压呼吸装置。

（刘金梁）

第五章

冠心病

第一节　不稳定型心绞痛

一、概述

临床上将原来的初发型心绞痛、恶化型心绞痛和各型自发性心绞痛统称为不稳定型心绞痛（UAP）。其特点是疼痛发作频率增加、程度加重、持续时间延长、发作诱因改变，甚至休息时也出现持续时间较长的心绞痛。含化硝酸甘油效果差，或无效。本型心绞痛介于稳定型心绞痛和急性心肌梗死之间，易发展为心肌梗死，但无心肌梗死的心电图及血清酶学改变。

不稳定型心绞痛是介于稳定型心绞痛和急性心肌梗死之间的一组临床心绞痛综合征。有学者认为除了稳定的劳力型心绞痛为稳定型心绞痛外，其他所有的心绞痛均属于不稳定型心绞痛，包括初发劳力型心绞痛、恶化劳力型心绞痛、卧位型心绞痛、夜间发作的心绞痛、变异型心绞痛、梗死前心绞痛、梗死后心绞痛和混合型心绞痛。如果劳力型和自发性心绞痛同时发生在一个患者身上，则称为混合型心绞痛。

不稳定型心绞痛具有独特的病理生理机制及临床预后，如果得不到恰当及时的治疗，可能发展为急性心肌梗死。

二、病因及发病机制

目前认为有以下 5 种因素与产生不稳定型心绞痛有关，它们相互关联。

（一）冠脉粥样硬化斑块上有非阻塞性血栓

为最常见的发病原因，冠脉内粥样硬化斑块破裂诱发血小板聚集及血栓形成，血栓形成和自溶过程的动态不平衡过程，导致冠脉发生不稳定的不完全性阻塞。

（二）动力性冠脉阻塞

在冠脉器质性狭窄基础上，病变局部的冠脉发生异常收缩、痉挛导致冠脉功能性狭窄，进一步加重心肌缺血，产生不稳定型心绞痛。这种局限性痉挛与内皮细胞功能紊乱、血管收缩反应过度有关，常发生在冠脉粥样硬化的斑块部位。

（三）冠状动脉严重狭窄

冠脉以斑块导致的固定性狭窄为主，不伴有痉挛或血栓形成，见于某些冠脉斑块逐渐增大、管腔狭窄进行性加重的患者，或 PCI 术后再狭窄的患者。

（四）冠状动脉炎症

近年来研究认为，斑块发生破裂与其局部的炎症反应有十分密切的关系。在炎症反应中感染因素可能也起一定作用，其感染物可能是巨细胞病毒和肺炎衣原体。这些患者炎症递质标志物水平检测常有明显增高。

（五）全身疾病加重的不稳定型心绞痛

在原有冠脉粥样硬化性狭窄基础上，由于外源性诱发因素影响冠脉血管导致心肌氧的供求失衡，心绞痛恶化加重。常见原因有：①心肌需氧增加，如发热、心动过速、甲状腺功能亢进等；②冠脉血流减少，如低血压、休克；③心肌氧释放减少，如贫血、低氧血症。

三、临床表现

（一）症状

临床上不稳定型心绞痛可表现为新近发生（1 个月内）的劳力型心绞痛，或原有稳定型心绞痛的主要特征近期内发生了变化，如心前区疼痛发作更频繁、程度更严重、时间也延长，轻微活动甚至在休息也发作。少数不稳定型心绞痛患者可无胸部不适表现，仅表现为颌、耳、颈、臂或上胸部发作性疼痛不适，或表现为发作性呼吸困难，其他还可表现为发作性恶心、呕吐、出汗和不能解释的疲乏症状。

（二）体格检查

一般无特异性体征。心肌缺血发作时可发现反常的左心室心尖搏动，听诊有心率增快和第一心音减弱，可闻及第三心音、第四心音或二尖瓣反流性杂音。当心绞痛发作时间较长，或心肌缺血较严重时，可发生左心室功能不全的表现，如双肺底细小水泡音，甚至急性肺水肿或伴低血压。也可发生各种心律失常。

体检的主要目的是努力寻找诱发不稳定型心绞痛的原因，如难以控制的高血压、低血压、心律失常、梗阻性肥厚型心肌病、贫血、发热、甲状腺功能亢进、肺部疾病等，并确定心绞痛对患者血流动力学的影响，如对生命体征、心功能、乳头肌功能或二尖瓣功能等的影响，这些体征的存在高度提示预后不良。

体检对胸痛患者的鉴别诊断至关重要，有几种疾病状态如得不到及时准确诊断，即可出现严重后果，如背痛、胸痛、脉搏不整，心脏听诊发现主动脉瓣关闭不全的杂音，提示主动脉夹层破裂，心包摩擦音提示急性心包炎，而奇脉提示心脏压塞，气胸表现为气管移位、急性呼吸困难、胸膜疼痛和呼吸音改变等。

（三）临床类型

1. 静息心绞痛

心绞痛发生在休息时，发作时间较长，含服硝酸甘油效果欠佳，病程 1 个月以内。

2. 初发劳力型心绞痛

新近发生的严重心绞痛（发病时间在 1 个月以内），CCS（加拿大心脏病学会的劳力型心绞痛分级标准，见表 5-1）分级，Ⅲ级以上的心绞痛为初发劳力型心绞痛，尤其注意近48 小时内有无静息心绞痛发作及其发作频率变化。

表 5-1　加拿大心脏病学会的劳力型心绞痛分级标准

分级	特点
Ⅰ级	一般日常活动例如走路、爬楼梯不引起心绞痛，心绞痛发生在剧烈、速度快或长时间的体力活动或运动后
Ⅱ级	日常活动轻度受限，心绞痛发生在快步行走、爬楼梯、餐后行走、冷空气中行走、逆风行走或情绪波动后活动
Ⅲ级	日常活动明显受限，心绞痛发生在一般速度行走时
Ⅳ级	轻微活动即可诱发心绞痛，患者不能做任何体力活动，但休息时无心绞痛发作

3. 恶化劳力型心绞痛

既往诊断的心绞痛，最近发作次数频繁、持续时间延长或痛阈降低（CCS 分级增加 Ⅰ 级以上或 CCS 分级 Ⅲ 级以上）。

4. 心肌梗死后心绞痛

急性心肌梗死后 24 小时以后至 1 个月内发生的心绞痛。

5. 变异型心绞痛

休息或一般活动时发生的心绞痛，发作时 ECG 显示暂时性 ST 段抬高。

四、辅助检查

（一）心电图

不稳定型心绞痛患者中，常有伴随症状而出现的短暂的 ST 段偏移伴或不伴有 T 波倒置，但不是所有不稳定型心绞痛患者都发生这种 ECG 改变。ECG 变化随着胸痛的缓解而常完全或部分恢复。症状缓解后，ST 段抬高或降低、或 T 波倒置不能完全恢复，是预后不良的标志。伴随症状产生的 ST 段、T 波改变持续超过 12 小时者可能提示是非 ST 段抬高心肌梗死。此外，临床表现拟诊为不稳定型心绞痛的患者，胸导联 T 波呈明显对称性倒置时（≥0.2 mV），高度提示急性心肌缺血，可能系前降支严重狭窄所致。胸痛患者 ECG 正常也不能排除不稳定型心绞痛可能。若发作时倒置的 T 波呈伪性改变（假正常化），发作后 T 波恢复原倒置状态；或以前心电图正常者近期内出现心前区多导联 T 波深倒，在排除非 Q 波性心肌梗死后结合临床也应考虑不稳定型心绞痛的诊断。

不稳定型心绞痛患者中有 75%~88% 的一过性 ST 段改变不伴有相关症状，为无痛性心肌缺血。动态心电图检查不仅有助于检出上述心肌缺血的动态变化，还可用于不稳定型心绞痛患者常规抗心绞痛药物治疗的评估以及是否需要进行冠状动脉造影和血管重建术的参考指标。

（二）心脏生化标志物

心脏肌钙蛋白：肌钙蛋白复合物包括 3 个亚单位，即肌钙蛋白 T（TnT）、肌钙蛋白 I（TnI）和肌钙蛋白 C（TnC），目前只有 TnT 和 TnI 应用于临床。约有 35% 不稳定型心绞痛患者显示血清 TnT 水平增高，但其增高的幅度与持续的时间与 AMI 有差别。AMI 患者 TnT>3.0 ng/mL 者占 88%，非 Q 波心肌梗死中仅占 17%，不稳定型心绞痛中无 TnT>3.0 ng/mL 者。因此，TnT 升高的幅度和持续时间可作为不稳定型心绞痛与 AMI 的鉴别诊断之参考。

不稳定型心绞痛患者 TnT 和 TnI 升高者较正常者预后差。临床怀疑不稳定型心绞痛者 TnT 定性试验为阳性结果者表明有心肌损伤（相当于 TnT>0.05 μg/L），但如为阴性结果并不能排除不稳定型心绞痛的可能性。

（三）冠状动脉造影

目前仍是诊断冠心病的金标准。在长期稳定型心绞痛的基础上出现的不稳定型心绞痛常提示为多支冠脉病变，而新发的静息心绞痛可能为单支冠脉病变。冠脉造影结果正常提示可能是冠脉痉挛、冠脉内血栓自发性溶解、微循环系统异常等原因引起，或冠脉造影病变漏诊。

不稳定型心绞痛有以下情况时应视为冠脉造影强适应证：①近期内心绞痛反复发作，胸痛持续时间较长，药物治疗效果不满意者可考虑及时行冠状动脉造影，以决定是否急诊介入性治疗或急诊冠状动脉旁路移植术（CABG）；②原有劳力型心绞痛近期内突然出现休息时频繁发作者；③近期活动耐量明显减低，特别是低于 Bruce Ⅱ级或 4METs 者；④梗死后心绞痛；⑤原有陈旧性心肌梗死，近期出现由非梗死区缺血所致的劳力型心绞痛；⑥严重心律失常、LVEF<40% 或充血性心力衰竭。

（四）螺旋 CT 血管造影（CTA）

近年来，多层螺旋 CT 尤其是 64 排螺旋 CT 冠状动脉成像（CTA）在冠心病诊断中正在推广应用。CTA 能够清晰显示冠脉主干及其分支狭窄、钙化、开口起源异常及桥血管病变。有资料显示，CTA 诊断冠状动脉病变的灵敏度为 96.33%、特异度为 98.16%，阳性预测值为 97.22%，阴性预测值为 97.56%。其中对左主干、左前降支病变及大于 75% 的病变灵敏度最高，分别达到 100% 和 94.4%。CTA 对冠状动脉狭窄病变、桥血管、开口畸形、支架管腔、斑块形态均显影良好，对钙化病变诊断率优于冠状动脉造影，阴性者不能排除冠心病，阳性者应进一步行冠状动脉造影检查。另外，CTA 也可以作为冠心病高危人群无创性筛选检查及冠脉支架术后随访手段。

（五）其他

其他非创伤性检查包括运动平板试验、运动放射性核素心肌灌注扫描、药物负荷试验、超声心动图等，也有助于诊断。通过非创伤性检查可以帮助决定冠状动脉造影单支临界性病变是否需要做介入性治疗，明确缺血相关血管，为血运重建治疗提供依据。同时可以提供有否存活心肌的证据，也可作为经皮腔内冠状动脉成形术（PTCA）后判断有否再狭窄的重要对比资料。但不稳定型心绞痛急性期应避免做任何形式的负荷试验，这些检查宜放在病情稳定后进行。

五、诊断

（一）诊断依据

对同时具备下述情形者，应诊断不稳定型心绞痛。

（1）临床新出现或恶化的心肌缺血症状表现（心绞痛、急性左侧心力衰竭）或心电图心肌缺血图形。

（2）无或仅有轻度的心肌酶（肌酸激酶同工酶）或 TnT、TnI 增高（未超过 2 倍正常值），且心电图无 ST 段持续抬高。应根据心绞痛发作的性质、特点、发作时体征和发作时心电图改变以及冠心病危险因素等，结合临床综合判断，以提高诊断的准确性。心绞痛发作时心电图 ST 段抬高或压低的动态变化或左束支阻滞等具有诊断价值。

（二）危险分层

不稳定型心绞痛的诊断确立后，应进一步进行危险分层，以便于对其进行预后评估和干预措施的选择。

1. 中华医学会心血管分会关于不稳定型心绞痛的危险度分层

根据心绞痛发作情况，发作时 ST 段下移程度以及发作时患者的一些特殊体征变化，将不稳定型心绞痛患者分为高、中、低危险组（表 5-2）。

表 5-2 不稳定型心绞痛临床危险度分层

组别	心绞痛类型	发作时 ST 降低幅/mm	持续 时间/min	肌钙蛋白 T 或 I
低危险组	初发、恶化劳力型，无静息时发作	≤1	<20	正常
中危险组	1 个月内出现的静息心绞痛，但 48 小时内无发作者（多数由劳力型心绞痛进展而来）或梗死后心绞痛	>1	<20	正常或轻度升高
高危险组	48 小时内反复发作静息心绞痛或梗死后心绞痛	>1	>20	升高

注 ①陈旧性心肌梗死患者其危险度分层上调一级，若心绞痛是由非梗死区缺血所致时，应视为高危险组；②左心室射血分数（LVEF）<40%，应视为高危险组；③若心绞痛发作时并发左心功能不全、二尖瓣反流、严重心律失常或低血压 [SBP≤12.0 kPa（90 mmHg）]，应视为高危险组；④当横向指标不一致时，按危险度高的指标归类。例如：心绞痛类型为低危险组，但心绞痛发作时 ST 段压低>1 mm，应归入中危险组。

2. 美国 ACC/AHA 关于不稳定型心绞痛/非 ST 段抬高型心肌梗死危险分层

见表 5-3。

表 5-3 ACC/AHA 关于不稳定型心绞痛/非 ST 段抬高型心肌梗死的危险分层

危险分层	高危（至少有下列特征之一）	中危（无高危特点但有以下特征之一）	低危（无高中危特点但有下列特点之一）
病史	近 48 小时内加重的缺血性胸痛发作	既往 MI、外围血管或脑血管病，或 CABG，曾用过阿司匹林	近 2 周内发生的 CCS 分级 III 级或以上，伴有高度、中度冠脉病变可能者
胸痛性质	静息心绞痛>20 分钟	静息心绞痛>20 分钟，现已缓解，有高度、中度冠脉病变可能性；静息心绞痛<20 分钟，经休息或含服硝酸甘油缓解	无自发性心绞痛>20 分钟持续发作
临床体征或发现	第三心音、新的或加重的奔马律，左心室功能不全（EF<40%），二尖瓣反流，严重心律失常或低血压 [SBP≤12.0 kPa（90 mmHg）] 或存在与缺血有关的肺水肿，年龄>75 岁	年龄>75 岁	

危险分层	高危（至少有下列特征之一）	中危（无高危特点但有以下特征之一）	低危（无高中危特点但有下列特点之一）
ECG 变化	休息时胸痛发作伴 ST 段变化>0.1 mV；新出现 Q 波，束支传导阻滞；持续性室性心动过速	T 波倒置>0.2 mV，病理性 Q 波	胸痛期间 ECG 正常或无变化
肌钙蛋白监测	明显增高（TnT 或 TnI>0.1 μg/mL）	轻度升高（即 TnT>0.01 μg/mL，但<0.1 μg/mL）	正常

注　MI，急性心肌梗死；CABG，冠状动脉旁路移植术；CCS，慢性冠脉综合征；ECG，心电图。

六、鉴别诊断

在确定患者为心绞痛发作后，还应对其是否稳定做出判断。

与稳定型心绞痛相比，不稳定型心绞痛症状特点是短期内疼痛发作频率增加、无规律，程度加重、持续时间延长、发作诱因改变或不明显，甚至休息时亦出现持续时间较长的心绞痛，含化硝酸甘油效果差，或无效，或出现了新的症状如呼吸困难、头晕甚至晕厥等。不稳定型心绞痛的常见临床类型包括初发劳力型心绞痛、恶化劳力型心绞痛、卧位型心绞痛、夜间发作的心绞痛、变异型心绞痛、梗死前心绞痛、梗死后心绞痛和混合型心绞痛。

临床上，常将不稳定型心绞痛和非 ST 段抬高心肌梗死（NSTEMI）以及 ST 段抬高心肌梗死（STEMI）统称为急性冠脉综合征。

不稳定型心绞痛和 NSTEMI 是在病因和临床表现上相似，但严重程度不同而又密切相关的两种临床综合征，其主要区别在于缺血是否严重到导致足够量的心肌损害，以至于能检测到心肌损害的标志物（TnI、TnT）或肌酸激酶同工酶（CK-MB）水平升高。如果反映心肌坏死的标志物在正常范围内或仅轻微增高（未超过 2 倍正常值），就诊断为不稳定型心绞痛，而当心肌坏死标志物超过正常值 2 倍时，则诊断为 NSTEMI。

不稳定型心绞痛和 STEMI 的区别，在于后者在胸痛发作的同时出现典型的 ST 段抬高并具有相应的动态改变过程和心肌酶学改变。

七、治疗

不稳定型心绞痛的治疗目标是控制心肌缺血发作和预防急性心肌梗死。治疗措施包括内科药物治疗、冠状动脉介入治疗（PCI）和外科冠状动脉旁路移植手术（CABG）。

（一）一般治疗

对于符合不稳定型心绞痛诊断的患者应及时收住院治疗（最好收入监护病房），急性期卧床休息 1~3 天，吸氧，持续心电监测。对于低危险组患者留观期间未再发生心绞痛，心电图也无缺血改变，无左侧心力衰竭的临床证据，留观 12~24 小时期间未发现有 CK-MB 升高，TnT 或 TnI 正常者，可在留观 24~48 小时后出院。对于中危组或高危组的患者特别是 TnT 或 TnI 升高者，住院时间相对延长，内科治疗亦应强化。

（二）药物治疗

1. 控制心绞痛发作

（1）硝酸酯类：硝酸甘油主要通过扩张静脉、减轻心脏前负荷来缓解心绞痛发作。心绞痛发作时应舌下含化硝酸甘油，初次含硝酸甘油的患者以先含 0.5 mg 为宜。对于已有含服经验的患者，心绞痛发作时若含 0.5 mg 无效，可在 3~5 分钟追加 1 次，若连续含硝酸甘油 1.5~2.0 mg 仍不能控制疼痛症状，需应用强镇痛药以缓解疼痛，并随即采用硝酸甘油或硝酸异山梨酯静脉滴注，硝酸甘油的剂量从 5 μg/min 开始，以后每 5~10 分钟增加 5 μg/min，直至症状缓解或收缩压降低 1.3 kPa（10 mmHg），最高剂量一般不超过 80~100 μg/min，一旦患者出现头痛或血压降低 ［SBP<12.0 kPa（90 mmHg）］ 应迅速减少静脉滴注的剂量。维持静脉滴注的剂量以 10~30 μg/min 为宜。对于中危组和高危组的患者，硝酸甘油持续静脉滴注 24~48 小时即可，以免产生耐药性而降低疗效。

常用口服硝酸酯类药物：心绞痛缓解后可改为硝酸酯类口服药物。常用药物有硝酸异山梨酯（消心痛）和 5-单硝酸异山梨酯。硝酸异山梨酯作用的持续时间为 4~5 小时，故以每日 3~4 次口服为妥，对劳力型心绞痛患者应集中在白天给药。5-单硝酸异山梨酯可采用每日 2 次给药。若白天和夜间或清晨均有心绞痛发作者，硝酸异山梨酯可每 6 小时给药 1 次，但宜短期治疗以避免耐药性。对于频繁发作的不稳定型心绞痛患者口服硝酸异山梨酯短效药物的疗效常优于服用 5-单硝类的长效药物。硝酸异山梨酯的使用剂量可以从每次 10 mg 开始，当症状控制不满意时可逐渐加大剂量，一般不超过每次 40 mg，只要患者心绞痛发作时口含硝酸甘油有效，即是增加硝酸异山梨酯剂量的指征，若患者反复口含硝酸甘油不能缓解症状，常提示患者有极为严重的冠状动脉阻塞病变，此时即使加大硝酸异山梨酯剂量也不一定能取得良好效果。

（2）β 受体阻滞药：通过减慢心率、降低血压和抑制心肌收缩力而降低心肌耗氧量，从而缓解心绞痛症状，对改善近、远期预后有益。

对不稳定型心绞痛患者控制心绞痛症状以及改善其近、远期预后均有好处，除有禁忌证外，主张常规服用。首选具有心脏选择性的药物，如阿替洛尔、美托洛尔和比索洛尔等。除少数症状严重者可采用静脉推注 β 受体阻滞药外，一般主张直接口服给药。剂量应个体化，根据症状、心率及血压情况调整剂量。阿替洛尔常用剂量为 12.5~25 mg，每日 2 次；美托洛尔常用剂量为 25~50 mg，每日 2~3 次；比索洛尔常用剂量为 5~10 mg，每日 1 次，不伴有劳力型心绞痛的变异性心绞痛不主张使用。

（3）钙通道阻滞药：通过扩张外周血管和解除冠状动脉痉挛而缓解心绞痛，也能改善心室舒张功能和心室顺应性。非二氢吡啶类有减慢心率和减慢房室传导作用。常用药物有两类。①二氢吡啶类钙通道阻滞药：硝苯地平对缓解冠状动脉痉挛有独到的效果，故为变异性心绞痛的首选用药，一般剂量为 10~20 mg，每 6 小时 1 次，若仍不能有效控制变异性心绞痛的发作还可与地尔硫䓬合用，以产生更强的解除冠状动脉痉挛的作用，当病情稳定后可改为缓释和控释制剂。对并发高血压病者，应与 β 受体阻滞药合用。②非二氢吡啶类钙通道阻滞药：地尔硫䓬有减慢心率、降低心肌收缩力的作用，故较硝苯地平更常用于控制心绞痛发作。一般使用剂量为 30~60 mg，每日 3~4 次。该药可与硝酸酯类合用，也可与 β 受体阻滞药合用，但与后者合用时需密切注意心率和心功能变化。

如心绞痛反复发作，静脉滴注硝酸甘油不能控制时，可试用地尔硫䓬短期静脉滴注，使用方法为 5~15 μg/（kg·min），可持续静滴 24~48 小时，在静滴过程中需密切观察心率、血压的变化，如静息心率低于 50 次/分，应减少剂量或停用。

钙通道阻滞药用于控制下列患者的进行性缺血或复发性缺血症状：①已经使用足量硝酸酯类和 β 受体阻滞药的患者；②不能耐受硝酸酯类和 β 受体阻滞药的患者；③变异性心绞痛的患者。因此，对于严重不稳定型心绞痛患者常需联合应用硝酸酯类、β 受体阻滞药和钙通道阻滞药。

2. 抗血小板治疗

阿司匹林为首选药物。急性期剂量应在 150~300 mg/d，可达到快速抑制血小板聚集的作用，3 天后可改为小剂量即 50~150 mg/d 维持治疗，对于存在阿司匹林禁忌证的患者，可采用氯吡格雷替代治疗，使用时应注意经常检查血常规，一旦出现明显白细胞或血小板降低应立即停药。

（1）阿司匹林：阿司匹林对不稳定型心绞痛治疗目的是通过抑制血小板的环氧化酶快速阻断血小板中血栓素 A_2 的形成。因小剂量阿司匹林（50~75 mg）需数天才能发挥作用。故目前主张：①尽早使用，一般应在急诊室服用第一次；②为尽快达到治疗性血药浓度，第一次应采用咀嚼法，促进药物在口腔颊部黏膜吸收；③剂量 300 mg，每日 1 次，5 天后改为 100 mg，每日 1 次，很可能需终身服用。

（2）氯吡格雷：为第二代抗血小板聚集的药物，通过选择性地与血小板表面腺苷酸环化酶偶联的 ADP 受体结合而不可逆地抑制血小板的聚集，且不影响阿司匹林阻滞的环氧化酶通道，与阿司匹林合用可明显增加抗凝效果，对阿司匹林过敏者可单独使用。噻氯匹定的最严重不良反应是中性粒细胞减少，见于连续治疗 2 周以上的患者，易出现血小板减少和出血时间延长，也可引起血栓性血小板减少性紫癜，而氯吡格雷则不明显，目前在临床上已基本取代噻氯匹定。目前对于不稳定型心绞痛患者和接受介入治疗的患者多主张强化血小板治疗，即二联抗血小板治疗，在常规服用阿司匹林的基础上立即给予氯吡格雷治疗至少 1 个月，也可延长至 9 个月。

（3）血小板糖蛋白 Ⅱb/Ⅲa 受体抑制药：为第三代血小板抑制药，主要通过占据血小板表面的糖蛋白 Ⅱb/Ⅲa 受体，抑制纤维蛋白原结合而防止血小板聚集。但其口服制剂疗效及安全性令人失望。静脉制剂主要有阿昔单抗和非抗体复合物替罗非班（tirifiban）、拉米非班（lamifiban）、塞米非班（xemilofiban）、整合表（eptifiban tide）、来达非班（lafradafiban）等，其在注射停止后数小时作用消失。目前临床常用药物有盐酸替罗非班注射液，是一种非肽类的血小板糖蛋白 Ⅱb/Ⅲa 受体的可逆性拮抗药，能有效地阻止纤维蛋白原与血小板表面的糖蛋白 Ⅱb/Ⅲa 受体结合，从而阻断血小板的交联和聚集。盐酸替罗非班对血小板功能抑制的时间与药物的血浆浓度相平行，停药后血小板功能迅速恢复到基线水平。在不稳定型心绞痛患者盐酸替罗非班静脉输注可分两步，在肝素和阿司匹林应用条件下，可先给以负荷量 0.4 μg/（kg·min）（30 分钟），而后以 0.1 μg/（kg·min）维持静脉点滴 48 小时。对于高度血栓倾向的冠脉血管成形术患者盐酸替罗非班两步输注方案为负荷量 10 μg/kg 于 5 分钟内静脉推注，然后以 0.15 μg/（kg·min）维持 16~24 小时。

3. 抗凝血酶治疗

目前临床使用的抗凝药物有普通肝素、低分子肝素和水蛭素，其他人工合成或口服的抗凝药正在研究或临床观察中。

（1）普通肝素：是常用的抗凝药，通过激活抗凝血酶而发挥抗栓作用，静脉滴注肝素会迅速产生抗凝作用，但个体差异较大，故临床需化验部分凝血活酶时间（APTT）。一般将 APTT 延长至 60~90 秒作为治疗窗口。多数学者认为，在 ST 段不抬高的急性冠状动脉综合征，治疗时间为 3~5 天，具体用法为 75 U/kg 体重，静脉滴注维持，使 APTT 在正常的 1.5~2 倍。

（2）低分子肝素：低分子肝素是由普通肝素裂解制成的小分子复合物，分子量在 2 500~7 000。具有以下特点：抗凝血酶作用弱于肝素，但保持了抗因子 Xa 的作用，因而抗因子 Xa 和凝血酶的作用更加均衡；抗凝效果可以预测，不需要检测 APTT；与血浆和组织蛋白的亲和力弱，生物利用度高；皮下注射，给药方便；促进更多的组织因子途径抑制物生成，更好地抑制因子Ⅶ和组织因子复合物，从而增加抗凝效果等。许多研究均表明低分子肝素在不稳定型心绞痛和非 ST 段抬高心肌梗死的治疗中起作用至少等同或优于经静脉应用普通肝素。低分子肝素因生产厂家不同而规格各异，一般推荐量按不同厂家产品以千克体重计算皮下注射，连用一周或更长。

（3）水蛭素：是从药用水蛭唾液中分离出来的第一个直接抗凝血酶制药，通过重组技术合成的是重组水蛭素。重组水蛭素理论上优点有无须通过 AT-Ⅲ 激活凝血酶；不被血浆蛋白中和；能抑制凝血块黏附的凝血酶；对某一剂量有相对稳定的 APTT，但主要经肾脏排泄，在肾功能不全者可导致不可预料的蓄积。多数试验证实水蛭素能有效降低死亡与非致死性心肌梗死的发生率，但出血危险有所增加。

（4）抗血栓治疗的联合应用：①阿司匹林+ADP 受体拮抗药，阿司匹林与 ADP 受体拮抗药的抗血小板作用机制不同，一般认为，联合应用可以提高疗效；CURE 试验表明，与单用阿司匹林相比，氯吡格雷联合使用阿司匹林可使死亡和非致死性心肌梗死降低 20%，减少冠状动脉重建需要和心绞痛复发；②阿司匹林加肝素，RISC 试验结果表明，男性非 ST 段抬高心肌梗死患者使用阿司匹林明显降低死亡或心肌梗死的危险，单独使用肝素没有受益，阿司匹林加普通肝素联合治疗的最初 5 天事件发生率最低；目前资料显示，普通肝素或低分子肝素与阿司匹林联合使用疗效优于单用阿司匹林；阿司匹林加低分子肝素等同于甚至可能优于阿司匹林加普通肝素；③肝素加血小板 GPⅡb/Ⅲa 抑制药，PUR-SUTT 试验结果显示，与单独应用血小板 GPⅡb/Ⅲa 抑制药相比，未联合使用肝素的患者事件发生率较高；目前多主张联合应用肝素与血小板 GPⅡb/Ⅲa 抑制药，由于两者连用可延长 APTT，肝素剂量应小于推荐剂量；④阿司匹林加肝素加血小板 GPⅡb/Ⅲa 抑制药，目前，并发急性缺血的非 ST 段抬高心肌梗死的高危患者，主张三联抗血栓治疗，是目前最有效的抗血栓治疗方案。持续性或伴有其他高危特征的胸痛患者及准备做早期介入治疗的患者，应给予该方案。

4. 调脂治疗

血脂增高的干预治疗除调整饮食、控制体重、体育锻炼、控制精神紧张、戒烟、控制糖尿病等非药物干预手段外，调脂药物治疗是最重要的环节。近代治疗急性冠脉综合征的最大进展之一就是 3-羟基-3 甲基戊二酰辅酶 A（HMGCoA）还原酶抑制药（他汀类）药物的开发和应用，该类药物除降低总胆固醇（TC）、低密度脂蛋白胆固醇（LDL-C）、三酰甘油（TG）和升高高密度脂蛋白胆固醇（HDL-C）外，还有缩小斑块内脂质核、加固斑块纤维帽、改善内皮细胞功能、减少斑块炎性细胞数目、防止斑块破裂等作用，从而减少冠脉事件。另外还能通过改善内皮功能减弱凝血倾向，防止血栓形成，防止脂蛋白氧化，起到抗动脉粥样硬化和抗血栓作用。随着长期大样本的试验结果出现，已经显示他汀类强化降脂治疗和 PTCA 加常规治疗可同样安全有效地减少缺血事件。所有他汀类药物均有相同的不良反应，即胃肠道功能紊乱、肌痛及肝损害，儿童、孕妇及哺乳期妇女不宜应用。常见他汀类调脂药物见表 5-4。

表 5-4　临床常见他汀类药物剂量

药物	常用剂量/mg	用法
阿托伐他汀（立普妥）	10~80	每天 1 次，口服
辛伐他汀（舒将之）	10~80	每天 1 次，口服
洛伐他汀（美将之）	20~80	每天 1 次，口服
普伐他汀（普拉固）	20~40	每天 1 次，口服
氟伐他汀（来适可）	40~80	每天 1 次，口服

5. 溶血栓治疗

国际多中心大样本的临床试验（TIMI ⅢB）业已证明采用 AMI 的溶栓方法治疗不稳定型心绞痛反而有增加 AMI 发生率的倾向，故已不主张采用。至于小剂量尿激酶与充分抗血小板和抗凝血酶治疗相结合是否对不稳定型心绞痛有益，仍有待临床进一步研究。

6. 不稳定型心绞痛出院后的治疗

不稳定型心绞痛患者出院后仍需定期门诊随诊。低危组的患者 1~2 个月随访 1 次，中危组、高危组的患者无论是否行介入性治疗都应 1 个月随访 1 次，如果病情无变化，随访半年即可。

UA 患者出院后仍需继续服阿司匹林、β 受体阻滞药。阿司匹林宜采用小剂量，每日 50~150 mg 即可，β 受体阻滞药宜逐渐增量至最大可耐受剂量。在冠心病的二级预防中阿司匹林和降胆固醇治疗是最重要的。降低胆固醇的治疗应参照国内降血脂治疗的建议，即血清胆固醇>4.68 mmol/L（180 mg/dL）或低密度脂蛋白胆固醇>2.60 mmol/L（100 mg/dL）均应服他汀类降胆固醇药物，并达到有效治疗的目标。血浆三酰甘油>2.26 mmol/L（200 mg/dL）的冠心病患者一般也需要服降低三酰甘油的药物。其他二级预防的措施包括向患者宣教戒烟、治疗高血压和糖尿病、控制危险因素、改变不良的生活方式、合理安排膳食、适度增加活动量、减少体重等。

八、影响不稳定型心绞痛预后的因素

1. 左心室功能

为最强的独立危险因素，左心室功能越差，预后越差，因为这些患者的心脏很难耐受进一步的缺血或梗死。

2. 冠状动脉病变的部位和范围

左主干病变和右冠开口病变最具危险性，三支冠脉病变的危险性大于双支或单支者，前降支病变危险大于右冠或回旋支病变，近段病变危险性大于远端病变。

3. 年龄

是一个独立的危险因素，主要与老年人的心脏储备功能下降和其他重要器官功能降低有关。

4. 并发其他器质性疾病或危险因素

不稳定型心绞痛患者如并发肾功能衰竭、慢性阻塞性肺疾患、糖尿病、高血压、高脂血症、脑血管病以及恶性肿瘤等，均可影响不稳定型心绞痛患者的预后。其中肾状态还明显与PCI术预后有关。

（贾高鹏）

第二节 急性心肌梗死

心肌梗死指由于长时间缺血导致心肌细胞死亡，临床上多表现为剧烈而持久的胸骨后疼痛，伴有血清心肌损伤标志物增高及进行性心电图变化，属于急性冠状动脉综合征（acute coronary syndrome，ACS）的严重类型。基本病因是冠状动脉粥样硬化及其血栓形成，造成一支或多支血管管腔狭窄、闭塞，持久的急性缺血达30分钟以上，即可发生心肌梗死。根据心电图ST段的改变，可分为ST段抬高型心肌梗死（STEMI）和非ST段抬高型心肌梗死（NSTEMI），本节主要讨论STEMI。

一、临床表现

与心肌梗死的范围、部位、侧支循环情况密切相关。

1. 症状

（1）先兆：患者多无明确先兆，部分患者在发病前数日有乏力，胸部不适，活动时心悸、气急、烦躁、心绞痛等前驱症状，其中以新发生心绞痛（初发型心绞痛）或原有心绞痛加重（恶化型心绞痛）最为突出。

（2）疼痛。

1）是最主要、最先出现的症状，多发生于清晨，疼痛部位和性质与心绞痛相同，但程度更重，持续时间较长，可达数小时或更长，休息和含用硝酸甘油片多不能缓解。诱因多不明显，且常发生于安静时。

2）部分患者疼痛位于上腹部，被误认为胃穿孔、急性胰腺炎等急腹症；部分患者疼痛放射至下颌、颈部、背部上方，被误认为骨关节痛。

3）少数患者无疼痛，一开始即表现为休克或急性心力衰竭。

（3）全身症状：除疼痛外，患者常出现烦躁不安、出汗、恐惧，胸闷或有濒死感。少部分患者在疼痛发生后24~48小时出现发热、心动过速、白细胞增高和红细胞沉降率（ESR）增快等，体温一般≤38 ℃，持续约1周。

（4）胃肠道症状：疼痛剧烈时常伴有频繁的恶心、呕吐和上腹胀痛，下壁心肌梗死时更为常见，与迷走神经受坏死心肌刺激和心排血量降低、组织灌注不足等有关。肠胀气也不少见，重症者可发生呃逆。

（5）心律失常：见于75%~95%的患者，多发生在起病1~2天，以24小时内最多见。可出现各种心律失常，如室性心律失常（期前收缩、室速、室颤）、传导阻滞（房室传导阻滞和束支传导阻滞）。

（6）低血压和休克：疼痛期常见血压下降，未必是休克。休克多在起病后数小时至数日内发生，见于约20%的患者，主要是心源性，表现为疼痛缓解而收缩压仍低于80 mmHg，有烦躁不安、面色苍白、皮肤湿冷、脉细而快、大汗淋漓、尿量减少（<20 mL/h）、反应迟钝，甚至晕厥。

（7）心力衰竭：主要是急性左侧心力衰竭，可在起病最初几天内发生，或在疼痛、休克好转阶段出现，发生率为32%~48%。出现呼吸困难、咳嗽、发绀、烦躁等症状，严重者可发生肺水肿。右心室梗死者可一开始即出现右侧心力衰竭表现，有颈静脉怒张、肝肿大、水肿等右心衰竭表现伴血压下降。

2. 体征

（1）心脏体征：①心脏浊音界可正常也可轻度至中度增大；②心率多增快，少数也可减慢、不齐；③心尖区第一心音减弱，可出现第四心音（心房性）奔马律，少数有第三心音（心室性）奔马律；④10%~20%患者在起病第2~3天出现心包摩擦音，为反应性纤维性心包炎所致，常提示透壁性心肌梗死；⑤心尖区可出现粗糙的收缩期杂音或伴收缩中晚期喀喇音，为二尖瓣乳头肌功能失调或断裂所致。

（2）血压：除极早期血压可增高外，几乎所有患者都有血压降低。起病前有高血压者，血压可降至正常，且可能不再恢复到起病前的水平。

（3）其他：可有与心律失常、休克或心力衰竭相关的其他体征。

二、辅助检查

1. 心电图

（1）特征性改变。STEMI 心电图表现特点为：①ST 段抬高，多呈弓背向上型；②宽而深的 Q 波（病理性 Q 波），在面向透壁心肌坏死区的导联上出现；③T 波倒置，在面向损伤区周围心肌缺血区的导联上出现，在背向心肌梗死（MI）区的导联则出现相反的改变，即 R 波增高、ST 段压低和 T 波直立并增高。

（2）动态性演变：高大两肢不对称的 T 波（数小时）→ST 段明显抬高，可与直立 T 波形成单相曲线→R 波减低，Q 波出现（数小时至数天）→抬高 ST 段回落、T 波平坦或倒置。

（3）定位和定范围：STEMI 的定位和定范围可根据出现特征性改变的导联数来判断。

2. 超声心动图

二维和 M 型超声心动图也有助于了解心室壁的运动和左心室功能，诊断室壁瘤和乳头肌功能失调、室间隔穿孔、心脏破裂等。

3. 实验室检查

（1）起病24~48小时后白细胞可增至（10~20）×10⁹/L，中性粒细胞增多，嗜酸性粒细胞减少或消失；ESR 增快；C 反应蛋白（CRP）增高均可持续1~3周。起病数小时至2日血中游离脂肪酸增高。

（2）血心肌坏死标志物动态变化：目前推荐使用的心肌损伤标志物包括肌钙蛋白 I 或 T（cTnI/cTnT）、肌红蛋白（Mb）和肌酸磷酸激酶同工酶（CK-MB），其升高水平和时间特点见表5-5。

肌红蛋白（Mb）对早期诊断的初筛有较高价值，但确诊有赖于 cTnI/cTnT 或 CK-MB。Mb 和 CK-MB 对再梗死的诊断价值较大。梗死时间较长者，cTnI/cTnT 检测是唯一的有价值的检查。

表 5-5 STEMI 时心肌损伤标志物变化

升高时间	血清心肌损伤标志物			
	肌红蛋白（MB）	肌钙蛋白		CK-MB
		cTnT	cTnI	
开始升高时间/h	1~2	2~4	2~4	6
峰值时间/h	4~8	10~24	10~24	18~24
持续时间/d	0.5~1.0	5~14	5~10	2~4

注 cTnT，心脏肌钙蛋白 T；cTnI，心脏肌钙蛋白 I；CK-MB，肌酸磷酸激酶同工酶。

三、诊断和鉴别诊断

1. 诊断标准

根据"心肌梗死全球统一定义"，存在下列任何一项时，可以诊断心肌梗死。

（1）心肌标志物（最好是肌钙蛋白）增高≥正常上限 2 倍或增高后降低，并有以下至少一项心肌缺血的证据：①心肌缺血临床症状；②心电图出现新的心肌缺血变化，即新的 ST 段改变或左束支传导阻滞；③心电图出现病理性 Q 波；④影像学证据显示新的心肌活力丧失或区域性室壁运动异常。

（2）突发、未预料的心脏性死亡，涉及心脏停搏，常伴有提示心肌缺血的症状、推测为新的 ST 段抬高或左束支传导阻滞、冠状动脉造影或尸体检验显示有新鲜血栓的证据，死亡发生在可取得血标本之前，或心脏生物标志物在血中升高之前。

（3）在基线肌钙蛋白正常，接受经皮冠状动脉介入术（PCI）的患者肌钙蛋白超过正常上限的 3 倍，定为 PCI 相关的心肌梗死。

（4）基线肌钙蛋白值正常，行冠状动脉旁路移植术（CABG）患者，肌钙蛋白升高超过正常上限的 5 倍并发生新的病理性 Q 波或新的左束支传导阻滞，或有冠状动脉造影或其他心肌活力丧失的影像学证据，定义为与 CABG 相关的心肌梗死。

（5）有 AMI 的病理学发现。

2. 鉴别诊断

临床发作胸痛，结合心电图和心肌损伤标志物，鉴别诊断并不困难。不要为了鉴别而耽搁急诊再灌注治疗的时间。

四、并发症

1. 乳头肌功能失调或断裂

二尖瓣乳头肌因缺血、坏死出现收缩功能障碍，二尖瓣关闭不全，心尖区出现收缩中晚期喀喇音和吹风样收缩期杂音，第一心音减弱，多伴心力衰竭。严重者，可迅速发生肺水肿，在数日内死亡。

2. 心脏破裂

少见，多在起病 1 周内出现。心室游离壁破裂则造成心包积血、急性心脏压塞而猝死。室间隔破裂造成穿孔可在胸骨左缘第 3~4 肋间出现收缩期杂音，可引起心力衰竭和休克，死亡率高。

3. 心室壁瘤

又称室壁瘤，主要见于左心室，发生率为 5%~20%。体格检查可见左侧心界扩大，心脏搏动范围较广，可有收缩期杂音。瘤内发生附壁血栓时，心音减弱。心电图 ST 段持续抬高。X 线透视、摄片、超声心动图、放射性核素心脏血池显像以及左心室造影可见局部心缘突出、搏动减弱或有反常搏动。

其他并发症如栓塞、心肌梗死后综合征等发生率较低，临床意义不大。

五、治疗

对于 STEMI 患者，治疗原则是尽快恢复心肌的血液灌注，以挽救濒死的心肌，防止梗死扩大，保护心功能。

1. 监护和一般治疗

（1）休息：急性期须住院，卧床休息。

（2）心电、血压监护。

（3）吸氧：对有呼吸困难和血氧饱和度降低者，最初几日间断或持续通过鼻导管面罩吸氧。

（4）护理：建立静脉通道，保持给药途径畅通。急性期 12 小时卧床休息，若无并发症，24 小时内应鼓励患者在床上进行肢体活动，若无低血压，第 3 天就可在病房内走动；梗死后第 4~5 天，逐步增加活动直至每天 3 次步行 100~150 m。

（5）解除疼痛：除舌下含服或静脉点滴硝酸甘油外，可以使用吗啡等镇痛药缓解疼痛。

2. 抗栓治疗

（1）抗血小板治疗：抗血小板治疗已成为急性 STEMI 常规治疗。

1）阿司匹林：首次 300 mg 嚼服，以后 100 mg/d 口服。

2）氯吡格雷：负荷量，急诊 PCI 前首次 300~600 mg 顿服，静脉溶栓前 150 mg（≤75 岁）或 75 mg（>75 岁）；常规应用剂量，75 mg/d 口服。也可用替格瑞洛、普拉格雷替代。

3）替罗非班：属于静脉注射用 GPⅡb/Ⅲa 受体拮抗剂。主要用于：①高危；②拟转运进行经皮冠状动脉介入治疗（PCI）；③出血风险低（Crusade 评分<30 分）；④造影显示大量血栓；⑤PCI 术中出现慢血流或无复流。

起始推注剂量为 10 μg/kg，在 3 分钟内推注完毕，而后以 0.15 μg/（kg·min）的速率维持滴注，持续 36~48 小时。

（2）抗凝治疗：凝血酶是使纤维蛋白原转变为纤维蛋白最终形成血栓的关键环节，因此抑制凝血酶至关重要。所有 STEMI 患者急性期均进行抗凝治疗。非介入治疗患者，抗凝治疗要达到 8 天或至出院前；行急诊介入治疗的患者，抗凝治疗可在介入术后停用或根据患者情况适当延长抗凝时间。

1）普通肝素。①溶栓治疗，可先静脉注射肝素 60 U/kg（最大量 4 000 U），继以 12 U/（kg·h）（最大 1 000 U/kg），使 APTT 值维持在对照值 1.5~2.0 倍（为 50~70 秒），至少应用 48 小时。尿激酶和链激酶均为非选择性溶栓剂，可在溶栓后 6 小时开始测定 APTT 或活化凝血时间（ACT），待其恢复到对照时间 2 倍以内时开始给予皮下肝素治疗。②直接 PCI，与 GPⅡb/Ⅲa 受体拮抗剂合用者，肝素剂量应为 50~70 U/kg，使 ACT>200 秒；未使用 GPⅡb/Ⅲa 受体拮抗剂者，肝素剂量应为 60~100 U/kg，使 ACT 达到 250~350 秒。③对于因就诊晚、已失去溶栓治疗机会、临床未显示有自发再通情况，静脉滴注肝素治疗是否有利并无充分证据。

使用肝素期间应监测血小板计数，及时发现肝素诱导的血小板减少症。

2）低分子肝素。使用方便，不需监测凝血时间，有条件尽量替代普通肝素。

3）磺达肝癸钠。是间接Xa因子抑制剂，接受溶栓或未行再灌注治疗的患者，磺达肝癸钠有利于降低死亡和再梗死。而不增加出血并发症。无严重肾功能不全的患者，初始静脉注射 2.5 mg，以后每天皮下注射 2.5 mg，最长 8 天。在用于直接 PCI 时，应与普通肝素联合应用，以减少导管内血栓的风险。

4）比伐卢定：在直接 PCI 时，可以使用比伐卢定。先静脉推注 0.75 mg/min，再静脉滴注 1.75 mg/（kg·min），不需监测 ACT，操作结束时停止使用。不需要同时使用替罗非班，降低出血发生率。

3. 再灌注疗法

起病 3~6 小时，最多在 12 小时内使用再灌注疗法，使闭塞的冠状动脉再通，心肌得到再灌注，濒临坏死的心肌可能得以存活或使坏死范围缩小，减轻梗死后心肌重塑，改善预后，是一种积极的治疗措施。

（1）介入治疗（PCI）。

1）直接 PCI。直接 PCI 适应证包括：①症状发作<12 小时的 STEMI 或伴有新出现的左束支传导阻滞；②在发病 36 小时内发生心源性休克，或休克发生 18 小时以内者；③如果患者在发病 12~24 小时内具备以下 1 个或多个条件时可行直接 PCI 治疗。a. 严重心力衰竭；b. 血流动力学或心电不稳定；c. 持续缺血的证据。

2）转运 PCI：高危 STEMI 患者就诊于无直接 PCI 条件的医院，尤其是有溶栓禁忌证或虽无溶栓禁忌证但已发病>3 小时的患者，可在抗栓（抗血小板，如口服阿司匹林、氯吡格雷或肝素抗凝）治疗同时，尽快转运患者至有条件实施急诊 PCI 的医院进行治疗。

3）溶栓后紧急 PCI：接受溶栓治疗的患者无论临床判断是否再通，都应进行冠状动脉造影检查及可能的 PCI 治疗。①溶栓未再通者，尽早实施冠状动脉造影。②溶栓再通者，溶栓后 3~24 小时行冠状动脉造影检查。

（2）溶栓治疗：无条件施行介入治疗或因转送患者到可施行介入治疗的单位超过 3 小时，如无禁忌证应在接诊患者后 30 分钟内对患者实施静脉溶栓治疗。

1）适应证：①发病 12 小时以内 STEMI 患者，无溶栓禁忌证，不具备急诊 PCI 治疗条件，转诊行 PCI 的时间>3 小时；②对发病 12~24 小时仍有进行性缺血性疼痛和至少 2 个胸导联或肢体导联 ST 段抬高>0.1 mV 的患者，若无急诊 PCI 条件，在经过选择的患者也可进行溶栓治疗；③对再梗死患者，如果不能立即（症状发作后 60 分钟内）进行冠状动脉造影和 PCI，可给予溶栓治疗。

2）禁忌证：①既往任何时间有脑出血病史；②脑血管结构异常（如动静脉畸形）；③颅内恶性肿瘤（原发或转移）；④6 个月内缺血性卒中或短暂性脑缺血史（不包括 3 小时内的缺血性卒中）；⑤可疑主动脉夹层；⑥活动性出血或者出血体质（不包括月经来潮）；⑦3 个月内的严重头部闭合性创伤或面部创伤；⑧慢性、严重、没有得到良好控制的高血压或目前血压严重控制不良（收缩压≥180 mmHg 或者舒张压≥110 mmHg）；⑨痴呆或已知的其他颅内病变；⑩创伤（3 周内）或者持续>10 分钟的心肺复苏，或者 3 周内进行过大手术；⑪近期（4周内）内脏出血；⑫近期（2周内）不能压迫止血部位的大血管穿刺；⑬感染性心内膜炎；⑭5天至2年内曾应用过链激酶，或者既往有此类药物过敏史（不能重复使用链激酶）；⑮妊娠；⑯活动性消化性溃疡；⑰目前正在应用口服抗凝治疗［国际标准化比值（INR）水平越高，出血风险越大］。

3）溶栓药物的选择：以纤维蛋白溶酶原激活剂激活血栓中纤维蛋白溶酶原，使其转变为纤维蛋白溶酶而溶解冠状动脉内的血栓。国内常用：①尿激酶（UK），30分钟内静脉滴注（150~200）万单位；②链激酶（SK）或重组链激酶（rSK），以150万单位静脉滴注，在60分钟内滴完，用链激酶时，应注意寒战、发热等过敏反应；③重组组织型纤维蛋白溶酶原激活剂（rt-PA），100 mg在90分钟内静脉给予，先静脉注入15 mg，继而30分钟内静脉滴注50 mg，其后60分钟内再滴注35 mg。用rt-PA前先用肝素5 000 U静脉注射，用药后继续以肝素每小时700~1 000 U持续静脉滴注共48小时，以后改为皮下注射7 500 U每12小时一次，连用3~5天（也可用低分子量肝素）。

4）溶栓成功的判断。可以根据冠状动脉造影直接判断，或根据：①心电图抬高最为明显的导联的ST段于2小时内回降>50%；②胸痛2小时内基本消失；③2小时内出现再灌注性心律失常；④血清CK-MB酶峰值提前出现（14小时内）等间接判断溶栓是否成功。

六、二级预防、康复治疗与随访

STEMI患者出院后，应继续进行科学合理的二级预防，以降低心肌梗死复发、心力衰竭以及心脏性死亡等主要不良心血管事件的危险性，并改善患者生活质量。

1. 加强宣教，促使患者改善生活方式

（1）戒烟。

（2）适当运动：病情稳定的患者建议每天进行30~60分钟的有氧运动，以不觉劳累为原则。有心功能不全者，活动量宜小。

（3）控制体重。

（4）清淡饮食，可少量饮酒。

（5）保持乐观心情。

2. 坚持药物治疗

（1）抗血小板药物：若无禁忌证，所有STEMI患者出院后均应长期服用阿司匹林（75~150 mg/d）治疗。因存在禁忌证而不能应用阿司匹林者，可用氯吡格雷（75 mg/d）替代。如接受了PCI治疗，则同时服用阿司匹林+氯吡格雷至少一年，以后阿司匹林长期服用。

（2）ACEI和ARB类药物：若无禁忌证，所有伴有心力衰竭（LVEF<45%）、高血压、糖尿病或慢性肾病的STEMI患者均应长期服用ACEI。具有适应证但不能耐受ACEI治疗者，可应用ARB类药物。

（3）β受体阻滞药：若无禁忌证，所有STEMI患者均应长期服用β受体阻滞药治疗，并根据患者耐受情况确定个体化的治疗剂量。

（4）醛固酮受体拮抗剂（螺内酯）：无明显肾功能能损害和高血钾的心肌梗死后患者，经过有效剂量的ACEI与β受体阻滞药治疗后其LVEF<40%者，可考虑应用螺内酯治疗，但须密切观察高钾血症等不良反应。

3. 控制心血管危险因素

（1）控制血压：STEMI 患者出院后应继续进行有效的血压管理。对于一般患者，应将其血压控制于<140/90 mmHg，合并慢性肾病者应将血压控制于<130/80 mmHg。

（2）调脂治疗（同稳定型心绞痛调脂治疗）。

（3）血糖管理：对所有 STEMI 患者均应常规筛查其有无糖尿病。对于确诊糖尿病的患者，应将其糖化血红蛋白（HbA1c）控制在 7%以下；若患者一般健康状况较差、糖尿病病史较长、年龄较大时，宜将 HbA1c 控制于 7%~8%。

（任家孚）

第三节　慢性稳定型心绞痛

一、概述

慢性稳定型心绞痛是指心绞痛反复发作的临床表现持续在两个月以上，且心绞痛发作性质（如诱因、持续时间、缓解方式等）基本稳定，是因某种因素引起冠状动脉供血不足，发生急剧的暂时的心肌缺血、缺氧，引起阵发性、持续时间短暂、休息或应用硝酸酯制剂后可缓解的以心前区疼痛为主要临床表现的综合征。本病多见于 40 岁以上的男性，劳累、情绪因素、高血压、吸烟、寒冷、饱餐等为常见诱因。

二、诊断

（一）冠心病危险因素

年龄因素（男性>45 岁、女性>55 岁），高血压、血脂异常、糖尿病，吸烟，冠心病家族史，其他如超重、活动减少、心理社会因素等。

（二）典型的心绞痛症状

劳累后胸骨后压榨样闷痛，休息或舌下含服硝酸甘油可以缓解。患者多有典型的胸痛病史，该病根据典型的病史即可做出明确诊断，因此认真采集病史对诊断和处理心绞痛是必需的。慢性稳定型心绞痛典型发作时的诱因、部位、性质、持续时间及缓解方式如下。

1. 诱因

劳力型心绞痛发作常由体力活动引起，寒冷、精神紧张、饱餐等也可诱发。

2. 部位

大多数心绞痛位于胸骨后中、上 1/3 段，可波及心前区，向左肩、左上肢尺侧、下颌放射，也可向上腹部放射。少数患者以放射部位为主要不适部位。

3. 性质

心绞痛是一种钝痛，为压迫、憋闷、堵塞、紧缩等不适感，重者可伴出汗、濒死感。

4. 持续时间

较短暂，一般 3~5 分钟，不超过 15 分钟。可在数天或数星期发作 1 次，也可一日内多次发作。

5. 缓解方式

体力活动时发生的心绞痛如停止活动，休息数分钟即可缓解。舌下含服硝酸甘油后 1~3 分钟也可使心绞痛缓解。服硝酸甘油 5~10 分钟后症状不缓解，提示可能为非心绞痛或有严重心肌缺血。

（三）常规检查提示心肌缺血

1. 静息心电图

对于慢性稳定型心绞痛患者必须行静息心电图检查。尽管心电图对缺血性心脏病诊断的敏感性低，约 50% 以上的慢性稳定型心绞痛患者心电图结果正常，但心电图仍可以提供有价值的诊断性信息：例如可见 ST-T 改变、病理 Q 波、传导阻滞及各种心律失常。特别是心绞痛发作时的 ST-T 动态改变：心绞痛时 ST 段水平形或下斜形压低，部分心绞痛发作时仅表现为 T 波倒置，而发作结束后 ST-T 改变明显减轻或恢复，即可做出明确诊断。值得注意的是部分患者原有 T 波倒置，心绞痛发作时 T 波可变为直立（为正常化）。

2. 运动心电图

单用运动试验诊断冠心病敏感性较低（约 75%）。在低发缺血性心脏病的人群中，假阳性率很高，尤其是无症状者。在年轻人和女性患者中假阳性率的发生率更高。运动试验有两个主要用途：①缺血性心脏病的诊断和预后的判断，如果使用得当，运动试验是可靠的、操作方便的危险分层方法；②对鉴别高危患者和即将行介入手术的患者特别有用。但在临床上应注意其适应证，以免出现危险。

3. 负荷心肌灌注显像

负荷心肌灌注显像是较运动试验更准确的诊断缺血性心脏病的方法，可显示缺血心肌的范围和部位，其敏感性和特异性较运动试验高。但对运动试验已经诊断明确的高危者，负荷心肌灌注显像并不能提供更多的信息。对怀疑运动试验假阳性或假阴性而静息心电图异常的患者有诊断价值。对考虑行冠状动脉介入治疗的多支血管病变患者，负荷心肌灌注显像有助于确定哪支血管为罪犯血管。对左心室功能障碍的患者，负荷心肌灌注显像可鉴别冬眠心肌，从而通过冠状动脉介入治疗获益。负荷心肌灌注显像的缺血范围与预后成正比。

4. 静息和负荷超声心动图

静息和运动时的左心室功能障碍预示患者预后不良。和负荷心肌灌注显像一样，负荷超声心动图是确诊缺血性心脏病特异性和敏感性较高的方法。负荷超声心动图有助于判断冬眠心肌所致的心功能障碍，而冬眠心肌功能可通过冠状动脉介入术得到改善。

（四）多层螺旋 CT

近年来应用多层螺旋 CT 增强扫描无创地显示冠状动脉的解剖已逐渐成熟（后简称冠脉CT），目前常用的 64~256 层 CT 其对冠心病的诊断价值已得到国内外医学界的普遍认可。虽然冠状动脉导管造影（后简称冠脉造影）目前仍是诊断冠心病的金标准，但在下列方面有其明显不足。

（1）因临床症状和心电图改变而进行的冠脉造影阳性率不足 50%（冠状动脉无明显狭窄或闭塞），有些医院甚至不足 20%。

（2）不少患者心存畏惧，不愿住院接受有创的造影，且费用较高。虽然部分患者能够一次完成诊断和治疗的过程，但结果不佳。

（3）冠状动脉造影不能显示危险的类脂斑块，不能提出预警。这种斑块容易破裂，造成猝死（发病后1小时甚至几分钟内死亡），几乎无抢救机会。患者生前从无相关症状，出现的第1个"症状"就是猝死。

冠脉CT目前虽还不能完全代替冠脉造影。但冠脉CT能可靠地显示冠状动脉壁上的类脂斑块，及时应用调脂药可有效地将其消除，从而大大减少或防止心脏性猝死的危险。冠脉CT还能无创地对冠状动脉支架或搭桥手术后的患者进行复查，相当准确地了解有无再狭窄或闭塞。

冠状动脉重度钙化时判断狭窄程度、对于心律失常患者如何获得好的图像以及辐射剂量较大是目前冠脉CT的最大不足。有资料显示，对120例患者的统计，冠状动脉正常或仅有1~2处病变的70例患者，冠脉CT对狭窄位置和程度诊断符合率可达99.2%，仅0.8%的患者对狭窄程度的诊断不够准确。但对多发病变（冠状动脉明显狭窄达5处以上），诊断的准确率仅88.4%，11.6%的病变对狭窄程度的诊断不够准确或严重的钙化导致难以诊断。此类患者多有重度的冠脉钙化，临床上也有典型的症状或心肌梗死的病史。

冠脉CT的技术还在迅速发展，机型几乎年年出新。最新机型使检查过程简化，适应证增宽（无须控制心率），屏气扫描时间缩短至1~4秒，射线剂量和对比剂用量均远低于冠脉造影，在不断提高图像质量。

（五）冠状动脉造影术

冠状动脉造影是目前诊断冠心病的最可靠方法。适应证为：①临床及无创性检查不能明确诊断者；②临床及无创性检查提示有严重冠心病，进行冠状动脉造影，以选择做血运重建术，改善预后；③心绞痛内科治疗无效者；④需考虑做介入性手术者。尤其近年来多数患者采用经桡动脉途径，避免了患者术后必须卧床的需要，大大减轻了患者的痛苦。

（六）鉴别诊断

慢性稳定型心绞痛要与以下疾病相鉴别：①急性冠脉综合征；②其他疾病引起的心绞痛，如严重的主动脉瓣狭窄或关闭不全、风湿性冠状动脉炎、梅毒性主动脉炎、肥厚型心肌病、心肌桥病变等均可引起心绞痛；③肋间神经痛和肋软骨炎；④心脏神经症；⑤不典型疼痛还需与反流性食管炎等食管疾病、膈疝、消化性溃疡、肠道疾病、颈椎病等相鉴别。

三、治疗

（一）治疗目标与措施

稳定型心绞痛治疗主要有2个目标：①预防心肌梗死的发生和延长寿命；②缓解心绞痛症状及减少发作频率以改善生活质量。第一个目标是最终目标。如果有数种策略可供选择，且都能够达到缓解心绞痛的效果，那么能否有效预防死亡将是其选择的主要依据。

对慢性稳定型心绞痛的治疗措施选择包括减少心血管病危险因素的生活方式改变，药物治疗以及血运重建3个方面。临床医师应根据患者个体情况的差异和伴随疾病的不同，而选择不同的治疗方案。

（二）改变生活方式

生活方式的改变是慢性稳定型心绞痛治疗的重要手段，因为它可以改善症状和预后，并且相对较经济，应该鼓励每个患者持之以恒。

1. 戒烟

吸烟是导致冠心病的主要危险因素，有研究表明，戒烟可使冠心病病死率下降 36%，其作用甚至超过单独应用他汀、阿司匹林的作用。因此，应积极劝诫吸烟患者进行戒烟治疗。

2. 饮食干预

以蔬菜、水果、鱼和家禽作为主要食物。饮食干预是调脂治疗的有效补充手段，单独低脂饮食就可使血清中的胆固醇成分平均降低 5%。改变饮食习惯（如摄入地中海饮食或鱼油中的高 $\omega-3$ 不饱和脂肪酸）能增加其预防心绞痛的作用。

3. 控制体重

肥胖与心血管事件密切相关。目前还没有干预试验显示体重减轻可以减轻心绞痛的程度，但体重的减轻可以减少心绞痛发作频率，且可能改善预后。现今随着肥胖程度的增加（尤其是腹型肥胖），可出现以肥胖、胰岛素抵抗、脂质紊乱、高血压为特征的代谢综合征，后者可导致心血管事件的增加。目前有新的治疗方法可减少肥胖和代谢综合征，大麻素 1 型受体拮抗药联合低热量饮食，可显著减轻体重和减少心血管事件危险因素，但其对冠心病肥胖患者的作用尚待确立。

4. 控制糖尿病

对所有糖尿病患者必须严格控制血糖，因其可减少长期并发症（包括冠心病）。一级预防试验及心肌梗死后的二级预防试验表明，强化降糖治疗可减少致残率和死亡率，且心肌梗死时血糖控制不佳提示预后不佳。

5. 适度运动

鼓励患者进行可以耐受的体力活动，因为运动可以增加运动耐量，减少症状的发生，运动还可以减轻体重，提高高密度脂蛋白浓度，降低血压、血脂，还有助于促进冠状动脉侧支循环的形成，可以改善冠心病患者的预后。值得注意的是，每个患者应该根据自身的具体病情制订符合自身的运动方式和运动量，最好咨询心脏科医生。

（三）药物治疗

以下将根据作用机制不同分述稳定型心绞痛内科治疗的药物。

1. 抗血小板治疗

（1）阿司匹林：乙酰水杨酸（aspirin，阿司匹林）可以抑制血小板在动脉粥样硬化斑块上的聚集，防止血栓形成，同时通过抑制血栓素 A_2（TXA_2）的形成，抑制 TXA_2 所致的血管痉挛。因此阿司匹林虽不能直接改善心肌氧的供需关系，但能预防冠状动脉内微血栓或血栓形成，有助于预防心脏事件的发生。稳定型心绞痛患者可采用小剂量 $75 \sim 150$ mg/d。不良反应主要有胃肠道反应等。颅内出血少见，在上述剂量情况下每年发生率<0.1%。在长期应用阿司匹林过程中，应该选择最小的有效剂量，达到治疗目的和胃肠道不良反应方面的平衡。

（2）ADP 受体拮抗药：噻氯匹定（ticlopidine）250 mg，每日 $1 \sim 2$ 次，或氯吡格雷（clopidogrel）首次剂量 300 mg，然后 75 mg/d，通过 ADP 受体抑制血小板内钙离子活性，并抑制血小板之间纤维蛋白原的形成。本类药物与阿司匹林作用机制不同，合用时可明显增强疗效，但合用不作为常规治疗，而趋向于短期使用，如预防支架后急性或亚急性血栓形成，或用于有高凝倾向，近期有频繁休息时心绞痛或反复出现心内膜下梗死者。氯吡格雷是一种可供选择的对胃黏膜没有直接作用的抗血小板药物，可用于不能耐受阿司匹林或对阿司匹林过敏的患者。

（3）肝素或低分子肝素：抗凝治疗主要为抗凝血酶治疗，肝素为最有效的药物之一。近年来，大规模的临床试验表明低分子肝素对降低心绞痛尤其是不稳定型心绞痛患者的急性心肌梗死发生率方面优于静脉普通肝素，故已作为不稳定型心绞痛的常规用药，而不推荐作为抗血小板药物用于稳定型心绞痛患者。

2. 抗心绞痛药物

（1）β受体阻滞药：β受体阻滞药通过阻断拟交感胺类的作用，一方面减弱心肌收缩力和降低血压而起到明显降低心肌耗氧量的作用；另一方面减慢心率，增加心脏舒张期时间，增加心肌供血时间，并且能防止心脏猝死，既能缓解症状又能改善预后。因此，β受体阻滞药是稳定型心绞痛的首选药物。β受体阻滞药应该从小剂量开始应用，逐渐增加剂量，使安静时心率维持在55~60次/分，严重心绞痛可降至50次/分。

普萘洛尔（propanolol，普萘洛尔）是最早用于临床的β受体阻滞药，用法为每日3~4次，每次10 mg，对治疗高血压、心绞痛、急性心肌梗死已有30多年的历史，疗效十分肯定。但由于普萘洛尔是非选择性β受体阻滞药，在治疗心绞痛等方面现已逐步被β_1受体选择性阻滞药所取代。目前临床上常用的制剂有美托洛尔（metoprolol，倍他乐克）12.5~50 mg，每日2次；阿替洛尔（atenolol）12.5~25 mg，每日2次；醋丁洛尔（acebutolol，醋丁酰心胺）200~400 mg/d，分2~3次服；比索洛尔（bisoprolol，康可）2.5~10 mg，每日1次；噻利洛尔（celiprolol，噻利心安）200~400 mg，每日1次等。

β受体阻滞药的禁忌证：心率<50次/分、动脉收缩压<90 mmHg、中重度心力衰竭、二到三度房室传导阻滞、严重慢性阻塞性肺部疾病或哮喘、末梢循环灌注不良、严重抑郁者等。

本药可与硝酸酯类药物合用，但需注意：①本药与硝酸酯类制剂有协同作用，因而起始剂量要偏小，以免引起直立性低血压等不良反应；②停用本药时应逐渐减量，如突然停药有诱发心肌梗死的危险；③剂量应逐渐增加到发挥最大疗效，但应注意个体差异。

我国慢性稳定型心绞痛诊断治疗指南指出，β受体阻滞药是慢性稳定型心绞痛患者改善心肌缺血的最主要药物，应逐步增加到最大耐受剂量。当不能耐受β受体阻滞药或疗效不满意时可换用钙通道阻滞药、长效硝酸酯类或尼可地尔。当单用β受体阻滞药疗效不满意时也可加用长效二氢吡啶类钙通道阻滞药或长效硝酸酯类，对于严重心绞痛患者必要时可考虑β受体阻滞药、长效二氢吡啶类钙通道阻滞药及长效硝酸酯类三药合用（需严密观察血压）。

（2）硝酸酯类制剂：硝酸酯类药物能扩张冠状动脉，增加冠状循环的血流量，还通过对周围血管的扩张作用，减轻心脏前后负荷和心肌的需氧，从而缓解心绞痛。

硝酸酯类常见的不良反应是头晕、头痛、脸面潮红、心率加快、血压下降，患者一般可以耐受，尤其是多次给药后。第一次用药时，患者宜平卧片刻，必要时吸氧。轻度的反应可作为药物起效的指标，不影响继续用药。若出现心动过速或血压降低过多，则不利于心肌灌注，甚至使病情恶化，应减量或停药。

静脉点滴长时间用药可能产生耐受性，需增加剂量，或间隔使用，一般在停用10小时以上即可复效。其他途径给药如含服等则不会产生耐受性。

临床上常用的硝酸酯类制剂如下。

1）硝酸甘油（nitroglycerin，NTG），是最常用的药物，一般以舌下含服给药。心绞痛发作时，立即舌下含化 0.3~0.6 mg，1~2 分钟见效，持续 15~30 分钟。对约 92% 的患者有效，其中 76% 的患者在 3 分钟内见效。需要注意的是，诊断为稳定型心绞痛者，如果服用的硝酸甘油在 10 分钟以上才起作用，这种心绞痛的缓解可能不是硝酸甘油的作用，或者是硝酸甘油失效。

2）硝酸异山梨酯（isosorbide dinitrate，消心痛）为长效制剂，每日 3 次，每次 5~20 mg，服药后 30 分钟起作用，持续 3~5 小时；缓释制剂药效可维持 12 小时，可用 20 mg，每日 2 次。单硝酸异山梨酯（isosorbide 5-mononitrate），多为长效制剂，20~50 mg，每日 1~2 次。患青光眼、颅内压增高、低血压者不宜使用本类药物。

3）长效硝酸甘油制剂：服用长效片剂，硝酸甘油持续而缓慢释放，口服 30 分钟后起作用，持续 8~12 小时，可每 8 小时服 1 次，每次 2.5 mg。用 2% 硝酸甘油油膏或皮肤贴片（含 5~10 mg）涂或贴在胸前或上臂皮肤而缓慢吸收，适用于预防夜间心绞痛发作。最近还有置于上唇内侧与牙龈之间的缓释制剂。

（3）钙通道阻滞药：钙通道阻滞药（calcium channel blockers，CCB 或称钙通道阻滞药，calcium antagonist），通过抑制钙离子进入细胞内，以及抑制心肌细胞兴奋—收缩耦联中钙离子的作用，抑制心肌收缩，减少心肌氧耗；扩张冠状动脉，解除冠状动脉痉挛，改善心肌供血；扩张周围血管，降低动脉压，减轻心脏负荷；还降低血液黏滞度，抗血小板聚集，改善心肌微循环。又因其阻滞钙离子的内流而有效防治心肌缺血再灌注损伤，保护心肌。钙通道阻滞药对冠状动脉痉挛引起的变异型心绞痛有很好的疗效，因为它直接抑制冠状动脉平滑肌收缩并使其扩张。

钙通道阻滞药与其他扩血管药物相似，有服药后面潮红、头痛、头胀等不良反应。一般 1 周左右即可适应，不影响治疗。少数患者发生轻度踝关节水肿或皮疹。部分病例可加重心力衰竭或引起传导阻滞，临床上应予以注意。维拉帕米和地尔硫䓬与 β 受体阻滞药合用时有过度抑制心脏的危险。因此，临床上不主张非二氢吡啶类钙通道阻滞药与 β 受体阻滞药联用。停用本类药物时也应逐渐减量停服，以免发生冠状动脉痉挛。

钙通道阻滞药主要分为二氢吡啶类与非二氢吡啶类。非二氢吡啶类包括地尔硫䓬与维拉帕米，它们在化学结构上并无相同之处。

1）二氢吡啶类举例如下。①硝苯地平（nifedipine，硝苯吡啶，心痛定）：有较强的扩血管作用，使外周阻力下降，心排血量增加，反射性引起交感神经兴奋，心率加快，而对心脏传导系统无明显影响，故也无抗心律失常作用。硝苯地平一般用法：10~20 mg，每日 3 次。舌下含服 3~5 分钟后发挥作用，每次持续 4~8 小时，故为短效制剂。循证医学的证据表明，短效二氢吡啶类钙通道阻滞药对冠心病的远期预后有不利的影响，故在防治心绞痛的药物治疗中需避免应用。现有缓释制剂 20~40 mg，每日 1~2 次，能平稳维持血药浓度。②其他常用于治疗心绞痛的二氢吡啶类钙通道阻滞药有：尼群地平（nitredipine）口服每次 10 mg，每日 1~3 次；尼卡地平（nicardipine）口服每次 10~30 mg，每日 3~4 次，属短效制剂，现有缓释片口服每次 30 mg，每日 2 次；氨氯地平（amlodipine）口服每次 5 mg，每日 1 次，治疗 2 周疗效不理想可增至每日 10 mg。需要长期用药的患者，推荐使用控释、缓释或长效制剂。

2）非二氢吡啶类举例如下。①地尔硫䓬（diltilazem，硫氮䓬酮，合心爽）：对冠状动脉和周围血管有扩张作用，抑制冠状动脉痉挛，增加缺血心肌的血流量，有改善心肌缺血和降低血压的作用。用法为口服每次 30~60 mg，每日 3 次。现有缓释胶囊，每粒 90 mg/d。尤其适用于变异型心绞痛。②维拉帕米（verapamil）：有扩张外周血管及冠状动脉的作用，此外还有抑制窦房结和房室结兴奋性及传导功能，减慢心率，降低血压，从而降低心肌耗氧。口服每次 40 mg，每日 3 次。现有缓释片，每次 240 mg，每日 1 次。

（4）钾通道激活药：主要通过作用于血管平滑肌细胞和心肌细胞的钾通道，发挥血管扩张、改善心肌供血和增强缺血预适应、保护心肌的作用。尼可地尔是目前临床上唯一使用的此类药物，具有硝酸酯类和钾通道开放的双重作用。但目前尚无证据表明钾通道激活剂优于其他抗心绞痛药物，能明显改善冠心病预后，是目前主要用于顽固性心绞痛的综合治疗手段之一。尼可地尔用法，每次口服 5~10 mg，每日 3 次。

（5）改善心肌能量代谢：在心肌缺血缺氧状态下，应用曲美他嗪（万爽力）抑制心肌内脂肪酸氧化途径，促使有限的氧供更多地通过葡萄糖氧化产生更多的能量，达到更早地阻止或减少缺血缺氧的病理生理改变，从而缓解临床症状，改善预后。

3. 他汀类药物

近代药物治疗稳定型心绞痛的最大进展之一是他汀类药物的开发和应用。该类药物抑制胆固醇合成，增加低密度脂蛋白胆固醇（LDL-C）受体的肝脏表达，导致循环 LDL-C 清除增加。研究表明，他汀类药物可降低 LDL 胆固醇水平 20%~60%。应用他汀类药物后，冠状动脉造影变化所显示的管腔狭窄程度和动脉粥样硬化斑块消退程度相对较少，而患者的临床冠心病事件的危险性降低却十分显著。对此的进一步的解释是，他汀类药物除了降低 LDL-C、胆固醇、三酰甘油水平和提高高密度脂蛋白胆固醇（HDL-C）水平外，还可能有其他的有益作用，包括稳定甚至缩小粥样斑块、抗血小板、调整内皮功能、改善冠状动脉内膜反应、抑制粥样硬化处炎症、抗血栓和降低血黏稠度等非调脂效应。

他汀类药物的治疗结果说明，对已确诊为冠心病的患者，经积极调脂后，明显减慢疾病进展并减少以后心血管事件发生。慢性冠心病中许多是稳定型心绞痛患者，他汀类药物对减少心血管事件发生超过对冠状动脉造影显示的冠状动脉病变的改善。慢性稳定型心绞痛患者 LDL-C 水平应控制在 2.6 mmol/L 以下。

4. 血管紧张素转化酶抑制药（ACEI）

2007 年中国《慢性稳定型心绞痛诊断与治疗指南》明确了 ACEI 在稳定型心绞痛患者中的治疗地位，将并发糖尿病、心力衰竭、左心室收缩功能不全或高血压的稳定型心绞痛患者应用 ACEI 作为 Ⅰ 类推荐（证据水平 A），将有明确冠状动脉疾病的所有患者使用 ACEI 作为 Ⅱa 类推荐证据水平，并指出："所有冠心病患者均能从 ACEI 治疗中获益。"

（四）血运重建术

目前的两种疗效肯定的血运重建术用于治疗由冠状动脉粥样硬化所致的慢性稳定型心绞痛：经皮冠脉介入治疗（percutaneous coronary intervention，PCI）和外科冠状动脉搭桥术（coronary artery bypass grafting，CABG）。对于稳定型心绞痛患者，冠状动脉病变越重，越宜尽早进行介入治疗或外科治疗，能最大程度恢复改善心肌血供和改善预后而优于药物治疗。

根据现有循证医学证据，中国慢性稳定型心绞痛诊断治疗指南指出，严重左主干或等同病变、3 支主要血管近端严重狭窄、包括前降支（LAD）近端高度狭窄的 1~2 支血管病变，且伴有可逆性心肌缺血及左心室功能受损而伴有存活心肌的严重冠心病患者，行血运重建可改善预后（减少死亡及 MI）。糖尿病并发 3 支血管严重狭窄，无 LAD 近端严重狭窄的单、双支病变心性猝死或持续性室性心动过速复苏存活者，日常活动中频繁发作缺血事件者，血运重建有可能改善预后。对其他类型的病变只是为减轻症状或心肌缺血。因此，对这些患者血运重建应该用于药物治疗不能控制症状者，若其潜在获益大于手术风险，可根据病变特点选择 CABG 或经皮冠状动脉介入治疗（PCI）。

（五）慢性难治性心绞痛

药物和血运重建治疗能有效改善大部分患者缺血性心脏病的病情。然而，仍有一部分患者尽管尝试了不同的治疗方法，仍遭受心绞痛的严重困扰。难治性的慢性稳定型心绞痛患者被认为是严重的冠心病引起的心肌缺血所致，在排除引发胸痛的非心脏性因素后，可以考虑其他治疗。慢性难治性心绞痛需要一种有效的最佳治疗方案，前提是各种药物都使用到个体所能耐受的最大剂量。其他可予考虑的治疗方法包括：①增强型体外反搏（EECP）；②神经调节技术（经皮电神经刺激和脊髓刺激）；③胸部硬脊膜外麻醉；④经内镜胸部交感神经阻断术；⑤星形神经节阻断术；⑥心肌激光打孔术；⑦基因治疗；⑧心脏移植；⑨调节新陈代谢的药物。

四、预防

对慢性稳定型心绞痛一方面要应用药物防止心绞痛再次发作，另一方面还应从阻止或逆转动脉粥样硬化病情进展，预防心肌梗死等方面综合考虑以改善预后。

（王海旭）

第六章

心律失常

第一节　心室自主心律

逸搏心律起源于希氏束分叉以下潜在起搏点者称为心室自主心律或心室逸搏心律。心率30~40次/分，起搏点接近束支远端时，心率可在每分钟30次以下。见于上级起搏点如窦房结和房室交界处起搏功能障碍，或上级起搏点冲动下传受阻时，如完全性房室传导阻滞或双束支阻滞，也可见于高血钾、奎尼丁等药物中毒及临终前。心电图示 QRS 波群宽而畸形（起源于束支近端者畸形可不明显），心室率缓慢，心律规则或不规则。高血钾或临终前的心室自主心律，QRS 波群可呈多种形态，其时限可达 0.16 秒以上，心室率极慢而不规则，心排血量因而显著下降，可致低血压、休克或晕厥，紧急对症治疗可在心肺复苏基础上静脉推注乳酸钠或滴注异丙肾上腺素。发生在希氏束分支以下阻滞所致三度房室传导阻滞的心室逸搏心律，频率更慢，且不稳定，容易突然发生心室停搏，导致阿—斯综合征发作，应紧急置入临时心脏起搏器，纠正致病因素后不能恢复者应植入永久心脏起搏器。

（彭斯雅）

第二节　心房内传导阻滞

当结间束和（或）房间束（兴奋从右心房经 Bachmann 束传至左心房）发生传导障碍时，称为房内阻滞（IAB）。房内阻滞可分为不完全性和完全性两种。不完全性房内阻滞是指激动在右心房与左心房之间的传导延缓；完全性房内阻滞是指三结间束的传导阻滞，也可称为心房分离。

正常时心房 P 波的时限不超过 0.11 秒，若 P 波时限≥0.12 秒，波峰有切迹，双峰间距>0.04 秒，且 V_1 导联 Ptf 增宽，即<-0.04 mm·s，电压可正常或增高，此时可考虑心房增大并存在心房内传导阻滞或房间传导阻滞（图 6-1）。见于各种引起心房增大的心脏疾病，如二尖瓣狭窄、高血压、心肌病、心房梗死等。在临床、X 线和超声心动图上排除了左心房肥大和（或）左心房负荷过重时，可诊断为单纯的不完全性房内传导阻滞或房间传导阻滞。

Bachmann 束是前结间束的一个分支，沿房间沟向左心房而散布于左心房心肌，它将窦房结的头部与左心房相互连接，是将激动从右心房优先传导到左心房的路径，该束的损伤可引起房间传导阻滞。房间传导阻滞在一般人群中较少见，多发生于有器质性心脏病患者中，如心肌病、心脏瓣膜病、病态窦房结综合征，尤其伴有左心房扩张者。房间传导阻滞的临床重要性在于易有频发的反复发作的快速房性心律失常，包括房速、房扑和房颤。常能加重或诱发充血性心力衰竭。当考虑有房间传导阻滞时，应进行电生理检查，符合下列条件可确立诊断（图6-2）：①P波增宽，时限≥120 ms；②Ⅰ导联P波有切迹，双峰间距>0.04 秒。Ⅱ、Ⅲ导联P波双向，呈先正后负；③电生理检查显示右心房至左心房传导时间>100 ms，在右心房起搏时>200 ms。房间传导阻滞可考虑应用双房起搏治疗。

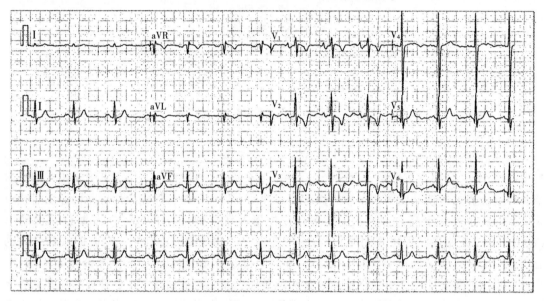

图6-1　心房内传导阻滞

P 为双峰样，峰距60 ms，V_1 导联 Ptf<-0.04 mm·s

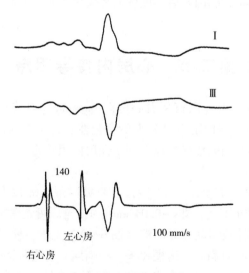

图6-2　房间传导阻滞

末行为心腔内心电图

心房分离是一种必须依靠心电图来诊断的罕见型房性心律失常，是指心房的某一部分与心房的其余部分之间的传导完全阻滞。心房主体部分和心房的孤立部分分别受一个起搏点控制，相互之间冲动不能互相传布，心电图上显示为"心房分离"。可表现为：①主导节律P波之外另有一套独立而有规则的小P'波，两者互不干扰，小P'波既不能对主导节律的P波产生影响，也不能下传心室，主导节律点以窦性心律为多；②右心房为窦性冲动所激动，左心房为扑动或颤动；③心房的一部分为扑动，另一部分为颤动。其中②③只能在心内膜或心外膜标测时才能诊断。

心房分离应与房性并行心律进行鉴别。心房分离的孤立的小P'波不能下传心室，因此不会与主导的P波形成融合波。而房性并行心律的P'波比窦性P波稍大，且可与窦性P波形成融合波。诊断心房分离应注意心电图机和呼吸肌所造成的肌电伪差。

非心房扑动或颤动的心房分离极为罕见，多发生于心房肌缺血、缺氧、梗死或药物中毒的危重情况下，预后较差。

（张文平）

第三节　房室传导阻滞

房室传导阻滞（AVB）是最常见的一种心脏传导阻滞。目前心电学所定义的房室传导阻滞的部位是指房室结、希氏束及束支的阻滞，它可以是单一部位的阻滞，也可以是多部位的阻滞。阻滞的实质是不应期的异常延长，使激动自心房向心室传布的过程中出现传导延缓，或激动不能下传心室的现象。阻滞可以是一过性、间歇性或持久性的。持久性房室传导阻滞一般是器质性病变或损伤的结果，而前两者，除器质性因素外，尚可因迷走神经张力增高或其他一些心内或心外因素引起。

一、正常房室传导

心电图上的PR间期代表房室传导，它包含了心房内的传导、房室结的传导、希氏束的传导及束支的传导（图6-3）。

1. P-A时间

自体表心电图P波开始至希氏束电图上A波开始的时间。P波开始处相当于毗邻窦房结的右心房上部的除极，而希氏束电图上的A波，是自靠近房间隔的右心房下部所录得的一个局部双极电图。因此，在窦性心律时，P-A间期大致代表自右心房上部至其下部的传导时间（右心房内传导时间）。P-A间期不受自主神经系统张力的影响，也不因窦性频率或心房起搏频率的快慢改变而明显改变。

2. A-H时间

系从A波起始处（或A波的第一高频快折成分）至希氏束电位（H波）起始处的时间。A-H间期反映了右心房下部除极至希氏束除极的时间，代表激动经由房室结传导的时间。在固有频率时A-H间期随着心房率增快而延长。但它与自主神经的兴奋性关系密切，即刺激迷走神经时延长，刺激交感神经（异丙肾上腺素）或抑制迷走神经（阿托品）时缩短。因此，当运动或精神兴奋时，尽管心房率增快，A-H间期可以不延长。

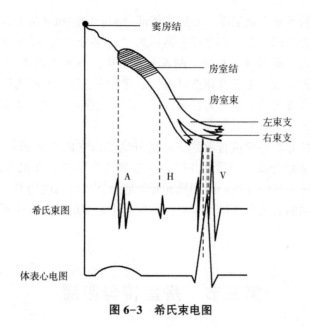

图 6-3　希氏束电图

3. H-V 时间

自 H 波的起始处测至任何导联上的心室波（希氏束导联上 V 波或体表导联上的 QRS 波群）的最早开始处。H-V 间期代表激动经由希氏束和束支—浦肯野系统的传导时间。在不同的心率和自主神经张力时，H-V 间期通常保持恒定。

复旦大学附属中山医院心内科测得的希氏束电图的正常参考值及发生阻滞的判断标准见表 6-1。

表 6-1　希氏束电图正常值与异常值

阻滞部位	正常参考值范围	希氏束图
心房	A = 10~60 ms	A>60 ms
房室结	H = 50~130 ms	H>140 ms
希氏束	H = 10~21 ms	H>20 ms
左、右束支及末梢纤维	V = 30~60 ms	V>60 ms

二、房室传导阻滞的病因

引起房室传导阻滞的病理因素有以下 5 种。

（1）冠心病，包括急、慢性心肌缺血和下壁心肌缺血，可伴有不同程度的传导阻滞，心肌缺血纠正后可缓解。

（2）房室交接区的退行性变、心肌浸润性疾病，如淀粉样变。

（3）各种具心肌抑制作用药物的应用，如普罗帕酮、莫雷西嗪、胺碘酮、β 受体阻滞药、钙通道阻滞药等抗心律失常药物，洋地黄过量也会引起房室传导阻滞，尤其是原有房室结潜在性病变者。

（4）心肌炎、心肌病、风湿性心脏病、高血压等也可引起。

（5）先天性心脏病及风湿性心脏病的外科治疗、心律失常的射频消融、先天性心脏病介入治疗等均可能损伤房室结和希氏束，引起不同程度的房室传导阻滞。

上述病因作用于房室交接区，使之出现缺血缺氧，或出现变性、纤维化、灶样坏死或出现水肿，引起房室传导阻滞。

三、房室结和房室交接处的生理功能

房室结和房室交接区常被混用，实际上两者的含义并不相同。房室交接区可简称为交接区，是指心脏传导系统位于心房和心室之间的部分，根据组织学和电生理学的研究，它包括3部分：①房室结；②房室结的心房延伸部，即结间传导束进入房室结的终末部分；③希氏束的近段，包括希氏束位于中心纤维体内和分叉前的部分。

房室交接区成为整个心脏传导系统的一个狭窄的"瓶颈"区域，成为冲动从心房至心室的必经要道，其生理上的重要性自不待言。交接区尤其房室结在结构和功能上具有的某些独特之处又为许多复杂的心律失常和电生理现象的发生奠定了基础。

房室结的主要电生理功能就是传导冲动，并具有3个特点。

1. 双向传导

房室结具有双向传导能力，即冲动既可从心房前向经房室结传至心室，又可从心室逆行传回心房。实验研究证实，房室结在前向传导和逆行传导时存在差异，不仅传导速度、动作电位大小不尽相同，而且兴奋的方式和传导径路也可能不同，因此，前向传导阻滞时逆向传导可以存在。

2. 双径路或多径路传导

房室结纤维交织形成的网状结构使冲动在房室结内的传导呈现一种复杂的过程。由于冲动传导的非同步，房室结传导冲动呈纵行分隔现象，表现为双径路或多径路传导。这一现象的存在可改变房室传导阻滞时心电图表现的特性，同时也为房室折返的发生奠定了基础。

3. 传导的延搁

心室的除极开始于冲动离开心房后大约80 ms，这是冲动经房室结、希氏束和束支系统传导所需的时间，其中主要部分为房室结内的传导时间为40~60 ms。冲动在房室结内的延搁具有生理意义，使心房在心室收缩之前有足够的时间将心房内血液驱入心室，增加心室的搏出量。

房室结的血液供应通常来自右冠状动脉，故下壁心肌梗死常伴有房室结的传导阻滞。

房室结的许多电生理学特性酷似窦房结，尤其是自发性舒张期缓慢除极、缓慢的超射以及低振幅的动作电位等。房室交接区细胞的自发性舒张期除极较之窦房结更不明显，因此，房室结所起的作用主要是调节冲动从心房至心室的传导，而不是一个继发的起搏节律点。只有在完全性房室传导阻滞或长时间窦性停搏等病理条件下，房室结才发挥低位节律点作用。房室结的功能是控制和调节室上性冲动的数量和顺序。

四、房室传导阻滞的分类

在临床心电图学中通常把房室传导阻滞分为3度。

1. 一度房室传导阻滞

房室传导时间延长，但每个来自心房的激动都下传至心室（图6-4）。

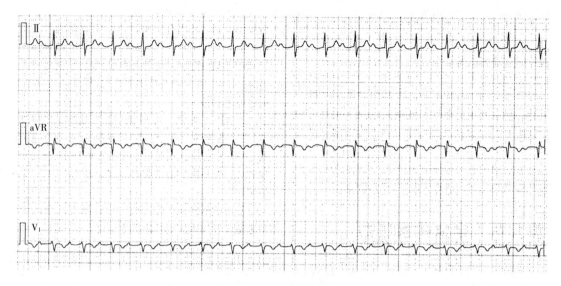

图 6-4　一度房室传导阻滞

PR 间期为 0.26 秒

2. 二度房室传导阻滞

心房激动间歇被阻不能下传心室，通常被阻的只有一个心搏。二度房室传导阻滞根据 PR 间期的特点又分为莫氏（Mobitz）Ⅰ型和Ⅱ型。莫氏Ⅰ型也称为文氏型。二度房室传导阻滞的最小传导比是 2 ∶ 1 房室传导。

在二度房室传导阻滞时出现连续 2 个 P 波未下传心室的现象称为高度房室传导阻滞。高度房室传导阻滞可以是莫氏Ⅰ型或Ⅱ型演变，往往出现被动心律。

3. 三度房室传导阻滞

所有来自心房的冲动都不能传至心室，心室的激动由房室结以下的被动心律产生，即逸搏心律，因此又称为完全性房室传导阻滞。

大量的电生理检查发现二度以上房室传导阻滞的分类不能仅以房室传导比来确认，在临床诊断时应该注意心房率对传导的影响以及被动心律对房室传导生理性干扰的影响（图 6-5、图 6-6）。

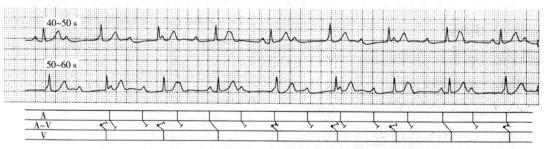

图 6-5　二度房室传导阻滞合并房室干扰酷似高度房室传导阻滞

连续记录，全图有 31 个 P 波，仅有 5 个下传心室，似应定义为高度房室传导阻滞。仔细测量，阻滞的 P 波仅 13 个，交接性逸搏干扰 P 波未下传的也有 13 个（梯形图所示）。去除干扰因素，被阻滞的 P 波小于 2 ∶ 1 房室传导比，故应定义为二度房室传导阻滞

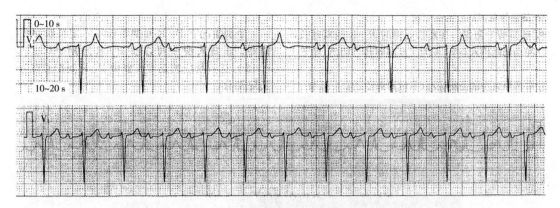

图 6-6　心房率对房室传导的影响

上、下两图为同一个患者非连续记录。上图心房率 103 次/分，呈 5：1 下传心室，期间有被动心律。

下图心房率 90 次/分，1：1 下传心室，PR 间期为 0.28 秒。心房率减慢，传导能力恢复

图 6-7 可帮助我们理解心房率的改变对房室传导的影响。

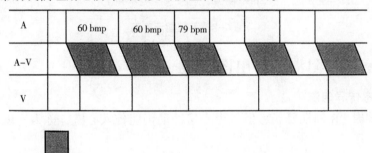

图 6-7　心房率的改变对房室传导的影响

不应期延长但长度相等，传导阻滞严重程度未变，在房率增快时传导比由 1：1 转为 2：1

　　房室传导阻滞的治疗和预后，不仅取决于阻滞程度，更重要的取决于发生阻滞的部位（阻滞的确切位置）。就目前体表心电图的诊断标准，只要结合电生理的概念还是能比较清晰地划分阻滞程度，并能大概估计阻滞的部位。应该认识到，同一类型的房室传导阻滞发生在不同部位，意义截然不同；而同一部位出现不同类型的房室传导阻滞却有大致相近的临床意义。阻滞部位比较低的预后较严重。

　　高位阻滞：房室交接区和房内传导阻滞；低位阻滞：希氏束主干和束支系统传导阻滞。

五、房室传导阻滞发生的原理

　　房室传导阻滞的发生原理是房室传导系统的不应期延长所致（图 6-8）。一度房室传导阻滞是病变区域的心肌细胞有效不应期正常，相对不应期异常延长；二度Ⅰ型房室传导阻滞是病变区域心肌细胞有效不应期有所延长，但相对不应期明显延长，从而发生递减性传导；二度Ⅱ型房室传导阻滞主要是病变区域的心肌细胞有效不应期显著延长，只留下很短的相对不应期，使该区域处于一种很不稳定的状态，对心房传来的激动，即使于心动周期晚期抵达的冲动，也只能以"完全能或完全不能传导"的方式起反应。由此不难理解为什么在二度Ⅱ型房室传导阻滞时下传搏动的 PR 间期是正常的，而又突然发生阻滞（心搏脱落）。三度

房室传导阻滞，则由于病变区域的心肌细胞完全丧失了兴奋性，有效不应期占据了整个心动周期，所有来自心房的冲动都在该部位被阻而不能继续传布，为维持心室的收缩和排血功能，位于阻滞部位下方的自律性细胞（次级起搏点）便发出激动以保持心室搏动（逸搏性心律）。

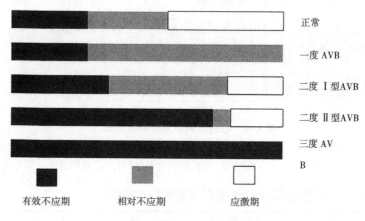

图 6-8 不应期示意图

六、房室传导阻滞的心电图表现

1. 一度房室传导阻滞

在窦性心律时 PR 间期延长，但每个心房冲动仍能传入心室，称为一度房室传导阻滞（图 6-9）。

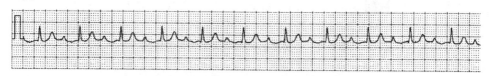

图 6-9 一度房室传导阻滞（PR 间期为 0.30 秒）

一度房室传导阻滞的诊断标准（不包括异位的室上性节律）：①成人 PR 间期 ≥0.21 秒，儿童（<14 岁）≥0.18 秒；②PR 间期超过该心率的正常上限（表 6-2）；③心率无显著变化或心率增快时，PR 间期较前增加 0.04 秒。

表 6-2 PR 间期与心率的关系

心率（次/分）	PR 间期最大值（秒）
<70	0.20~0.21
70~90	0.19~0.20
91~110	0.18~0.19
111~130	0.17~0.18
>130	0.16~0.17

个别情况下 PR 间期延长不一定反映存在房室传导阻滞。正常人群中可以有 PR 间期>0.21 秒，或短于 0.12 秒，这只是反映正常人群中 PR 间期常态分布曲线的边缘部分。

一度房室传导阻滞也称为房室传导延迟。它可能由于心房、房室结、希氏束或束支及浦肯野系统内的传导延迟，也可能由于多于一处传导延迟的组合。不过，在大多数病例，房室结是传导延迟的地方。希氏束—浦肯野系统内的传导延迟，常不引起异常延长的 PR 间期，但也有例外。

一度房室传导阻滞的部位可根据 QRS 波群的宽度做大致的估计。QRS 波群窄，多见 A-H 延长，或 B-H 延长，少见 H-V 延长，与双侧束支延长程度相等有关。

QRS 波群宽，呈 RBBB+正常电轴，A-H 延长；呈 RBBB+电轴左偏，A-H、H-V 延长；呈 LBBB+电轴右偏，H-V 延长。

异常延长的 PR 间期（>0.40 秒以上），往往是房室结内阻滞。隐匿型一度 AVB 只能依靠希氏束检查。

诊断一度 AVB 应注意的有关问题如下。

（1）房性期前收缩的 P′R 间期延长是一个正常的电生理现象。

（2）孤立性 PR 间期延长往往与隐匿性交接性期前收缩有关（图 6-10）。

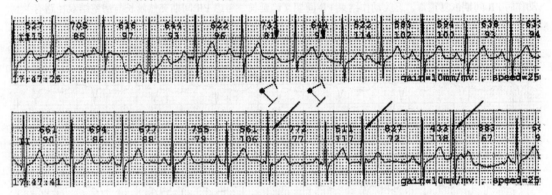

图 6-10　隐匿性交接性期前收缩引起孤立性 PR 间期延长

上图箭头所指 2 个孤立性 PR 间期延长，下图箭头所指为交接性期前收缩，故考虑上图孤立性 PR 间期延长与交接性期前收缩伴双向传出阻滞有关。当窦性 P 波下传时适逢隐匿性交接性期前收缩的相对不应期，下传心室的时间延长

（3）PR 间期突然显著延长是房室结双径路传导的特征。在一个临界频率时，原经由快径路下传的窦性 P 波，突然改循慢径路下传，PR 间期可显著延长（图 6-11）；或在期前收缩的情况下 PR 间期突然延长或缩短（图 6-12）。

2. Ⅱ度房室传导阻滞

心房活动有 1 次不能下传心室的现象称为二度房室传导阻滞，根据 PR 间期的情况，分成Ⅰ型和Ⅱ型。

（1）二度Ⅰ型房室传导阻滞——文氏现象。

1）典型文氏现象：①窦性频率基本匀齐；②PR 间期逐搏延长，直到心室漏搏；③R-R间期进行性缩短（PR 间期增量逐渐减少）；④长间歇后第一个 R-R 间期>长间歇前的 R-R 间期；⑤长 R-R 间距<短 R-R 间距的 2 倍；⑥R-P 与 PR 呈反比关系；⑦周而复始（图 6-13、图 6-14）。

二度Ⅰ型房室传导阻滞大多发生在房室结内，也可能在希氏束—浦肯野系统内（希氏束内以及束支—浦肯野系统内）。Narula 的资料表明，窦性心律时的慢性二度Ⅰ型房室传导阻滞中，阻滞区在房室结内的占72%，在希氏束内和束支—浦肯野系统内的分别为7%和21%。

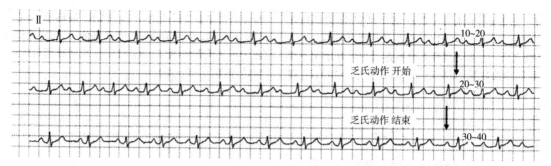

图6-11 PR间期突然延长或缩短

Ⅱ导联连续记录。开始记录PR间期延长为0.40秒，第2行前半可见2个心搏PR间期缩短，在做乏氏动作时PR间期恢复正常，乏氏动作结束PR间期又趋延长。考虑PR间期突然延长与房室结双径路有关

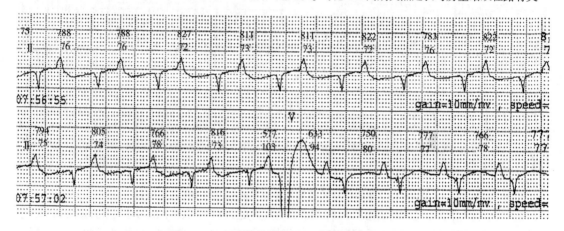

图6-12 室性期前收缩后PR间期恢复正常

动态心电图连续记录。PR间期延长达0.50秒，第2行出现室性期前收缩后PR间期恢复至0.20秒，考虑存在房室结双径路。当快径路阻滞呈蝉联现象时心房激动从慢径路下传，由于室性期前收缩干扰了之前P波的下传，之后的PR间期延长，使快径路脱离了不应期，心房激动即可从快径路下传心室

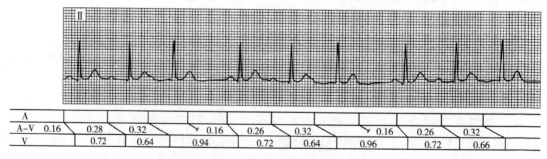

A									
A-V	0.16	0.28	0.32		0.16	0.26	0.32		0.16	0.26	0.32
V		0.72	0.64	0.94	0.72	0.64	0.96	0.72	0.66

图6-13 典型二度Ⅰ型房室传导阻滞

P-P基本固定，PR逐次延长，增量逐次减少，R-R逐次缩短，然QRS波群脱漏，周而复始。PR呈
4 : 3传导

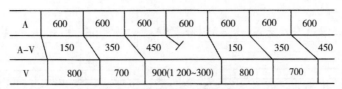

A	600	600	600	600	600	600	600
A–V	150	350	450		150	350	450
V		800	700	900(1 200~300)	800	700	

图 6-14 典型文氏示意图

阻滞区位于希氏—浦肯野系统的Ⅰ型房室传导阻滞其文氏周期中的 PR 间期逐次增量和总增量的幅度都比在房室结内阻滞小得多，容易被忽略。因此只要 QRS 波群脱漏前的 PR 间期大于脱漏后的第一个 PR 间期即可确认为二度Ⅰ型房室传导阻滞，并可通过 PR 间期延长的幅度推测发生阻滞的部位。

阻滞部位在房室结或希氏束内的阻滞 QRS 波群大多正常，少数因有一侧束支传导阻滞存在而 QRS 波群增宽；阻滞部位在希氏束下（双侧束支水平者），QRS 波群几乎都宽而畸形。

2）不典型文氏：①显著窦性心律不齐；②PR 增量不变或多变，R-R 间期长短不一（图 6-15、图 6-16）；③以反复心搏结束文氏周期，不造成 QRS 波群脱落，也可引起折返性心动过速；④期前收缩改变房室传导比，房性期前收缩参与或中止文氏周期（图 6-17）；⑤长间歇后出现逸搏，干扰房室传导（图 6-18）。

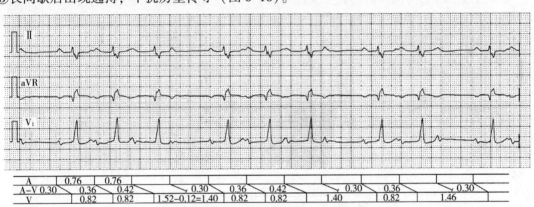

A		0.76	0.76							
A–V 0.30	0.36	0.42		0.30	0.36	0.42		0.30	0.36	0.30
V	0.82	0.82	1.52−0.12=1.40	0.82	0.82		1.40	0.82	1.46	

图 6-15 二度Ⅰ型房室传导阻滞，增量固定

P-P 固定，PR 逐次延长，但增量固定，短 R-R 亦固定，脱落 QRS 波群后第一个 PR 间期缩短但未恢复正常。符合文氏现象的规律，即 R-P 与 PR 成反比，周期中第一个 PR 间期短于最后一个 PR 间期。

此图伴有右束支传导阻滞

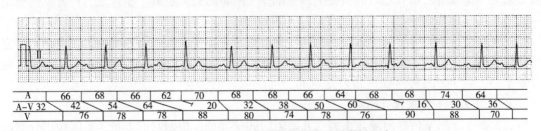

A	66	68	66	62	70	68	68	66	64	68	68	74	64
A–V 32	42	54	64		20	32	38	50	60		16	30	36
V	76	78	78	88	80	74	78	76	90	88	70		

图 6-16 二度Ⅰ型房室传导阻滞，增量不固定

P-P 不固定，PR 逐次延长，增量不固定，R-R 长短不等，最后一组周期呈典型文氏现象

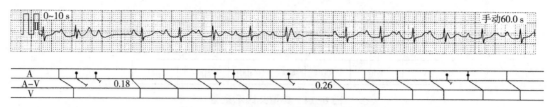

图 6-17　房性期前收缩参与文氏周期

二度Ⅰ型房室传导阻滞时频发房性期前收缩，打乱了文氏周期，造成文氏周期的第一个 PR 间期长短不等

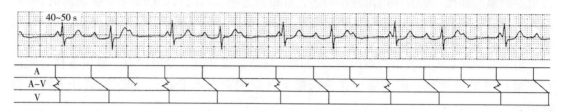

图 6-18　二度Ⅰ型房室传导阻滞，呈 3：2 顿挫型

P-P 规则，PR 呈 3：1 传导，但可以发现脱落 QRS 波群后的第一个心搏是交接性逸搏，干扰了窦性
P 波的下传，图中文氏周期应该是 3：2 房室传导

　　二度Ⅰ型房室传导阻滞以不典型文氏现象居多，只要能掌握 R-P 间期与 PR 间期成反比现象（图 6-19），并确认周期中的第一个 PR 间期总是短于周期中最后一个 PR 间期时即可帮助鉴别Ⅰ型和Ⅱ型房室传导阻滞。

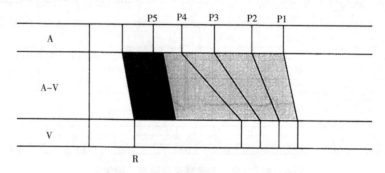

图 6-19　R-P 与 PR 反比关系示意图

　　（2）二度Ⅱ型房室传导阻滞：按照 Mobitz 原著中的定义，二度Ⅱ型房室传导阻滞的特征是发生心搏脱落之前和之后的所有下传搏动的 PR 间期是恒定的。换言之，P 波突然受阻不能下传是二度Ⅱ型房室传导阻滞的标志（图 6-20）。

　　二度Ⅱ型房室传导阻滞的阻滞部位几乎完全限于希氏束—浦肯野系统内，二度Ⅱ型房室传导阻滞时，下传搏动中的 PR 间期通常是正常的，少数是延长的。大约 1/3 的病例 QRS 波群是窄的，而 2/3 的病例 QRS 波群是宽的。

3. 二度 2：1 房室传导阻滞

　　二度 2：1 房室传导阻滞是Ⅰ型或Ⅱ型阻滞的变异型，根据它们本身，不能做出分型诊断，但两者发生机制的不同，可根据下传的 PR 间期进行估计区分，PR 间期延长的大多为Ⅰ型，PR 间期正常的大多为Ⅱ型（图 6-21）。

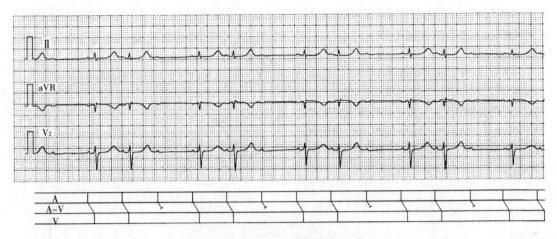

图 6-20　二度Ⅱ型房室传导阻滞

P-P 固定，PR 固定在 0.14 秒，QRS 波群正常，PR 呈 3∶2 传导

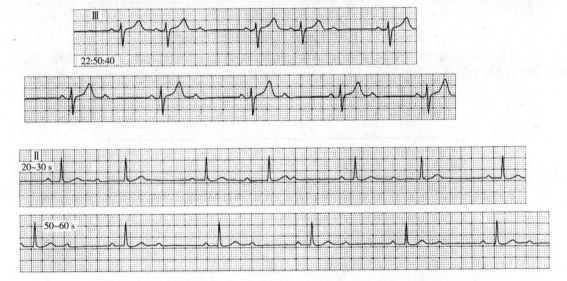

图 6-21　二度Ⅰ型和二度Ⅱ型 2∶1 房室传导阻滞的心电图特点

图中上两行是二度Ⅱ型房室传导阻滞呈 3∶2 传导及 2∶1 传导，下传 PR 间期正常；下两条图是二度
Ⅰ型房室传导阻滞呈 3∶2 传导及 2∶1 传导，下传 PR 间期延长

　　临床电生理观察发现不论是二度Ⅰ型或Ⅱ型房室传导阻滞，起搏心房率每分钟加快 10
次，常足以使 3∶2 阻滞改变为 2∶1；但要使房室传导比例自 2∶1 变为 3∶1，心房起搏
的频率必须较大幅度增快（每分钟增快 40~50 次）。由此看来，3∶2 房室传导转为 2∶1
房室传导并不一定表示阻滞程度加重，而自 2∶1 变为 3∶1 阻滞，一般是房室传导障碍进
一步加重的表现。在二度Ⅰ型房室传导阻滞时心房率加快也可出现阵发性房室传导阻滞，造
成较长时间的心室停搏（图 6-22）。

4. 2∶1 交替文氏现象

　　2∶1 交替文氏现象是指在 2∶1 房室传导的基础上出现 3∶1 或 4∶1 房室传导，下
传的 PR 间期逐搏延长。这种现象的产生与房室结的分层阻滞有关。根据电生理特性的不

同，房室结可分成房结区、结区和结希区。结区易形成文氏传导，而房结区和结希区易形成2：1传导。这种房室结水平上存在2个不同类型的二度房室传导阻滞，称为2：1交替性文氏现象（图6-23）。

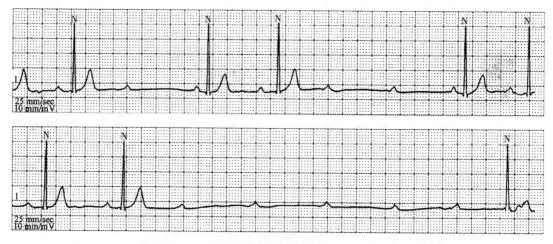

图6-22 二度Ⅰ型房室传导阻滞，阵发性房室传导阻滞

第一行是二度Ⅰ型房室传导阻滞，心房率从63次/分增加到67次/分后出现连续2个P波未下传心室；
第二行心房率55次/分时能1：1下传，当心房率逐渐加速到>60次/分时则连续P波不能下传心室，
造成心室停搏，在5.3秒时出现交接性逸搏

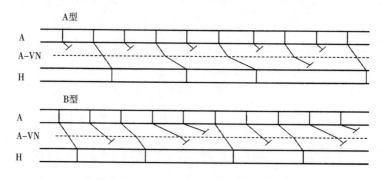

图6-23 2：1交替文氏现象示意图

2：1交替文氏现象可分成A型和B型2种。A型2：1交替文氏现象：房结区呈2：1传导，结区呈文氏现象，心电图出现2：1传导至4：1传导（图6-24）。B型2：1交替文氏现象：结区呈文氏现象，结希区呈2：1传导，心电图出现2：1传导至3：1传导（图6-25）。

2：1交替性文氏现象的发生，取决于基础病变及并存的心律失常，常并存于以下3种心律失常中：①心房扑动；②伴有房室传导阻滞的房性心动过速；③传导系统有原发性疾患时，窦性心律也可出现交替文氏。

临床电生理研究资料证明，在二度Ⅰ型房室传导阻滞时出现3：1房室传导，实际上是由房室结水平的3：2文氏传导和结下的2：1传导形成的一种B型2：1交替性文氏传导。因此，大多数的3：1房室传导都是在2：1房室传导的基础上心房率稍加快衍变而来，在房率减慢时即可恢复为2：1房室传导（图6-26）。

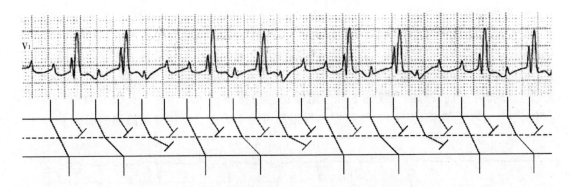

图 6-24　心房扑动伴 2∶1 交替文氏现象 A 型

心房扑动频率 250 次/分，呈 2∶1 及 4∶1 房室传导交替出现，下传的 F-R 间期逐渐延长。梯形图显示房室结上部为 2∶1 传导，下部为文氏 3∶2 传导，形成 A 型 2∶1 交替文氏现象。分层阻滞的部位是房结区和结区

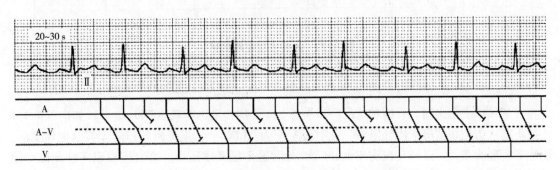

图 6-25　心房扑动伴 2∶1 交替文氏现象 B 型

心房扑动频率 214 次/分，呈 2∶1 及 3∶1 房室传导交替出现，下传的 F-R 间期逐渐延长。梯形图显示房室结上部为文氏型传导，下部为 2∶1 传导，形成 B 型 2∶1 交替文氏现象。分层阻滞的部位是结区和结希区

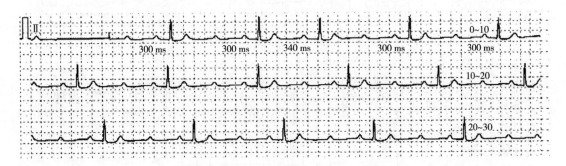

图 6-26　B 型 2∶1 交替文氏呈 3∶1 传导

Ⅱ导联连续记录。记录开始显示的是典型 B 型 2∶1 交替文氏传导，之后出现 3∶1 房室传导。这是因为记录开始心房激动在上层以 5∶4 的形式下传，下层以 2∶1 形式下传。之后心房激动在上层以 3∶2 形式下传，下层以 2∶1 形式下传，故体表心电图只显示房室呈 3∶1 下传的现象。此图不能诊断高度房室传导阻滞

5. 高度房室传导阻滞

高度房室传导阻滞是指房室传导比≥3：1时的一种心电图表现（图6-27），它代表偶发的或交替脱落的心房激动和完全性房室传导阻滞之间的一个中间阶段。当有2次或2次以上的心房激动不能下传心室并同时存在以下情况则考虑高度房室传导阻滞：①心房率≤135次/分；②排除干扰或隐匿所致的生理性阻滞；③逸搏频率≤45次/分或<2：1传导频率；④除外2：1交替文氏传导。高度房室传导阻滞可由Ⅰ型或Ⅱ型传导阻滞演变而成。

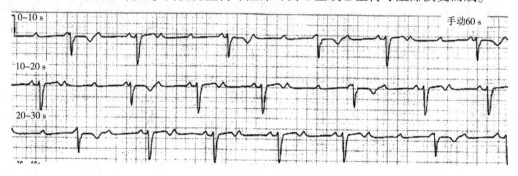

图6-27　高度房室传导阻滞

连续记录。心房率96次/分，2：1传导频率48次/分，当连续出现2个P波不能下传心室时出现交接性逸搏，逸搏频率36次/分，小于2：1传导频率

在解释以上定义时，有两种情况应该注意。①心房扑动房率高达300次/分，如出现4：1传导不能认为是高度房室传导阻滞。此时心室率为75次/分，正是所期望的正常的生理要求，而绝非病理改变。所以只有在房率≤135次/分时这个定义才适用。②交接性或室性异位心律的频率较快，也可干扰房性激动的下传（图6-28、图6-29），因此只有当异位心律≤45次/分时，有合适下传的条件而房性激动连续未能下传才能认为是高度房室传导阻滞。

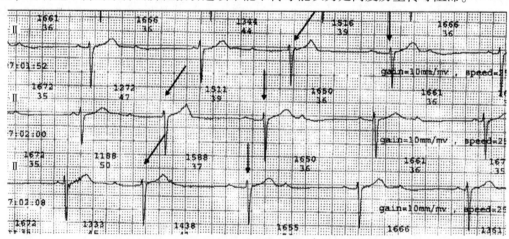

图6-28　二度Ⅰ型房室传导阻滞，房室交接性逸搏心律

动态心电图记录。心房率70次/分，推算2：1传导频率为35次/分，交接性逸搏频率为36次/分，箭头所指的心搏是心室夺获。尽管本图有连续的P波不能下传心室，但交接性逸搏的频率大于2：1传导频率，故考虑逸搏干扰了2：1的房室传导。夺获的PR间期的长短与R-P间期有关，故考虑为二度Ⅰ型房室传导阻滞

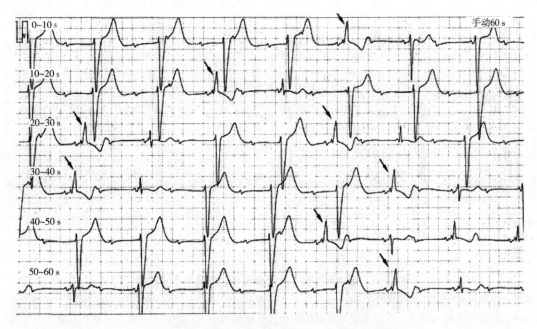

图 6-29 二度Ⅱ型房室传导阻滞,室性逸搏心律

常规心电图连续记录。心房率 90 次/分,连续多个不能下传心室,心室逸搏频率为 47 次/分,箭头所指是心室夺获。根据本图的心房率推算 2∶1 传导频率为 45 次/分,心室逸搏频率大于 2∶1 传导频率,故考虑逸搏干扰了 2∶1 的房室传导。夺获的 PR 间期固定,且在正常范围,呈 RBBB 型,其后可见不同程度的心室融合波,故考虑为二度Ⅱ型房室传导阻滞

束支或分支的高度传导阻滞也可表现为房室传导阻滞,此时心电图比较复杂,如能仔细分析 QRS 波群的形态还是能正确诊断的(图 6-30、图 6-31)。

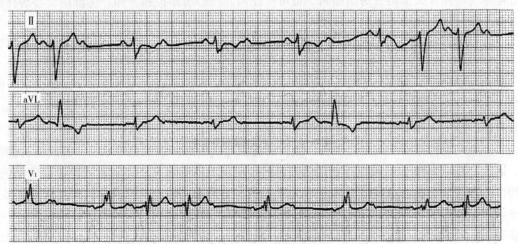

图 6-30 表现为二度房室传导阻滞的三支阻滞

常规心电图非同步记录。可见窦性心律,呈 1∶1 及 2∶1 房室传导,下传的 PR 间期固定。当房室呈 1∶1 传导时可见完全性右束支传导阻滞及左前分支阻滞,当呈 2∶1 房室时为完全性右束支传导阻滞。据此分析,右束支呈三度阻滞,左前分支呈高度阻滞,左后分支呈二度Ⅱ型阻滞

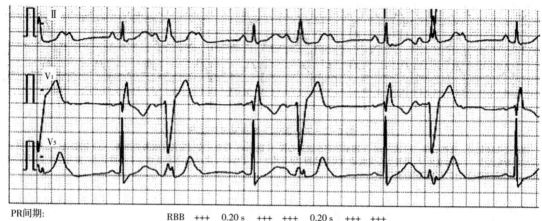

PR间期:
CRBBB=0.18 s
CLBBB=0.20 s

| RBB | +++ | 0.20 s | +++ | +++ | 0.20 s | +++ | +++ |
| LBB | 0.18 s | +++ | +++ | 0.18 s | +++ | +++ | 0.18 s |

图 6-31　表现为二度 I 型房室传导阻滞的双束支阻滞

常规心电图同步记录。可见窦性心律，呈 3：2 文氏型房室传导，下传的 PR 间期为 0.18 秒及 0.20 秒，QRS 波群呈完全性左束支、右束支交替阻滞的现象。从示意图中不难理解，双束支水平的阻滞，均呈高度 3：1 传导，但不同步。激动从右束支下传的速度为 0.20 秒，心电图显示的是左束支传导阻滞；激动从左束支下传的速度为 0.18 秒，心电图显示的是右束支传导阻滞；当激动同时在束支内阻滞时则表现为房室传导阻滞

6. 三度房室传导阻滞

三度房室传导阻滞是指完全性房室传导阻滞，即心房激动完全不能下传心室，即 P-P 间期和 R-R 间期有各自的规律性，但 P 与 QRS 波群之间始终没有任何固定关系。三度房室传导阻滞时心房律大多由窦房结控制，也可由任何异位心房律控制，如心房颤动、心房扑动或房性心动过速。而心室律则由被动心律控制。

三度房室传导阻滞的诊断要点（适用窦性心律）：心房率≥2 倍的逸搏频率；逸搏频率≤45 次/分；最好依靠长程心电图诊断。

心室律缓慢而匀齐是三度房室传导阻滞的一个特征，因为心室律是由位于阻滞区下方的次级起搏点（或逸搏节奏点）所控制，即交接性或室性逸搏性心律（图 6-32～图 6-34）。通常控制心室的逸搏节奏点刚好在阻滞区下方，但偶尔也可以离阻滞区较远。后一种情况可能由于产生完全性阻滞的病变范围较广泛，邻近阻滞区的起搏细胞也被累及，其起搏功能减低。因此，心室率和 QRS 波群形状随阻滞区的不同位置而有所差别。阻滞区位于房室结内，逸搏性心律通常起源自房室结下部或希氏束上段，心室率 40～55 次/分，偶尔更慢或稍快，QRS 波群形状正常（窄的）。完全性希氏束内阻滞时，逸搏灶往往位于希氏束下段，心室率大多在 30～50 次/分，QRS 波群形状也正常。起源自房室结下端和希氏束上、中、下段的逸搏心律，往往统称为交接性逸搏心律。若完全性阻滞发生在双侧束支水平（希氏束下）时，逸搏性心律便起源自希氏束分叉以下的束支或分支，偶尔在外周浦肯野纤维。这种室性逸博性心律往往更慢些，大多为 25～40 次/分，偶可稍快或慢至 15～20 次/分，QRS 波群无例外地增宽（>0.11 秒）而畸形。但应当指出的是，如果完全性房室结或希氏束内传导阻滞与一侧束支传导阻滞或室内传导阻滞并存时，则虽然是交接性逸搏心律，其 QRS 波群必然也

是宽而畸形的。

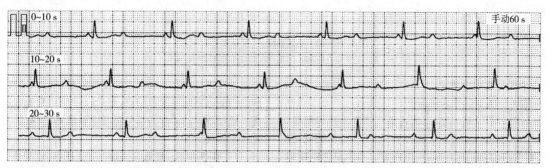

图 6-32　三度房室传导阻滞

常规心电图连续记录。窦性心律，频率 75 次/分，交接性逸搏心律，频率 40 次/分。虽然心房率未大于 2 倍的心室率，但逸搏频率低于 45 次/分

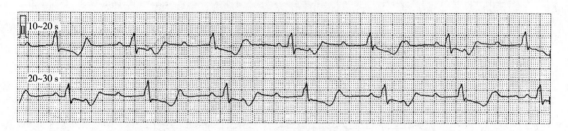

图 6-33　三度房室传导阻滞

常规心电图连续记录。窦性心律，频率 94 次/分，室性逸搏心律，频率 41 次/分。心房率大于 2 倍的心室率

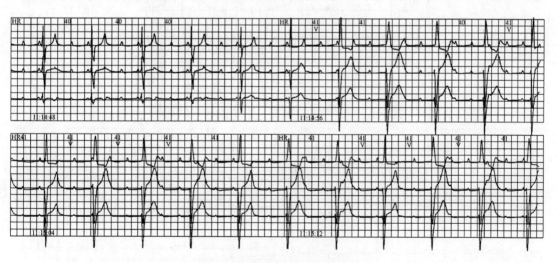

图 6-34　酷似三度房室传导阻滞

动态心电图记录。窦性心律，120 次/分，下图显示室性逸搏心律 41 次/分，符合三度房室传导阻滞的诊断。但上图起始部分清晰显示高度房室传导阻滞呈 3 ∶ 1 房室传导，第 5 个心室激动为室性逸搏，频率较 3 ∶ 1 下传快 1 次/分，因此连续 3 个心搏出现心室竞争现象，即心室融合波。之后室性逸搏心律完全控制心室节律

　　心房颤动时，可依靠缓慢而匀齐的心室律做出三度房室传导阻滞的诊断，但需排除较快

的逸搏心律与心房颤动形成干扰竞争现象（图6-35、图6-36）。心房扑动时，不能仅凭缓慢匀齐的心室律来诊断三度房室传导阻滞，而应根据心房扑动波（F波）与QRS波群是否有关联来确诊（图6-37）。当R-R节律缓慢而匀齐时一定要注意F-R是否固定，如F-R不固定则提示心房心室的激动无关联，考虑三度房室传导阻滞，反之则应考虑存在房室传导。

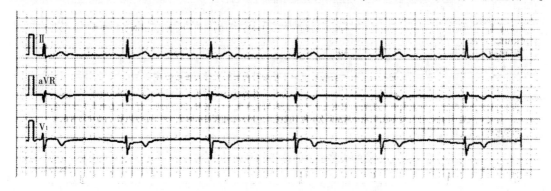

图6-35　心房颤动，三度房室传导阻滞

基本心律为心房颤动，心室率慢而匀齐，频率32次/分

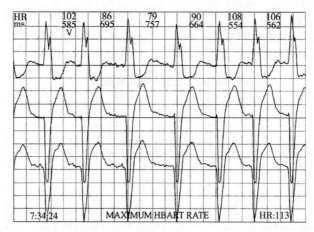

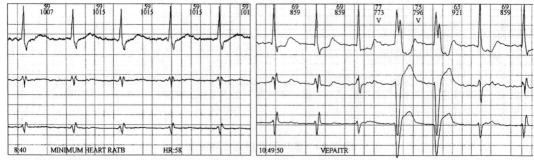

图6-36　心房颤动，加速性室性自主心律

动态心电图记录。基本心律为心房颤动，完全性左束支传导阻滞。8∶40出现匀齐的R-R节律，呈右束支传导阻滞型，频率59次/分；10∶49 R-R不齐，形态不一，并出现室性融合波。据此考虑匀齐的QRS波群是加速的室性自主心律，与心房颤动形成干扰竞争而非房室传导阻滞

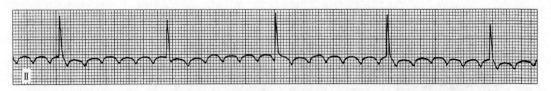

图 6-37　心房扑动，三度房室传导阻滞

心房扑动，频率 272 次/分，R-R 慢而匀齐，频率 41 次/分，F-R 长短不一，据此考虑与 F-R 无关，为完全性房室分离

七、房室传导阻滞的预后和治疗

1. 病因治疗

无论是一度、二度还是三度房室传导阻滞，病因治疗都很重要，在去除病因后房室传导阻滞可能恢复，如急性心肌梗死，在急性心肌缺血改善后，房室传导阻滞就可能恢复。心肌炎急性期治疗及时，房室传导阻滞也可能恢复。介入治疗所致的一度和二度房室传导阻滞，通过激素的冲击治疗几乎都能恢复，射频消融所致的三度房室传导阻滞恢复的可能性较小。先天性心脏病室间隔缺损介入治疗也可引起不同程度的房室传导阻滞，推测可能由于希氏束的走行靠近室间隔缺损口，封堵时可能对希氏束产生挤压摩擦。通过激素的治疗大部分患者能够恢复，少数患者需要安装永久起搏器治疗。

2. 药物治疗

静脉滴注异丙肾上腺素，静脉注射阿托品。

3. 起搏治疗

对于二度Ⅱ型及三度房室传导阻滞的患者，如有明显的血流动力学改变，治疗主要是对人工起搏器的适应证的掌握。

（姜　雨　陈红磊）

第七章

感染性心内膜炎

第一节　概述

感染性心内膜炎（infective endocarditis，IE）是指心脏内膜的微生物感染。感染性心内膜炎最常累及心脏瓣膜，也可累及间隔缺损部位、腱索及心脏内膜。有时动脉内膜也可发生感染，导致动脉内膜炎，其临床表现与感染性心内膜炎相似。

一、病理与病理生理

感染性心内膜炎特征性的病理改变是赘生物形成，严重者导致瓣膜溃疡穿孔，腱索及乳头肌断裂。IE 发病机制为心脏瓣膜的内皮受损后，血小板沉积，产生非细菌性血栓性心内膜炎（nonbacterial thrombotic endocarditis，NBTE）；病原微生物进入血循环定居于心内膜，导致感染性心内膜炎。因此，感染性心内膜炎的产生必须具备两个条件：首先是微生物必须黏附到心瓣膜表面，而细菌黏附到微血栓和纤维蛋白的能力各不相同；其次是菌血症需持续存在，微生物多次黏附，以躲避机体的防御机制。

三种血流动力学状态可损伤心内膜，导致感染性心内膜炎：①血流从高压腔室快速流入低压腔室时，侧面压力下降而形成涡流，有利于病原体的沉积和生长，如二尖瓣关闭不全时的瓣膜左心房面；②血流高速流经狭窄的瓣膜口，因 Venturi 效应，病原体在瓣口的另一侧或血流射向的心内膜或血管内膜表面大量附着，如在主动脉瓣狭窄的主动脉壁；③高速喷射性血流冲击内膜，导致局部损伤。

二、病因与分类

感染性心内膜炎是一个总称，有多种分类标准，每一种分类都不完善，相互有较大重叠，但仍有一定的价值。按感染微生物分类更有助于预测自然病程、指导治疗及判断预后。

（一）病因分类

根据血培养结果分为：①血培养阳性感染性心内膜炎；②血培养阴性感染性心内膜炎。血培养阳性感染性心内膜炎根据不同的微生物感染又可分为细菌性、真菌性、酵母菌性心内膜炎等，见表 7-1。

表 7-1 感染性心内膜炎的病原菌和发病率

病原菌	NVE（%）	IDU（%）	早期人工瓣膜性心内膜炎（%）	晚期人工瓣膜性心内膜炎（%）
链球菌	60~80	15~20	5	35
草绿色链球菌	30~40	15	<5	25
牛链球菌	15	<5	<5	<5
肠球菌	5~18	2	<5	<5
葡萄球菌	25	50	50	30
凝固酶阳性	23	50	20	10
凝固酶阴性	<5	<5	30	20
革兰阴性（需氧菌）	<5	5	20	10
真菌	<5	<5	10	5
血培养阴性	5~10	<5	<5	<5

注 NVE，自身瓣膜性心内膜炎；IDU，静脉注射药物的应用。

（二）病程分类

根据病程可分为急性和亚急性感染性心内膜炎。急性感染性心内膜炎起病急（数天至 1~2 周），并发症出现早，常在 2 周内确诊，由毒力强的微生物如金黄色葡萄球菌引起，常为全身感染的一部分；而亚急性感染性心内膜炎起病缓慢（几周到几个月），常由毒性较低的微生物如草绿色链球菌感染引起。

（三）病理分类

根据心内膜受累特征分为自体瓣膜心内膜炎（native valves endocarditis，NVE）、人工瓣膜心内膜炎（prosthetic valves endocarditis，PVE）和右心感染性心内膜炎（与静脉注射毒品有关）。与静脉注射毒品有关的感染性心内膜炎又称为静脉药瘾者心内膜炎（IDU），常累及右心。

（赵冠南 王 岩）

第二节 自体瓣膜心内膜炎

感染性心内膜炎的流行病学发生了很大的改变。感染性心内膜炎发病率为每年 1.7~6.2 例/10 万患者。发病率升高的因素主要有人口老化、院内感染增加、心脏和血管内植入物增多、免疫抑制剂的使用及静脉药物滥用的增多。流行病学研究表明，感染性心内膜炎的基础疾病在年轻患者主要为风湿性或先天性心脏病及静脉药物滥用者，在老年人主要为退行性瓣膜病。

引起成人自身瓣膜的感染性心内膜炎的最常见微生物是草绿色链球菌、金黄色葡萄球菌、牛链球菌、肠球菌和 HACEK 菌（嗜血杆菌、放线杆菌、Cardiobacterium、Eikenella、Kingella）。HACEK 细菌包括被认为是上呼吸道正常菌群的革兰阴性微生物。

一、临床表现

多数患者无前驱病史，部分近期有手术、器械检查或感染史。由于致病菌毒力不同、基础心脏病不同以及其他因素等，感染性心内膜炎的临床表现错综复杂、变化多端。

（一）急性感染性心内膜炎

常发生于正常心脏，在静脉药瘾者发生的右侧心内膜炎也倾向于急性。病原菌常为高毒力的细菌，如金黄色葡萄球菌或真菌。起病急骤，高热、寒战，全身毒血症症状显著，类似败血症，常是全身感染的一部分。由于多数患者原无基础心脏病，发病开始可无杂音，但由于瓣膜迅速破坏及瓣膜附件断裂等，病程中可出现新的杂音，以主动脉瓣反流性杂音居多，杂音在短时间内可出现明显变化为其特点。患者一般情况差，皮肤黏膜瘀点可见于 2/3 患者，脾肿大也较为多见，其他微血栓栓塞征象比较少见，肺脏、皮肤等处可出现迁徙性脓肿。

（二）亚急性感染性心内膜炎

仍为目前临床上最多见的类型，多数患者原有器质性心脏病。起病隐袭，常以发热、出汗、全身中毒症状和进行性贫血为主要表现。少数以并发症的方式起病，如栓塞、不能解释的卒中、心脏瓣膜病的进行性加重、顽固性心力衰竭、肾小球肾炎和手术后出现心脏杂音等。

1. 全身感染的症状

发热最常见，热型多变，以不规则者多见，伴有畏寒和出汗。体温大多在 37.5~39 ℃，3%~15% 的患者体温正常，多见于老年患者和伴有栓塞或真菌性动脉瘤破裂引起脑出血或蛛网膜下隙出血以及严重心力衰竭、尿毒症患者，使用过抗生素、皮质激素、退热药者也可暂时不发热。亚急性感染性心内膜炎患者入院时或在某一阶段可不出现发热，但整个病程中均不出现发热者十分少见。

常有全身不适、食欲减退、疲乏、体重减轻等，可有头痛、肌痛、关节痛及背痛。70%~90% 的病例有进行性贫血，多为轻中度贫血，晚期患者可有重度贫血，主要由于感染抑制骨髓所致。1/3 的患者有杵状指，一般无发绀。

2. 心脏表现

原有杂音的性质强度发生变化或出现新的杂音。心律失常少见，可引起房室传导阻滞及束支传导阻滞，可有期前收缩或心房纤颤。

3. 皮肤、黏膜病损

皮肤黏膜微血栓及微小动脉炎目前已比较少见，但若出现，为诊断感染性心内膜炎的重要依据。①皮肤黏膜瘀点，多见于结膜、前胸、腹部、手足背部皮肤，也可见于口腔、咽腭等处黏膜。瘀点常成群出现，发生率最高，但也从应用抗生素前的 85% 降低到目前的 10%~40%。②Roth 点，眼底出现一直径数毫米的椭圆形、中心苍白的出血点。③Osier′s 结节，分布于手指和足趾末端的掌面，足底或大小鱼际肌处，红色或紫红色，有明显的压痛，直径小者 1~2 mm，大者 5~15 mm，高于皮面，既往认为是感染性心内膜炎的特征性表现，此征偶尔也见于系统性红斑狼疮、消耗性心内膜炎。④Janeway 损害，为无痛性出血性斑疹，位于手掌及足底，多见于金黄色葡萄球菌性感染性心内膜炎。⑤指甲下出血，出现与手指平行的甲下裂隙出血，也可见于脚趾甲下，其远端不达到指甲床前沿，发生率很低。

4. 栓塞

栓塞是感染性心内膜炎最常见的临床表现，见于40%的患者，有助于本病的诊断。常见栓塞器官有脑、肾、脾、肺和血管，并表现相关的症状和体征。

5. 与免疫系统激活有关的表现

持续菌血症刺激机体免疫系统引起脾肿大，质软并有轻度压痛。还可导致肾小球肾炎（循环免疫复合物沉积在肾小球基底膜）、关节炎、腱鞘炎、心包炎和微血管炎等。

二、并发症

（一）充血性心力衰竭

是最常见的并发症，感染引起的瓣膜破坏、穿孔及支持结构如乳头肌、腱索的受损发生瓣膜关闭不全，或使原有的关闭不全加重是造成心力衰竭的主要原因。主动脉瓣受损者最常发生，其次为二尖瓣受损。偶尔赘生物脱落栓塞于冠状动脉导致急性心肌梗死也可产生心力衰竭。

左心衰竭的突然出现或加重常见于急性感染性心内膜炎，主要由于瓣膜穿孔或腱索断裂引起。出现与瓣膜功能不全不相称的难治性左侧心力衰竭时，要考虑感染性瓦氏窦瘤破裂或室间隔穿孔的可能性。

当感染性心内膜炎扩散到瓣环外时，预示着较高的死亡率，产生心力衰竭及需要手术的可能性较大。瓦氏窦的真菌性动脉瘤破裂可引起心包炎、心包积血及心脏压塞（心包填塞），或形成至右心室或左心室的瘘管。

（二）神经系统并发症

20%~40%的感染性心内膜炎患者出现神经系统并发症。①5%的感染性心内膜炎的患者产生颅内出血，出血为真菌性动脉瘤破裂或栓塞梗死处化脓性动脉炎引起的动脉破裂。在有发热的心脏瓣膜病患者，出现神经系统表现提示可能为感染性心内膜炎。颅内真菌性动脉瘤的临床表现多样，一些动脉瘤在破裂前慢慢渗出，产生头痛和轻微的脑膜刺激征；而另一些患者在突然脑出血前无任何症状。对有局限性或严重头痛、培养阴性的脑膜炎或局灶神经系统体征的患者，CT、MRI等影像学检查有助于诊断。CT诊断脑出血的敏感性达90%~95%，还可确定细菌性动脉瘤的位置。对直径小于5 mm的动脉瘤，MRI检查的敏感性不如常规脑血管造影，后者仍是诊断动脉瘤的金标准。②弥漫性脑膜脑炎，可能因小动脉或毛细血管的散在性细菌性栓塞所致，其表现如同脑炎或脑膜脑炎，但脑脊液培养常阴性，多见于金黄色葡萄球菌或肺炎球菌性感染性心内膜炎。

（三）细菌性动脉瘤

以真菌性动脉瘤最常见，最常发生于主动脉窦，其次为脑、已结扎的动脉导管、内脏和四肢动脉。不压迫邻近组织的动脉瘤本身无症状，为可扪及的搏动性肿块。发生在周围血管的动脉瘤容易诊断，如发生在脑、肠系膜等深部组织的动脉时，往往直至动脉瘤破裂出血时方能确诊。

（四）长期发热

对毒力较小的致病菌所致的感染性心内膜炎，在抗生素恰当地治疗2~3天后应退热，

90%的感染性心内膜炎患者在治疗2周内退热。持续发热（超过14天）的主要原因有：感染播散到瓣膜外（常有心肌脓肿）、局部的转移性感染、药物过敏（尤其是退热后再出现发热）、医院内感染或出现并发症，如肺栓塞。

三、辅助检查

（一）实验室检查

1. 常规检查

亚急性病例常有轻中度贫血。白细胞计数正常或轻度升高，有时可见到核左移。血涂片中有时可找到吞噬单核细胞，直径为20~30 μm，细胞质中可含有细菌及蜕变的红细胞，对诊断有参考价值。急性感染性心内膜炎患者贫血较少见，除在疾病的极早期或并发心力衰竭、肾功能衰竭外，有白细胞计数升高和明显的核左移。90%以上感染性心内膜炎患者红细胞沉降率增高，如红细胞沉降率正常，不支持感染性心内膜炎的诊断。半数以上的患者有蛋白尿和镜下血尿，在并发急性肾小球肾炎、间质性肾炎或肾梗死时，可出现肉眼血尿、脓尿以及血肌酐和尿素氮的增高。肠球菌性心内膜炎常可导致肠球菌菌尿，金黄色葡萄球菌性心内膜炎亦然，故尿培养也有助于诊断。

2. 血培养

血培养阳性是诊断感染性心内膜炎最直接的证据，对每一位怀疑感染性心内膜炎的患者，均应做血培养检查。国外血培养阳性率可高达95%，国内一般为40%~60%。感染性心内膜炎的菌血症为持续性的，故无须在体温升高时采血。在亚急性感染性心内膜炎的病例，血中细菌的数目相差很大，通常为每毫升静脉血1~200个菌落，因为在未治疗的患者血培养通常为阳性，一般抽取3次血标本就够了，但对用过抗生素治疗的患者，需反复做血培养。

在抗生素治疗前，如临床条件允许，在24小时内于不同静脉穿刺部位采血3次进行培养，每次采血16~20 mL。在应用过抗生素治疗的患者，取血量不宜过多，因为血液中过多的抗生素不能被培养基稀释，影响细菌的生长。第一次采血与第三次采血至少间隔1小时，常规做需氧菌和厌氧菌培养，如疑为真菌感染应加做真菌培养。培养基应能支持难培养的营养变异细菌的生长，最好含有能灭活或中和抗生素的酶或树脂。一旦血培养阳性，进行革兰染色和次代培养。如第2天、第3天培养阴性，再采血2次行血培养。如用过抗生素治疗的患者，在随后的几周中需多次做血培养，以发现不完全治疗后的菌血症复发。对急性感染性心内膜炎患者，采血3次后即应给予抗生素经验性治疗，不必等血培养的结果。

因为皮肤常见的细菌如类白喉杆菌、凝固酶阴性的表皮葡萄球菌可导致感染性心内膜炎，在采血时应注意皮肤严格消毒，抽血操作者应戴无菌手套。不要轻易将上述细菌当作污染菌。如怀疑为这些细菌导致的心内膜炎，应延长培养时间至21天，即使肉眼检查无明显生长，也应在第5天、第14天、第21天时做革兰染色。定量血培养有时可区别污染或真阳性。

对血培养阴性的感染性心内膜炎，做布鲁杆菌、军团菌、科克斯立克次体或鹦鹉热的血清学检查可能会有帮助。

3. 血清学检查

（1）本病的血清总补体、C_3、C_4 均降低，这在其他感染性疾患十分少见。如患者有发热、心脏杂音等提示感染性心内膜炎时，上述补体的变化对感染性心内膜炎的诊断是有力的支持。

（2）循环免疫复合物（CIC）增高，见于90%的患者，且常在100 μg/mL以上，比无感染性心内膜炎的败血症患者高，有鉴别诊断价值。但要注意与系统性红斑狼疮、乙型肝炎表面抗原阳性及其他免疫性疾病的患者鉴别。

（3）血清中壁酸抗体含量增高，若其效价增高4倍以上，提示葡萄球菌感染的可能性很大。临床高度怀疑感染性心内膜炎而血培养阴性者，此项检查对明确致病菌和选用抗生素治疗有较大的参考价值。

（4）亚急性感染性心内膜炎，病程超过6周者，50%类风湿因子阳性，经治疗后效价迅速降低，如效价持续不降，提示预后不良。

（二）心电图检查

一般无特异性。在治疗过程中出现房室传导阻滞提示感染扩散到心肌，这种扩散可由于局灶性心肌炎或靠近传导系统的脓肿所致。如为室间隔脓肿或瓣环脓肿导致房室传导阻滞，提示可能需要换瓣。颅内细菌性动脉瘤破裂，可出现神经源性的T波改变。

（三）放射影像学检查

胸部X线检查对并发症如心力衰竭、肺梗死的诊断有帮助。肺部多处小片状浸润影提示脓毒性肺栓塞所致的肺炎。主动脉细菌性动脉瘤可致主动脉增宽。透视下见人工心瓣膜有异常的摇动和移位时，提示可能并发感染性心内膜炎。

计算机X线断层显像（CT）或螺旋CT及磁共振显像（MRI）可帮助确定感染性心内膜炎时局灶性神经损害的原因，尤其是脑梗死、脓肿和出血的诊断，对较大的主动脉瓣周脓肿也有一定的诊断价值。大脑或其他部位细菌性动脉瘤的诊断有时需行血管造影检查。

（四）超声心动图检查

可在三方面帮助临床医师处理可疑的感染性心内膜炎患者：①显示瓣膜上的赘生物而确立诊断；②鉴定影响疾病预后的各种血流动力学改变和心内并发症；③指导特殊的干预，如抗生素治疗的疗程和外科手术干预。所有怀疑感染性心内膜炎的患者都应行经胸超声心动图（TIE）检查。

TIE可诊断出50%~80%的赘生物，自体瓣膜病变及赘生物>5 mm者易于显示；人工瓣膜病变及赘生物<5 mm者难以显示，因此，未发现赘生物不能排除感染性心内膜炎。肺动脉瓣的全貌难以完全显示，故肺动脉瓣赘生物有时不易探测到。

经食管超声心动图（TEE）检查能很好地显示双房腔、瓣膜、腱索、人工瓣膜及升主动脉，因此更易发现赘生物、瓣周脓肿及真菌性动脉瘤等。90%的病例可发现赘生物，能检出直径1~1.5 mm的赘生物，不受机械瓣造成回声的影响，更适合于人工瓣膜及肺气肿、肥胖、胸廓畸形的患者。对怀疑有感染性心内膜炎，但TIE检查结果阴性者，必须考虑TEE检查。

超声心动图诊断感染性心内膜炎的特异性不是很强，因为有时赘生物不易与黏液瘤样变性、血栓等非感染性病变相区别，而且不能区分急性期或慢性期的赘生物。

（五）心导管检查和心血管造影

对抗生素治疗反应良好的感染性心内膜炎患者通常不必行此项检查，心导管检查和心血管造影对原有的心脏病，尤其是冠心病的诊断价值很大，由于有赘生物脱落的危险，需严格掌握适应证。一般认为，对 40 岁以上的患者如要行瓣膜置换术，需行心导管检查和心血管造影，以了解冠状动脉的情况及主动脉瓣反流的程度。

（六）放射性核素心脏扫描

对心内膜炎的炎症部位和心肌脓肿的诊断有帮助，但需 72 小时后才显示阳性，且敏感性、特异性均不如超声心动图，临床应用价值不大。

四、诊断与鉴别诊断

感染性心内膜炎的临床表现错综复杂，一些患者缺乏典型的征象如发热、心脏杂音等，另有一些患者以并发症如大动脉栓塞、肾功能衰竭或贫血为主要表现，故很容易发生误诊和漏诊。

外科手术或尸检取得的心内膜赘生物或大动脉栓塞的栓子，经革兰染色或培养发现致病微生物，是诊断感染性心内膜炎的"金标准"。但大部分的病例只能依靠临床表现、血培养和超声心动图等做出诊断。

对患有心脏瓣膜病、先天性心脏病、人工瓣膜置换术后和安置起搏器的患者，有不明原因的发热持续 1 周以上，应怀疑本病的可能，并立即做血培养，如兼有贫血、周围栓塞现象和出现心脏杂音，应考虑本病的诊断。临床反复短期使用抗生素，发热时常反复，尤其在有瓣膜杂音的患者应警惕本病的可能。

对不能解释的贫血，难治性心力衰竭，周围动脉栓塞，人工瓣膜口的进行性阻塞和瓣膜的移位、撕裂等均应注意感染性心内膜炎的可能性。正如著名心脏病学家 Friedberg 提出的"凡有器质性心脏杂音者发热 1 周而原因不明，除非证实为其他疾患，否则均应拟诊为感染性心内膜炎"。这一标准只是拟诊标准，今天看来不够完整，但仍有重要的意义。

感染性心内膜炎的 Duke 诊断标准如下。

1. 确定的感染性心内膜炎

（1）病理学标准：①微生物，赘生物、脱落的赘生物栓子或心内脓肿进行培养或组织学检查发现病原微生物；②病理病变，组织病理证实赘生物或心内脓肿有活动性心内膜炎。

（2）临床标准：①2 个主要标准；②1 个主要标准加 3 项次要标准；③5 项次要标准。

2. 可疑的感染性心内膜炎

临床表现不足以明确感染性心内膜炎诊断，也不足以排除感染性心内膜炎诊断。

3. 排除诊断

（1）肯定的其他诊断可解释患者的临床症状。

（2）抗生素治疗≤4 天而心内膜炎症状完全消失者。

（3）抗生素治疗≤4 天，手术或尸检没有发现感染性心内膜炎证据者。

4. 感染性心内膜炎的 Duke 诊断标准中术语的定义

（1）主要标准。

1）阳性血培养结果：在原发感染灶，2 次分开的血培养中均分离出可致感染性心内膜炎的典型的微生物，如草绿色链球菌、牛链球菌、HACEK 族细菌，或社区获得性葡萄球菌属或肠球菌，或持续血培养阳性，定义为重新获得与感染性心内膜炎一致的微生物。①血培养采血间隔 12 小时以上；②3 次或 3 次以上的血培养多数阳性，首次和末次采血时间至少相隔 1 小时以上。

2）心内膜受累的证据：心脏超声检查异常。①在瓣膜或其支持结构上，或瓣膜反流血液冲击部位或人工植入的瓣膜上出现振荡的块状物而不能用其他解剖的原因解释。②脓肿。③人工瓣膜出现新的部分撕裂或新出现的瓣膜反流（既往存在的杂音加重或改变不是充分依据）。

（2）次要标准。

1）易患因素：基础心脏病或静脉注射毒品。

2）发热，体温≥38 ℃。

3）血管征象：大动脉栓塞、感染性肺栓塞、真菌性动脉瘤、颅内出血、结膜出血、Janeway 损害。

4）免疫学异常：肾小球肾炎、Osler′小结、Roth 点、类风湿因子阳性。

5）细菌学证据：血培养阳性但不符合上述主要标准，或与感染性心内膜炎相符的致病菌的血清学检查。

6）超声心动图的发现符合感染性心内膜炎，但不具备上述主要标准。

感染性心内膜炎的 Duke 诊断标准的特异性为 0.99（95%可信限为 0.97～1.00），阴性预测值大于 92%。该标准尚未用于人工瓣膜性心内膜炎的诊断。

由于本病的临床表现多样，常易与其他疾病混淆，急性者需与金黄色葡萄球菌、淋球菌、肺炎球菌、革兰阴性杆菌败血症鉴别；亚急性者应与急性风湿热、系统性红斑狼疮、淋巴瘤腹腔内感染、结核病等相鉴别。还要注意与其他原因导致的栓塞性疾病相鉴别，如肠系膜动脉栓塞，需与其他急腹症相鉴别；冠状动脉栓塞，需与冠状动脉粥样硬化或冠状动脉炎等所致心绞痛、心肌梗死相鉴别。

五、监护

感染性心内膜炎是病程较长、易复发的消耗性疾病。尽管需要监测的指标较多，但最基本的指标只有体温、心脏杂音、血常规、肝肾功能、血培养和心脏超声。

1. 体温

观察体温有助于疾病的诊断、判断抗生素的疗效和疾病的转归。

2. 心脏杂音

心脏杂音性质的变化和（或）新杂音的出现对疾病的判断和发展有重要的意义。

3. 血常规

大多患者白细胞及其分类的异常升降，在一定程度上反映了感染的轻重和抗生素的疗效；血红蛋白和红细胞反映了贫血程度，故血常规应定期检测。

4. 肝肾功能和尿常规监测

IE 的免疫反应和微栓子可损害肾脏，而且很多抗生素，特别是氨基糖苷类抗生素有肾损害作用，抗真菌药对肝功能多有影响。因此，治疗过程中必须经常检测肝肾功能及尿常规。

5. 血培养和药敏试验

血培养是菌血症客观指标，对诊断、复发和再感染，指导用药和评价疗效具有判断作用。病初和抗生素疗程结束后的第1、第2及第6周应分别再次做血培养观察菌血症变化。

6. 超声心动图检查

能比较明确地显示心瓣膜或心内膜赘生物及固有心脏病的异常表现。明确是否有瓣膜瓣环受损、瓣周脓肿、心肌脓肿和新出现的反流，感染是否侵袭至心包膜，是否存在心包积液。但对判断预后价值不大，随着病情好转，赘生物不一定消失。

7. 血药浓度的监测

要根据 MIC 和 MBC 决定药物用量，特别是疗效不佳或使用不良反应较大的药物时。

8. 微栓塞的监测

脑栓塞可发热，突然出现瘫痪或失明，若梗死面积小，也可无明显症状。肺栓塞发病急，出现胸痛、呼吸困难、咯血、发绀或休克。脾栓塞有左上腹痛或左季肋部痛，有发热及局部摩擦音。肠系膜动脉栓塞，表现为急腹症、血便等。四肢动脉栓塞可有栓塞肢体苍白发冷，动脉搏动减弱或消失，肢体缺血疼痛等。

9. 胸部 X 线检查

对并发症如心力衰竭、肺梗死的诊断有帮助。肺部多处小片状浸润影提示脓毒性肺栓塞所致的肺炎。主动脉细菌性动脉瘤可致主动脉增宽。透视下见人工心瓣膜有异常的摇动和移位时，提示可能并发感染性心内膜炎。

10. 其他

根据病情选择 CT、MRI、ECT、ECG 和心导管等检查。

六、治疗

(一) 抗生素治疗

抗生素治疗是感染性心内膜炎的首要治疗措施。在抗生素治疗之前，最好能明确感染性心内膜炎是由何种致病微生物引起的。凡能培养出致病微生物者，应测定微生物对某种抗生素的最小抑菌浓度（MIC）、最小杀菌浓度（MBC）和能杀死 99.9% 接种细菌的最大稀释血清，即血清杀菌滴度（SBT），当治疗少见的病原菌和使用不常用的抗生素或治疗失败时，SBT 对临床治疗很有帮助。还要做药物敏感试验，以供用药时参考。病情危急不能等待血培养结果者，可在抽血送培养后作经验性治疗，待得到血培养结果后再做调整。

1. 一般治疗

（1）早期应用：感染性心内膜炎的病原学检查是选择治疗方案的重要依据，因为感染性心内膜炎有持续性菌血症，所以不必在体温升高时采取血标本。亚急性感染性心内膜炎可延迟治疗 2~3 天以等待血培养结果，并不影响患者的治愈率和预后。而急性感染性心内膜炎或亚急性感染性心内膜炎伴心力衰竭的患者，则应在 30~60 分钟抽取血培养标本 4~6 次后立即开始按经验性用药方案治疗。

（2）足量应用：赘生物中病原微生物浓度很高，但是代谢和增殖相对低下，对机体防御系统有很强的抵抗力，病原微生物隐藏于赘生物的纤维蛋白和血栓中，而且赘生物中无血管分布，抗生素很难渗透。因此需要应用大剂量的抗生素，使其血清浓度达到体外试验最低抑菌浓度的 8 倍以上，才能保证有足量药物渗入赘生物内，彻底杀灭病原微生物。2 种以上抗生素联合应用，不但有协同作用，还可减少耐药性，杀灭其他细菌。

（3）选用杀菌剂：青霉素、头孢菌素、庆大霉素和万古霉素等抗生素均有较强的杀菌活性。而抑菌性药物如四环素类、氯霉素、大环内酯类等，一般仅用于 Q 热立克次体、鹦鹦热衣原体、布鲁杆菌等病原微生物引起的感染性心内膜炎。杀菌剂和抑菌剂联合应用有时可获得良好的疗效，并且可以减少耐药性的产生。

（4）静脉用药为主：注射途径给药可以达到较高的血浆浓度，明显优于口服给药。分次静脉注射或快速静脉滴注较持续滴注可取，因其血浆内药物的高峰浓度较高，可彻底杀灭赘生物中的病原微生物，且对患者的生活与活动影响小。链霉素等药物则采用肌内注射给药。给药次数取决于病原微生物和抗生素的种类，原则是使病原微生物在2次给药之间不能进行增殖。青霉素、头孢菌素和万古霉素对革兰阳性球菌有2小时的抗生素后效应，即应用抗生素后，即使抗菌活性消失，病原微生物在2小时内仍不能增殖。但以上药物对革兰阴性杆菌则没有抗生素后效应，因此青霉素G需每4小时给药1次。

（5）疗程要长：疗程一般4~6周，有严重栓塞、迁徙性脓肿、真菌性感染性心内膜炎，以及感染性心内膜炎复发等，疗程应适当延长。

青霉素与氨基糖苷类合用有协同作用。使用氨基糖苷类和万古霉素时要严密观察肾功能，并根据肌酐清除率调整剂量。除非监测血清浓度，万古霉素每天用量不要超过2 g。对较少见的微生物引起的感染性心内膜炎的最佳治疗方案仍未确定。

2. 经验性治疗

鉴于国内血培养阳性率较低或因病情危急不能等待血培养结果，可根据以往的临床经验采用适当的抗生素。对感染性心内膜炎患者应尽可能区分为急性或亚急性，前者使用的抗生素应能覆盖金黄色葡萄球菌、多种链球菌和革兰阴性杆菌；后者使用的抗生素应能覆盖绝大多数的链球菌及肠球菌。Durack的治疗方案如下。

（1）疑为急性感染性心内膜炎：萘夫西林（nafcillin，新青霉素Ⅲ）2 g，每4小时静脉注射或滴注1次，加庆大霉素1 mg（1 000 U）/kg，肌内注射或静脉滴注，每8小时1次，再加氨苄西林2 g，静脉注射，每4小时1次。

（2）疑为亚急性感染性心内膜炎：氨苄西林加庆大霉素，剂量同上。

3. 根据血培养结果选用抗生素

选用抗生素前应测定最小抑菌浓度（MIC）和最小杀菌浓度（MBC）。使用抗生素后应测定血抗生素峰浓度（静脉注射药物后0.5~1小时）和谷浓度（下次注射药物前），以监测抗生素作用和毒性。根据多中心研究，峰浓度和谷浓度的抗生素稀释1：8能达到MBC者，治愈可能性为93%~97.5%。

（1）链球菌。①对青霉素敏感的细菌（MIC<0.1 μg/mL），草绿色链球菌、牛链球菌、肺炎球菌及其他链球菌多属此类。可用青霉素G治疗4周（方案A）；青霉素G加庆大霉素（方案C）可产生协同杀菌作用，能迅速杀灭赘生物内的病原菌，治疗2周可达到与方案A相同的治疗效果，适合于无心肌脓肿、心外感染灶及真菌性动脉瘤等并发症者。方案A更适合于有氨基糖苷类禁忌证（肾功能不全、听神经损害）或65岁以上的患者。对于复发、伴有休克或心脏外感染性栓塞的患者，可将方案C中青霉素G延长应用2周。对青霉素过敏的患者，可应用头孢曲松或万古霉素（B或D方案），见表7-2。②对青霉素相对耐药的草绿色链球菌和牛链球菌，推荐青霉素G（4周）加庆大霉素（不超过2周）的治疗方法，见表7-3。对青霉素耐药的草绿色链球菌和肠球菌或对青霉素过敏者，用万古霉素，剂量不超过2 g/d，肾功能不全者要减量。在注射完毕后1小时，治疗血浆浓度为30~45 μg/mL。滴注速度要慢（每剂超过1小时），以减少组胺释放所致的"红人"综合征，见表7-4。

表 7-2　自体瓣膜对青霉素敏感的草绿色链球菌和牛链球菌感染的治疗（MIC≤0.1 μg/mL）

抗生素方案	剂量和途径	用药时间（周）
A. 青霉素 G	1 200 万~1 800 万 U/d，持续静脉滴注	4
	或分 6 等份，每 4 小时 1 次	
B. 头孢曲松	2 g/d，静脉注射或肌内注射	4
C. 青霉素 G	1 200 万~1 800 万 U/d，持续静脉滴注	2
+	或分 6 等份，每 4 小时 1 次	
庆大霉素	1 mg/kg，静脉注射或肌内注射，每 8 小时 1 次	2
D. 万古霉素	30 mg/（kg·d），分 2 次静脉注射，不超过 2 g/d	4

表 7-3　自体瓣膜对青霉素相对耐药的草绿色链球菌和牛链球菌感染的治疗（MIC 0.1~0.5 μg/mL）

抗生素方案	剂量和途径	用药时间（周）
A. 青霉素 G	1 800 万 U/d，持续静脉滴注	4
+	或分 6 等份，每 4 小时 1 次	
庆大霉素	1 mg/kg，静脉注射或肌内注射，每 8 小时 1 次	2
B. 万古霉素	30 mg/（kg·d），分 2 次静脉注射，不超过 2 g/d	4

（2）肠球菌，见表 7-4。

表 7-4　自体瓣膜对青霉素耐药的链球菌和肠球菌感染的治疗（MIC<0.1 μg/mL）

抗生素方案	剂量和途径	用药时间（周）
A. 青霉素 G	1 800 万~3 000 万 U/d，持续静脉滴注	4~6
+	或分 6 等份，每 4 小时 1 次	
庆大霉素	1 mg/kg，静脉注射或肌内注射，每 8 小时 1 次	4~6
B. 氨苄西林	12 g/d，持续静脉滴注	4~6
+	或分 6 等份，每 4 小时 1 次	
庆大霉素	1 mg/kg，静脉注射或肌内注射，每 8 小时 1 次	4~6
C. 万古霉素	30 mg/（kg·d），分 2 次静脉注射，	4
+	不超过 2 g/d	
庆大霉素	1 mg/kg，静脉注射或肌内注射，每 8 小时 1 次	4~6

（3）葡萄球菌，见表 7-5。

表 7-5　自体瓣膜葡萄球菌感染的治疗（MIC 0.1~0.5 μg/mL）

抗生素方案	剂量和途径	用药时间（周）
对青霉素敏感的葡萄球菌		
A. 青霉素 G	2 000 万 U/d，持续静脉滴注	4~6 周
	或分 6 等份，每 4 小时 1 次	
对新青霉素敏感的葡萄球菌		
B. 萘夫西林或苯唑西林	2 g，静脉注射，每 4 小时 1 次	4~6 周
+		

续表

抗生素方案	剂量和途径	用药时间（周）
庆大霉素	1 mg/kg，静脉注射或肌内注射，每 8 小时 1 次	3~5 天
C. 头孢唑啉或其他同等剂量的	2 g，静脉注射，每 8 小时 1 次	4~6 周
头孢一代		
+		
庆大霉素	1 mg/kg，静脉注射或肌内注射，每 8 小时 1 次	3~5 天
对新青霉素耐药的葡萄球菌		
D. 万古霉素	30 mg/（kg·d），分 2 次静脉注射，不超过 2 g/d	4~6 周

（4）HACEK 菌。头孢曲松 2 g，静脉注射或肌内注射，每天 1 次；或氨苄西林每天 12 g，持续或分次静脉滴注，加庆大霉素 1.0 mg/kg，每 12 小时静脉滴注或肌内注射 1 次，用药 4 周，也可考虑用第三代头孢菌素。

（5）铜绿假单胞菌和其他革兰阴性杆菌。治疗比较困难，常需联合用药治疗，如青霉素或第三代头孢菌素或亚胺培南，加氨基糖苷类抗生素，疗程 4~6 周。最终治疗方案取决于药敏试验的结果。

（6）奈瑟菌属。青霉素 200 万 U，每 6 小时 1 次；或头孢曲松 1 g，每天 1 次，疗程 3~4 周。内科治疗对大多数感染性心内膜炎有效，但 25% 的患者需要手术治疗。抗生素治疗期间赘生物缩小提示治疗有效，赘生物增大提示治疗失败，并有手术治疗的指征。在有效的抗生素治疗后 3~7 小时应退热，持续或反复发热是治疗失败的临床表现。治疗过程中应行血培养，以确保清除病原菌。

（二）手术治疗

瓣膜置换手术、瓣膜修补手术和其他外科手术方式的引入，是近年来感染性心内膜炎治疗的一个重大进展，其重要性和意义仅次于抗生素应用。有报道表明，一组感染性心内膜炎患者仅用抗生素治疗，病死率高达 53%，其中 83% 死于充血性心力衰竭，及早进行换瓣手术，可使病死率降至 9%~14%。

1. 基本原则

感染性心内膜炎手术的基本原则包括感染组织清创术，清除心内全部感染病灶及无活力的组织，并保证病变部位的重建。在合适抗生素的支持下，修复其他损伤的同时恢复瓣膜的功能。修补原已存在的先天性畸形如动脉导管未闭、室间隔缺损等。

2. 手术指征

手术疗法必须适当掌握时机，过去认为，即使感染性心内膜炎患者的病情危重，瓣膜置换手术也应尽可能地推迟，直到应用抗生素治愈感染性心内膜炎。其他外科手术也应尽可能推迟，将菌血症控制到最低水平，减少瓣膜破裂或感染的危险性。目前认为，活动性感染性心内膜炎不是手术疗法的禁忌证。无论感染性心内膜炎患者在术前是否接受过抗生素治疗，置入的人工瓣膜发生破裂和感染的概率均低。因此，在活动性感染性心内膜炎的早期，有瓣膜置换手术适应证的患者，应在抗生素完全治愈感染性心内膜炎之前早行手术，避免在抗生素治疗阶段发生死亡和其他并发症。

（1）绝对适应证。

1）充血性心力衰竭：是手术治疗最强、最常见的指征。感染性心内膜炎患者出现充血性心力衰竭，反映瓣膜附件有严重破坏，特别是主动脉瓣病变引起的心力衰竭，单用抗生素很难控制，必须及早行瓣膜置换术。手术时患者的血流动力学状态是手术死亡率的主要决定因素。最佳手术时机为出现严重血流动力学异常之前，以及感染扩散到瓣周组织之前。

当严重或进行性心力衰竭发生时，活动性心内膜炎患者应立即手术治疗。该疗法唯一的相对禁忌证是新近发生的脑梗死。在心功能许可的情况下，新近有大脑病变者最好推迟手术。导致神经系统病变的术前危险因素包括中风的严重程度、颅内出血事件和外科手术之间的时间间隔。栓塞性梗死的病例，应延迟手术到中风发生后 1~2 周；当存在脑出血时，应推迟更长些。

2）真菌性感染性心内膜炎：内科治疗预后很差，病死率 80%~100%。因此，在抗真菌治疗的同时，尽快手术治疗。真菌性感染性心内膜炎术后复发率高，仍需长期抗真菌治疗。

3）感染性心内膜炎扩散到心肌或瓣环，形成心肌或瓣环脓肿：这是一种严重的并发症。必须尽快手术，切除脓肿以挽救生命。细菌性动脉瘤特别是发生于主动脉和主动脉窦者，也应及早手术根治。

4）持续性菌血症：当充分的抗生素治疗不能控制感染，患者仍有持续高热和菌血症时，说明瓣膜及其周围组织化脓坏死，抗生素不易发生作用。如联合应用抗生素无效，应考虑外科治疗。

5）革兰阴性细菌感染性心内膜炎：内科治疗无效的某些革兰阴性杆菌（如铜绿假单胞菌）感染性心内膜炎，经手术切除感染组织可达到治愈的目的。

（2）相对适应证。

1）左心自体瓣膜金黄色葡萄球菌性心内膜炎不易控制，一旦瓣膜受到损害，心力衰竭呈进行性发展，单纯内科治疗死亡率达 51%，而联合应用手术治疗死亡率可降至 31%。因此，左心金黄色葡萄球菌感染性心内膜炎，应及早考虑手术治疗。而大多数的右心感染性心内膜炎仅限于三尖瓣或肺动脉瓣，右心室对三尖瓣和肺动脉瓣的功能不全有较好的耐受性，而且抗生素治疗有效，因此多数无须手术治疗。

2）赘生物大小与栓塞、充血性心力衰竭、病死率之间并无固定关系，所以对此类患者是否选择手术治疗的观点也不一致。部分学者认为赘生物可能进一步造成并发症或使感染性心内膜炎扩散，主张及早手术治疗；另有学者则认为瓣膜功能未受到严重损害时，超声心动图发现赘生物存在，并非选择手术的标准。因此，单从赘生物特征的角度无法确定是否需手术治疗，而需全面考虑总的临床情况来评估手术是否受益。

3）自体瓣膜心内膜炎经有效抗生素治疗有效后再次复发。

4）新近多发部位的栓塞说明栓子体积大，抗生素难以奏效，唯有行手术取栓和人造瓣膜置换术。但单一的脑栓塞宜在感染控制且中枢神经系统病变稳定后再行手术。

对新近出现神经系统并发症的患者，由于术后有引起神经系统症状恶化甚至死亡的潜在危险，瓣膜置换术应视为相对禁忌。如病情许可，对中枢神经系统栓塞性脑梗死的患者，施行瓣膜置换术应延迟至梗死后 10 天，最好在 2~3 周后进行。对颅内出血的患者，手术应推迟到 21~30 天后。一些有再梗死高危的患者，尽管近期发生了脑卒中也需尽早手术，如真菌性动脉瘤，并采用术后不需长期抗凝的生物瓣。

（3）术后治疗：感染性心内膜炎手术后抗生素治疗的最佳疗程并不明确，取决于术前治疗的时间、是否存在感染的瓣周扩散及手术时的微生物学和病理学发现。由相对耐药菌致病且手术标本培养阴性的自体性感染性心内膜炎，术前加术后的抗生素治疗疗程必须至少相当于推荐的全疗程。对术中培养阳性、心肌脓肿的患者或移除的人工瓣有革兰染色阳性发现者，术后应给予全程的抗生素治疗。

（三）其他治疗

1. 一般处理

包括卧床休息、限制体力活动、支持疗法、治疗心力衰竭及降温等。

2. 抗凝治疗

未能证明抗凝治疗可预防感染性心内膜炎的血栓栓塞事件，反而可能增加颅内出血的危险。对自体瓣膜心内膜炎患者，抗凝治疗仅限于感染性心内膜炎以外的其他指征。有颅内出血或真菌性动脉瘤的患者要停用抗凝治疗。对右心感染性心内膜炎并发肺栓塞者，可谨慎应用抗凝剂；左心感染性心内膜炎并发体循环大动脉栓塞者，禁忌用抗凝剂。

（徐　睿　哈姗姗）

第三节　特殊类型心内膜炎

一、人工瓣膜感染性心内膜炎

（一）病因和病理

人工瓣膜置换术后早期或晚期均可发生感染性心内膜炎。在发达国家，人工瓣膜心内膜炎占感染性心内膜炎的7%~25%，术后3个月，机械瓣的感染率高于生物瓣，此后两种类型瓣膜的感染率逐渐接近，5年时两种类型瓣膜的感染率相当。有报道，术后头6个月人工瓣膜感染性心内膜炎的发病率最高，1年时为1.5%~3%，5年时为3%~6%。

从微生物学的角度常将PVE分为早期（术后1年内）和晚期（术后1年后）。凝固酶阴性葡萄球菌是早期PVE最常见的致病菌，几乎都是院内感染，多为对青霉素耐药的表皮葡萄球菌。早期PVE的其他致病菌包括金黄色葡萄球菌、部分革兰阴性杆菌及类白喉杆菌。晚期PVE的致病菌与NVE相似，除草绿色链球菌外，多为葡萄球菌、肠球菌和革兰阴性杆菌。

人工瓣膜感染性心内膜炎的病理改变不同于自体瓣膜心内膜炎。感染主要发生在人工瓣膜的附着处，即人工瓣膜缝合环与瓣膜环的交界处（可能是手术缝线为病原菌提供了繁殖场所），可以引起瓣膜脓肿。机械瓣感染常扩散到瓣膜以外的瓣环及环周组织，以及二尖瓣—主动脉瓣的瓣间纤维组织，引起瓣环脓肿、间隔脓肿、瘘管和人工瓣开裂，导致血流动力学显著改变的瓣周漏。生物瓣感染性心内膜炎的病理改变包括与机械瓣心内膜炎相似的侵入性改变，以及瓣叶的破坏。

（二）临床特点

人工瓣膜感染性心内膜炎与自体瓣膜感染性心内膜炎临床表现相似，其早期与晚期不同见表7-6。

表 7-6 早期与晚期人工瓣膜感染性心内膜炎的比较

	早期	晚期
时间	<2 个月	≥12 个月
诱因	术中、术后污染、院内感染	口腔、上呼吸道、胃肠道、泌尿生殖道和皮肤等的手术和操作
致病菌	葡萄球菌（45%~50%）	葡萄球菌（30%~40%）
	链球菌（5%~10%）	链球菌（25%~30%）
累及瓣膜	多瓣膜	二尖瓣多见
临床表现	起病急，休克，脾肿大较少见	亚急性发病，脾肿大较多见

（三）治疗

1. 抗生素的选择

（1）葡萄球菌性人工瓣膜感染性心内膜炎的治疗见表7-7，其他病因的人工瓣膜感染性心内膜炎的治疗方案与自体瓣膜感染性心内膜炎相同，但治疗时间应延长（至少6周）。但与自体瓣膜感染性心内膜炎相比，人工瓣膜感染性心内膜炎的治疗更为困难，且病死率远高于后者。这可能与以下原因有关：①耐药菌株的感染率在不断增加；②感染部位存在异物；③瓣膜周围脓肿的发生率较高。绝大多数的人工瓣膜感染性心内膜炎单用抗生素治疗效果不佳，需要再次置换瓣膜。早期人工瓣膜感染性心内膜炎病原菌侵袭力强，易发生瓣膜功能不全或瓣周漏，且感染不易根治，一般主张早期手术。后期人工瓣膜感染性心内膜炎病原菌多为链球菌，以内科治疗为主。但若发生真菌性人工瓣膜感染性心内膜炎时，抗生素治疗仅是外科紧急再次置换瓣膜手术的辅助措施，如瓣膜功能不全所致的心力衰竭、瓣膜破坏严重引起的瓣周漏或生物瓣撕裂、出现新的传导功能障碍以及顽固性感染、反复发生外周组织器官梗死等，都应考虑手术治疗。抗生素治疗一般至少要连续使用4~6周，甚至需数月。

表 7-7 葡萄球菌人工瓣膜感染性心内膜炎的抗生素治疗

抗生素方案	剂量和途径	用药时间（周）
对新青霉素 I 敏感的葡萄球菌		
乙氧萘胺青霉素	2 g，静脉注射，每4小时1次	
或青霉素 II	2 g，静脉注射，每4小时1次	
+		
利福平	300 mg，口服，每8小时1次	≥6
+		
庆大霉素	1 mg/kg，静脉注射或肌内注射，每8小时1次	2
对新青霉素 I 耐药的葡萄球菌		
萘夫西林或苯唑西林	2 g，静脉注射，每4小时1次	4~6
+		
利福平	300 mg，口服，每8小时1次	≥6
+		
庆大霉素	1 mg/kg，静脉注射或肌内注射，每8小时1次	3~5

（2）对链球菌感染引起的人工瓣膜感染性心内膜炎，青霉素治疗的疗程延长至 6 周以上。根据细菌对青霉素敏感、相对耐药和耐药，分别加用庆大霉素 2 周、4 周、6 周。对 β-内酰胺抗生素过敏者，可用万古霉素。

（3）HACEK 菌：头孢曲松 2 g，静脉注射或肌内注射，每天 1 次；或氨苄西林每天 12 g，持续或分次静脉滴注，加庆大霉素 1.0 mg/kg，每 12 小时静脉滴注或肌内注射 1 次，用药 6 周。应考虑选用第三代头孢菌素。

2. 手术治疗

有学者提出，对人工瓣膜感染性心内膜炎的患者，如出现以下三项指征之一即应考虑手术治疗：①新出现的瓣膜反流性杂音；②并发中重度心力衰竭；③病原体为链球菌以外的致病菌，见表 7-8。

表 7-8　人工瓣膜感染性心内膜炎患者的手术治疗指征

指征	类别
（1）早期人工瓣膜感染性心内膜炎	I
（2）人工瓣膜功能不全所致心力衰竭	I
（3）真菌性感染性心内膜炎	I
（4）金黄色葡萄球菌感染性心内膜炎且对抗生素治疗效果不佳	I
（5）瓣周裂开、瓣环或主动脉脓肿、主动脉或 Valsalva 窦细菌性动脉瘤、瘘管形成或新出现的传导功能障碍	I
（6）革兰阴性细菌感染或对抗生素治疗效果不佳的其他细菌感染	I
（7）给予充分的抗生素治疗后，仍存在持续性菌血症并且可以排除心脏外感染所致	IIa
（8）充分抗生素治疗后，出现复发性外周血管栓塞	IIa
（9）发生在人工瓣膜或其附近的赘生物（无论大小）	IIb

3. 抗凝治疗

人工瓣膜感染性心内膜炎患者在抗生素治疗过程中可谨慎给予抗凝治疗。然而，如有中枢神经系统栓塞伴出血时，需暂时停用抗凝治疗。金黄色葡萄球菌性人工瓣膜感染性心内膜炎患者，在抗凝治疗时尤其容易引起中枢神经系统出血。有证据支持在这种心内膜炎的急性期需停用抗凝治疗。计划手术治疗的患者，在术前 5 天停用华法林，改用肝素。

二、右心感染性心内膜炎

近年由于静脉滥用毒品者增多，累及右侧心脏的感染性心内膜炎呈增多趋势，已占感染性心内膜炎病例总数的 5%~10%。这类心内膜炎也称静脉药瘾者心内膜炎，多发生在正常的心瓣膜，有右心瓣膜感染的特有倾向。静脉药物滥用者感染性心内膜炎的发病率较风湿性心脏病或人工瓣膜置换术后的患者高 7 倍，男性多于女性，平均发病年龄 32.5 岁。此外，右心感染性心内膜炎也可见于左向右分流的先天性心脏病（如室间隔缺损、动脉导管未闭等）；腔静脉感染性栓子也可引起右心感染性心内膜炎如流产、引产后感染，感染波及子宫内膜和肌层，形成盆腔静脉感染性栓子，迁徙至右心内膜引起感染性心内膜炎；右心操作（如安装心脏起搏器、右心导管检查及心内膜心肌活检）为其少见原因。

病原菌多为金黄色葡萄球菌，占 50%~80%（静脉药瘾者占 80% 以上），其次为链球菌、革兰阴性杆菌和真菌。静脉药瘾者多累及正常的心脏瓣膜，赘生物多位于三尖瓣和肺动脉瓣，部分位于室间隔缺损的室间隔右心室面或缺损面对的右心室壁，其中以三尖瓣受累者最多见（50%以上），可能与注射器械和药液污染、注射不规范及注射液中的微颗粒物质损害三尖瓣有关，少数累及肺动脉瓣。此类患者感染性心内膜炎有时由多种致病菌感染引起，同时有 HIV 感染的静脉药物滥用者，易于产生少见的致病菌性感染性心内膜炎如真菌、巴尔通体，死亡率高于无 HIV 感染者。

临床表现除一般的感染性心内膜炎的症状外，静脉药瘾者起病多急骤，体温多在 39 ℃以上。肺部表现突出，因赘生物脱落造成肺炎、肺部多发性脓肿和细菌性肺梗死，患者可有咳嗽、胸痛、咳脓性痰、咯血的表现。双肺湿啰音，三尖瓣区可闻及（2~3）/6 级收缩期杂音，但心脏扩大和心力衰竭少见。胸部 X 线见双肺有多处片状浸润阴影，以中下肺多见。超声心动图对右心赘生物的诊断敏感性为 83%~100%。

对甲氧西林敏感的金黄色葡萄球菌所致者，以萘夫西林/苯唑西林 2 g，每 8 小时 1 次，静脉滴注或静脉注射，加妥布霉素 1 mg/kg，每 8 小时 1 次，静脉滴注，持续 2 周。其他治疗方案同左心感染性心内膜炎，抗生素治疗右心感染性心内膜炎预后好于左心感染性心内膜炎。对毒血症严重、发热持续 3 周以上、超声心动图发现赘生物 ≥10 mm 或并发心力衰竭者，考虑手术治疗。死亡原因常为急性肺动脉瓣关闭不全并发右心衰竭和败血症性肺动脉栓塞所致的呼吸窘迫综合征。

三、真菌性感染性心内膜炎

真菌性感染性心内膜炎的发病率逐年增加，可能与以下因素有关：①滥用抗生素（特别是广谱抗生素）；②激素和免疫抑制剂的大量应用；③静脉注射毒品；④长期静脉输液；⑤艾滋病流行；⑥心脏介入诊疗技术和心脏直视手术的广泛开展。致病菌以念珠菌、曲霉菌和组织胞质菌多见。

真菌性感染性心内膜炎起病急骤，其临床表现与一般的感染性心内膜炎无明显的差别，但具有以下特点。①本病多发生于年老体弱、长期使用广谱抗生素、激素或免疫抑制剂者，长期静脉输血或心脏外科手术后。②使用抗生素治疗病情无改善甚至恶化。③因其赘生物大而易碎，栓塞发生率高，尤其是下肢动脉栓塞，右心真菌性感染性心内膜炎可发生真菌性肺栓塞，大动脉栓塞并发症多见。④病程长达 6~12 个月。⑤眼部改变比较明显，除眼底出现 Roth 点、白色渗出物和出血外，还可出现眼色素层炎或内眼炎。⑥可能有全身真菌感染的证据。心脏超声检查可见巨大赘生物，确诊有赖于血培养结果或对手术切除的栓子组织学检查，证实组织切片中含有真菌的菌丝。

药物治愈极为罕见，标准治疗为内、外科综合治疗。单纯内科治疗真菌性感染性心内膜炎的死亡率极高（80%~100%），因而是手术的绝对适应证，术后仍应长期予以抗真菌药物。

主要的抗真菌治疗药物为两性霉素 B（amphotericin B）加或不加用氟胞嘧啶（flurocytosine，5-FC）。两性霉素 B 的使用方法是 0.1 mg/（k·d）开始，每日递增 3~5 mg，逐渐增加剂量至全剂量 0.5~1.0 mg/（kg·d），溶于 5% 葡萄糖注射液中静脉滴注 2~4 小时，总剂量 1.5~3 g。两性霉素 B 的毒性作用较大，可引起发热、头痛、显著的胃肠道反应及肾功能损害等。氟胞嘧啶单独使用仅有抑菌作用，与两性霉素 B 合用可增强杀真菌作用，减少两性霉素 B 的用量。氟胞嘧啶的用量为 150 mg/（k·d），静脉滴注，或分次口服，主要不良反应为骨髓抑制。

氟康唑为毒性较小的抗真菌药，对部分真菌性心内膜炎有较好的疗效。首剂 400 mg 负荷量，然后 200~400 mg/d 静脉滴注，用药 4 周左右，可与两性霉素 B 合用。全剂量两性霉素 B 治疗 1~2 周后，应进行手术换瓣治疗。大多数学者认为预防复发需要长期口服氟康唑或依曲康唑等抗真菌药物治疗。

四、血培养阴性感染性心内膜炎

血培养阴性感染性心内膜炎在感染性心内膜炎病例中所占比例很小（<5%），血培养阴性的原因有以下 5 种可能：①某些病原菌对培养条件要求高，如 HACEK 菌群、营养变异型链球菌；②最近已用过抗生素；③真菌性感染性心内膜炎；④感染性心内膜炎由细胞内寄生菌所致，如巴尔通体、鹦鹉热衣原体或病毒；⑤非感染性心内膜炎。其诊断思路和治疗见表 7-9 和表 7-10。

表 7-9　血培养阴性感染性心内膜炎病原菌的诊断线索

诊断线索	可能病原菌
流行病学线索	
到过流行病地区	伯纳特柯克斯体、布鲁杆菌
暴露于动物或其排泄物	伯纳特柯克斯体、鹦鹉热衣原体、布鲁杆菌、海斯巴尔通体
具有真菌性感染性心内膜炎的高危因素	真菌
静脉药瘾者	真菌、棒状杆菌属
无家可归者、长期酗酒者、艾滋病毒携带者	巴尔通体
免疫缺陷者	李斯特菌属、棒状杆菌属
牙齿不洁者	HACEK 菌群、真菌
心脏超声	
大的赘生物	HACEK 菌群、真菌
"指状突出"赘生物	鹦鹉热衣原体
临床表现	
伴牙科疾病、栓塞	营养变异型链球菌、HACEK 菌群
伴肿瘤（心房黏液瘤、腺癌、淋巴瘤、横纹肌瘤、类癌）	非感染性心内膜炎
自身免疫性疾病（风湿性心脏病、系统性红斑狼疮）	利伯曼—萨克斯病
心脏瓣膜手术后	非感染性因素（如血栓、手术缝线和其他术后变化）

表 7-10　血培养阴性感染性心内膜炎的经验性治疗

临床特征	一线抗生素	二线抗生素
急性发病		
自体瓣膜	萘夫西林+氨基糖苷类	万古霉素+氨基糖苷类
亚急性起病		

续表

临床特征	一线抗生素	二线抗生素
自体瓣膜	阿莫西林—舒巴坦+氨基糖苷类	万古霉素+头孢曲松+氨基糖苷类
人造瓣膜	万古霉素+氨基糖苷类+利福平	
静脉药瘾者	萘夫西林+氨基糖苷类	万古霉素+氨基糖苷类

（杨国强　范学慧）

第四节　感染性心内膜炎的预防

感染性心内膜炎的一级预防非常重要，决定是否给予预防性抗微生物治疗，有两个因素必须考虑，即原有心脏病发生感染性心内膜炎的危险性和拟采取的医疗措施。具体见表 7-11 和表 7-12。

表 7-11　需要预防感染性心内膜炎的基础心脏病

高危	中危
人工心脏瓣膜	二尖瓣脱垂伴反流
感染性心内膜炎病史	获得性瓣膜功能障碍（风湿性心脏瓣膜病）
发绀型先天性心脏病（单心室、大动脉转位、法洛四联症）	肥厚型心肌病
手术建立的体循环至肺循环分流术（如 Blalock 分流）	大多数先天性心脏畸形（单纯房间隔缺损除外）

表 7-12　感染性心内膜炎的预防

适应证	标准方案或特殊方案
口腔、上呼吸道手术操作	术前 1 小时口服阿莫西林 2.0 g
高危患者的泌尿、生殖道操作	氨苄西林 2.0 g 静脉注射或肌内注射+庆大霉素 1.5 mg/kg，静脉注射或肌内注射，术前 30 分钟给药；6 小时后，氨苄西林 1.0 g 静脉注射或肌内注射或阿莫西林 1.0 g 口服
青霉素过敏的高危患者	万古霉素 1.0 g 静脉滴注，加庆大霉素 1.5 mg/kg，静脉注射或肌内注射，在手术开始后 30 分钟内完成
青霉素过敏的高危患者（口服给药，适合于上呼吸道操作）	克林霉素 600 mg 操作前 1 小时口服
泌尿、生殖道小操作的口服方案	阿莫西林 2.0 g 操作前 1 小时口服
心脏外科手术，包括瓣膜置换	诱导麻醉时给予头孢唑林 2.0 g 静脉注射，分别在 8 小时、16 小时后重复给予；或诱导麻醉时给予万古霉素 1.0 g 静脉滴注，分别在 8 小时、16 小时后重复给予

（黄秀明　于　敏）

第八章

心脏瓣膜病

第一节 二尖瓣疾病

一、二尖瓣狭窄

（一）病因

绝大多数二尖瓣狭窄为风湿热后遗症，是急性风湿热引起心肌炎后所遗留的以瓣膜病变为主的心脏病，为风湿性心脏瓣膜病。近年来，由于加强了对风湿热的防治，风湿性心脏瓣膜病的发病率明显下降。风湿性心脏瓣膜病以二尖瓣疾病最为常见，其次为主动脉瓣，三尖瓣少见，肺动脉瓣更为罕见。二尖瓣狭窄是风湿性心脏瓣膜病中最常见的类型，其中约40%患者为单纯性二尖瓣狭窄。二尖瓣狭窄多见于 20~40 岁青壮年，女性较男性多见，两者比例约 2：1。罕见的其他病因包括先天性狭窄、老年性二尖瓣环或环下钙化以及结缔组织疾病等。

（二）血流动力学

正常成年人二尖瓣瓣口的面积为 4~6 cm^2。通常根据瓣口面积来对二尖瓣狭窄的严重程度进行分级：1.5~2.0 cm^2 为轻度狭窄；1~1.5 cm^2 为中度狭窄；<1 cm^2 为重度狭窄。二尖瓣狭窄的基本病理生理改变为舒张期跨瓣（左心房—左心室）压力阶差增加，使左心房流入左心室的血流在二尖瓣水平受阻。当瓣口<2.0 cm^2 时，左心房压力即开始升高至 15~20 mmHg。轻度狭窄瓣口面积>1.5 cm^2 时，通常静息时无症状。瓣口进一步狭窄到 1.5 cm^2 以下，左心房压力可升高至 25~30 mmHg。左心房压力异常增高，可依次引起肺静脉和肺毛细血管压的被动性升高，出现肺循环瘀血的症状与体征。随着左心房压力升高，左心房扩大，常难于维持正常的心电活动，故易发生心房颤动。快速心房颤动可使肺毛细血管压上升，加重肺淤血或诱发肺水肿。长期肺循环容量增加可导致肺动脉压力上升，同时肺循环内皮素-1 增多，形成肺动脉高压，继而引起右心室肥厚和扩张，发生右心室衰竭，出现体循环瘀血的症状与体征。此时由于肺动脉压降低，肺循环血容量减少，肺瘀血的表现反而得以缓解。单纯二尖瓣狭窄时，左心室前负荷减小，左心室并不扩大；严重狭窄者由于左心室充盈量和心排血量减少，可使体循环血压相应降低，出现乏力等体循环灌注减少的相应症状。

（三）病理

正常二尖瓣质地柔软。二尖瓣狭窄多由风湿热所致，后者是一种变态反应性疾病，常侵犯心脏，累及心包、心肌及心内膜，炎症损害最严重者是心内膜，特别是二尖瓣，病理特征是形成风湿小体，可随着病程进展而纤维化变成瘢痕组织。风湿性二尖瓣狭窄的病程早期，病变主要在二尖瓣叶交界处，炎症水肿并呈纤维性增厚、粘连，使瓣孔狭窄；而瓣叶本身病变较轻，弹性尚可，称为"隔膜型"；病程后期，瓣叶本身纤维增厚或钙化沉积，伴瓣膜下腱索和乳头肌广泛粘连、缩短，整个瓣膜僵硬而呈漏斗状狭窄，活动明显受限，称为"漏斗型"，可伴有不同程度的二尖瓣关闭不全。二尖瓣狭窄常伴左心房扩大，左心耳内可形成附壁血栓，心房颤动时血栓形成更为多见。先天性的二尖瓣狭窄，病变可累及瓣叶、腱索及乳头肌等结构，表现为瓣叶增厚、粘连，腱索及乳头肌增厚或缩短；其中最具特征性者为先天性二尖瓣降落伞状畸形，病理特征为左心室仅一个乳头肌，二尖瓣两个瓣叶的腱索与此乳头肌都相连接，使整个二尖瓣的开闭呈"降落伞样"。老年退行性变所致二尖瓣狭窄，主要表现为二尖瓣环及瓣下增厚、钙化，使二尖瓣活动受限，一般无明显粘连，并多伴有主动脉瓣增厚、狭窄。

（四）临床表现

1. 症状

风湿性二尖瓣狭窄患者中约 60% 能追溯到风湿热或游走性多关节炎病史。风湿热若累及心脏，会导致心瓣膜损害，成为风湿性心脏瓣膜病。通常病变过程进展缓慢，从初次风湿性心脏病到呈现二尖瓣狭窄的症状一般长达 10 年以上。

（1）呼吸困难：常为最早出现的症状，为肺瘀血的表现。早期为劳力性呼吸困难，随着病情进展，可出现静息性呼吸困难、阵发性夜间呼吸困难，严重时端坐呼吸；极重者可产生急性肺水肿，咳粉红色泡沫样痰，多于劳累、情绪激动、呼吸道感染、快速心房颤动或妊娠等情况下诱发。二尖瓣狭窄时，心功能不全是由轻到重、从左心功能不全到右心功能不全的一个发展过程。随着病情进展，出现纳差、腹胀、下肢水肿等右侧心力衰竭的症状时，由于右心排血量减少，呼吸困难等肺瘀血症状反而有所减轻。

（2）咯血：可为痰中带血或大咯血。大咯血多发生在病程早期，呈发作性，常见于劳累后，与肺静脉压异常升高所致的支气管静脉曲张与破裂有关。痰中带血或血痰，与肺部感染和肺毛细血管破裂有关。咳粉红色泡沫痰，是急性肺水肿的特征。二尖瓣狭窄晚期并发肺梗死时，亦可咳黯红色血痰。

（3）咳嗽：多为干咳，可咳白痰，伴呼吸道感染时转为脓痰，劳累后或夜间平卧易发，可能与支气管黏膜瘀血水肿，或左心房增大压迫左主支气管有关。

（4）其他症状：声音嘶哑和吞咽困难较少见。左心房扩大和左肺动脉扩张压迫左喉返神经，可引起声音嘶哑；左心房显著扩大压迫食管，可引起吞咽困难。

2. 体征

（1）心脏听诊：心尖区舒张期隆隆样杂音、拍击性第一心音亢进和二尖瓣开瓣音，是二尖瓣狭窄的听诊特征。①心尖区舒张期隆隆样杂音，是二尖瓣狭窄最具特征性的体征。典型的杂音特征是位于心尖区的舒张中晚期低调的隆隆样杂音，范围局限，呈递增性并在收缩期前增强，左侧卧位、呼吸末及活动后杂音更明显，可伴有舒张期震颤。当心率很快时杂音有时不易听清，当合并心房颤动时杂音的递增性特点不再明显。舒张期隆隆样杂音是由于血液通过狭窄的二尖瓣口时产生湍流所造成振动所致，在轻中度狭窄患者，杂音响度与舒张期二尖瓣跨瓣压力阶差成正比，狭窄越重，压力阶差越大，杂音越响。值得注意的，在重度狭窄患者，杂音常反而减轻，甚至消失，呈"哑型"二尖瓣狭窄。②心尖区第一心音亢进，呈拍击性。③二尖瓣开瓣音（opening snap，OS），紧跟第二心音后，高调短促而响亮，呼气时明显，胸骨左缘第3~4肋间至心尖内上方最清楚。开瓣音距第二心音时限越短，则房室间压差越大，提示二尖瓣狭窄越重。开瓣音距第二心音<0.08秒常提示严重二尖瓣狭窄。开瓣音是二尖瓣狭窄所特有的体征，在窦性心律时更清楚，心房纤颤时不易听清，其发生机制是二尖瓣狭窄时，弹性尚好的二尖瓣在开放时突然受限而发生振动所致。开瓣音和拍击样第一心音的存在，高度提示二尖瓣瓣膜仍有一定的弹性，对决定手术治疗的方法有一定的意义。心脏外科手术时，手指轻压二尖瓣前叶可使这些声音消失，充分说明二尖瓣前叶的活动是产生这些声音的来源。④肺动脉瓣第二心音（P_2）亢进、分裂，提示有肺动脉高压存在；严重肺动脉高压时，在胸骨左缘2~3肋间可闻及高调、短促、递减型的舒张早期叹气样杂音，可沿胸骨左缘向三尖瓣区传导，深吸气时增强。这是由于肺动脉及其瓣环的扩张，导致相对性肺动脉瓣关闭不全的舒张期杂音（Graham-Steell杂音）。此时要和主动脉关闭不全的舒张期叹气样杂音相鉴别。严重二尖瓣狭窄时，由于肺动脉高压、右心室扩大，引起三尖瓣瓣环的扩大，造成相对性三尖瓣关闭不全。可在三尖瓣区闻及全收缩期吹风样杂音，向心尖区传导，吸气时明显。

（2）其他体征：二尖瓣面容见于重度二尖瓣狭窄的患者，患者双颧部绀红，口唇轻度发绀。儿童期发病者，心前区可隆起。心脏浊音界呈梨形，于胸骨左缘第3肋间向左扩大，提示肺动脉段和右心室增大。颈静脉搏动明显，表明存在严重肺动脉高压。左心房压力增高致肺瘀血时，双肺底可出现湿啰音；右侧心力衰竭时，出现颈静脉怒张、肝大和下肢水肿等体循环瘀血的体征。

3. 辅助检查

（1）心电图检查：轻度二尖瓣狭窄者，心电图可正常。左心房增大时，P波增宽（>0.11秒）且呈双峰形，称"二尖瓣型P波"。合并肺动脉高压时，显示右心室肥大，电轴右偏。病程后期常有心房颤动。

（2）X线检查：典型的二尖瓣狭窄，表现为左心房扩大、右心室扩大、肺动脉主干突出、主动脉球缩小，后前位X线胸片的心影呈梨形，称"二尖瓣型心"。左心房明显增大时，心脏右缘在右心房之上左心房凸出形成双弓，即"双房影"。左心室一般不大。左主支气管上抬，食管可见左心房压迹。肺瘀血时，肺血管影增多、增粗，中下肺可见Kerley B线。长期肺瘀血后含铁血黄素沉积，双肺野可出现散在的点状阴影。

（3）超声心动图检查：是确诊二尖瓣狭窄的首选无创性检查，并为二尖瓣狭窄的诊断和功能评估提供定性和定量的客观依据。超声心动图检查可获得瓣口面积、跨瓣压力阶差、肺动脉压力、瓣膜形态以及是否合并其他瓣膜损害等信息。M型超声示二尖瓣曲线的正常双峰消失，二尖瓣前叶EF斜率减慢，二尖瓣后叶于舒张期与前叶呈同向运动，即"城墙样改变"；二维超声心动图示二尖瓣瓣膜增厚粘连、反射增强，舒张期二尖瓣口开放受限，伴左心房扩大、右心室肥大，并对二尖瓣的瓣口面积、瓣膜病变的程度等进行判断；彩色多普勒超声可探及二尖瓣狭窄舒张期湍流频谱，并对二尖瓣跨瓣压力阶差和肺动脉压力等血流动力学情况进行评估；经食管超声有利于左心耳及左心房附壁血栓的检出。

（4）心导管检查：心导管检查可判断二尖瓣狭窄程度和血流动力学情况。右心导管检查可测定右心室、肺动脉及肺毛细血管楔压；穿刺心房间隔后可直接测定左心房和左心室的压力，评估舒张期跨瓣压力阶差，从而评估二尖瓣狭窄的严重程度。心导管检查不作为二尖瓣狭窄的常规检查，其主要应用于超声心动图等无创性检查不能提供准确信息时。应用指征包括：①当无创性检查所显示的二尖瓣狭窄与临床表现不符合时，行心导管检查评估二尖瓣狭窄程度和血流动力学；②当多普勒所测量的跨瓣压力阶差与瓣膜面积不一致时，行心导管检查评估血流动力学，同时行左心室造影评估二尖瓣反流。

（5）实验室检查：是辅助诊断风湿热活动的检查。主要有两类：①测定血清中链球菌抗体，如抗链球菌溶血素（antistreptolysin O，ASO）；②非特异性风湿活动性试验，如红细胞沉降率（ESR）、C反应蛋白（CRP）等。若ASO升高，而ESR与CRP阴性，则表明有链球菌感染；若3项均阳性，则提示风湿活动；若3项均阴性，则多排除有风湿活动期，但并不尽如此。应该指出，这3种实验室指标不是特异性的，必须与临床表现结合，才有诊断价值。

4. 并发症

（1）充血性心力衰竭和急性肺水肿：充血性心力衰竭是二尖瓣狭窄的主要死亡原因。急性肺水肿是二尖瓣狭窄的严重并发症，多于劳累、情绪激动、呼吸道感染、快速心房颤动或妊娠等情况下诱发，如不及时处理，往往致死。右心室衰竭为二尖瓣狭窄的晚期并发症。因右心排血量降低，呼吸困难等肺循环瘀血的症状减轻，临床主要表现为体循环瘀血的症状和体征。

（2）心房颤动：二尖瓣狭窄患者易于发生房性心律失常，尤其是心房颤动。有症状二尖瓣狭窄患者30%~40%发生心房颤动。左心房压力和容量负荷的变化，以及风湿性炎症引起的左心房壁纤维化，改变了左心房的电生理特性，是心房颤动发生的病理基础。急性发生的心房颤动可能会导致血流动力学的明显变化，并诱发心力衰竭，二尖瓣狭窄的患者往往比二尖瓣关闭不全的患者表现得更明显。此外，心房颤动的患者，左心房易于形成血栓，使二尖瓣疾病患者的栓塞事件增加。

（3）栓塞：体循环栓塞出现于10%~20%的二尖瓣狭窄患者。栓塞的风险与年龄以及心房颤动的存在相关，而与二尖瓣狭窄的程度、左心房的大小以及心力衰竭存在与否无关。栓塞事件可为二尖瓣狭窄的初发症状，栓子多来自扩大的左心耳伴心房颤动者，发生体循环栓塞，其中以脑梗死最常见。右心房来源的栓子可造成肺梗死。

（4）肺部感染：本病患者常有肺瘀血，易合并肺部感染。出现肺部感染后往往可诱发或加重心力衰竭。

（5）亚急性感染性心内膜炎：较少见。

（五）诊断与鉴别诊断

1. 诊断

通过心尖区隆隆样舒张期杂音的典型体征，伴左心房增大的心电图或X线表现，一般可作出诊断。超声心动图为确诊依据，并有助判断病变类型和程度。

风湿活动往往是临床病情不易控制的潜在因素，此外，风湿活动也是介入和外科手术的禁忌证。有下述临床迹象之一者，应高度怀疑患者存在风湿活动的可能：①原因不明的发热，伴轻度贫血、多汗、乏力；②游走性多关节炎；③顽固性心力衰竭，对洋地黄易中毒；④原有杂音性质改变或出现新的病理性杂音；⑤新近出现各种严重心律失常；⑥心力衰竭控制后ESR反而增快；⑦换生物瓣或瓣膜球囊成形术后1~2年又出现较明显的瓣膜狭窄。若经诊断性抗风湿治疗后病情明显改善，就更支持风湿活动的诊断。风湿热活动的化验检查如ASO、ESR 和 CRP 等有助于辅助诊断。

2. 鉴别诊断

（1）与其他非风湿性病因的二尖瓣狭窄鉴别。

1）先天性二尖瓣狭窄：是一种罕见的先天性疾病，主要见于幼儿和儿童，常与其他先天性心脏病合并存在。单独先天性二尖瓣畸形较少见。先天性二尖瓣狭窄呈现症状的时间早，且无风湿热病史，75%在出生后 1 年内呈现症状。常见的症状为呼吸困难等肺瘀血症状，严重者可出现肺水肿，后期由于并发肺动脉高压，呈现右心室衰竭。先天性二尖瓣畸形病变可累及瓣叶、腱索及乳头肌等结构，其中最具特征性者为二尖瓣"降落伞状"畸形，诊断主要依靠超声心动图检查。

2）老年性二尖瓣环或环下钙化：是一种老年性退行性病变，主要表现为二尖瓣纤维肌环及瓣下钙质沉着，使二尖瓣活动受限，一般无明显粘连，多伴有主动脉瓣钙化。临床表现取决于瓣坏钙化的程度。轻度病变者无临床表现；重度病变者二尖瓣的瓣环呈明显增厚钙化，活动受限，可合并二尖瓣关闭不全。本病常同时合并窦房结及传导系统退行性变，而呈现缓慢性心律失常，少数患者由于瓣环钙质脱落，发生体循环栓塞。诊断主要依靠胸部 X线及超声心动图检查。胸部 X 线可发现二尖瓣环的钙化影；超声心动图可见在二尖瓣环处的强反射回声团。

（2）与其他有舒张中晚期隆隆性杂音的疾病鉴别。

1）左心房黏液瘤：是临床上最常见的心脏原发性肿瘤。可发生于任何年龄，但最常见于中年，以女性多见。瘤体部分阻塞二尖瓣口时引起酷似二尖瓣狭窄的表现。本病的梗阻症状有随体位变动而发作的特点，如有与体位相关的发作性呼吸困难及眩晕。瘤体碎片脱落可有反复的外周动脉栓塞。二尖瓣舒张期杂音亦与体位改变明显相关，可伴肿瘤扑落音，无开瓣音。超声心动图上呈左心房内云雾样光团的特征性表现，是主要的鉴别诊断依据。

2）功能性二尖瓣狭窄：见于二尖瓣口的血流量及流速增大，如有较大量左向右分流的先天性心脏病（动脉导管未闭，室间隔缺损等）和高动力循环疾病（甲状腺功能亢进症、贫血等）。严重主动脉瓣关闭不全时，二尖瓣在心室舒张期受主动脉反流血液的冲击，可在心尖部听到舒张期杂音（Austin-Flint 杂音）。功能性二尖瓣狭窄杂音较轻，历时较短，性质较柔和，无渐增性特征，不伴震颤，无第一心音亢进及开瓣音。

3）急性风湿性心脏病：心尖区有高调、柔和、易变的舒张早期杂音，是风湿热累及心脏时活动性二尖瓣炎的体征，风湿活动控制后，杂音可消失。这是因为左心室扩大，相对性二尖瓣狭窄所致（Carey-Coombs 杂音），借助超声心动图检查可确诊。

4）三尖瓣狭窄：胸骨左下缘可闻及低调隆隆样舒张中晚期杂音，收缩期前增强。吸气时杂音增强。二尖瓣狭窄舒张期杂音位于心尖区，吸气时减弱。超声心动图可明确诊断。

（六）治疗

1. 药物治疗

（1）一般治疗：二尖瓣狭窄的患者，其关键问题在于二尖瓣水平的血流机械性受阻，没有任何药物治疗方法能够缓解这种固定性狭窄。对于轻度二尖瓣狭窄仍维持窦性心律，并且没有任何症状的患者，目前没有特殊的药物治疗方法。轻度以上的二尖瓣狭窄患者，建议避免超体力负荷。如果存在肺淤血的临床症状，限制钠盐摄入和间断口服利尿药是有益的。

对二尖瓣狭窄伴窦性心律者，若有劳力性症状且症状出现于快心室率时，减慢心率的药物如 β 受体阻滞药以及非二氢吡啶类钙通道阻滞药可能有益，其中 β 受体阻滞药可能更有效。洋地黄类药物对于二尖瓣狭窄而仍为窦性心律者无益；当出现快速心房颤动或右侧心力衰竭时，用洋地黄可控制心室率，缓解症状。

对风湿性心脏病患者，应积极预防链球菌感染与风湿活动以及感染性心内膜炎。若合并风湿活动，应积极治疗，包括：①一般治疗，应卧床休息，直至风湿活动消失；防止感冒，避免劳累；②抗生素治疗，首选杀链球菌的抗生素，如青霉素或长效青霉素，长期甚至终身应用；③抗风湿药物，包括水杨酸类药物或糖皮质激素等。

（2）并发症的处理。

1）心力衰竭的治疗：二尖瓣狭窄的早期易发急性肺水肿，晚期则为右侧心力衰竭。急性肺水肿时，与一般急性左侧心力衰竭处理不同之处在于：①洋地黄对伴窦性心律的二尖瓣狭窄的肺水肿无益，仅用于伴快速心房颤动时减慢心室率；②血管扩张药物宜选用以扩静脉为主的硝酸酯类药物；避免使用以扩动脉为主的药物。出现右侧心力衰竭时，可按常规抗心力衰竭治疗，但要注意的是，若患者对洋地黄耐受量减低，并出现中毒症状，则有并存潜在的风湿活动的可能。

2）心房颤动的治疗：二尖瓣狭窄伴慢性心房颤动时，治疗主要是控制心室率和抗凝，必要时可用药物或电复律治疗。控制心室率主要应用洋地黄、β 受体阻滞药以及非二氢吡啶类钙通道阻滞药。洋地黄对于减慢静息情况下心室率有效；β 受体阻滞药或非二氢吡啶类钙通道阻滞药预防运动时心率的增加更有效。当 β 受体阻滞药及非二氢吡啶类钙通道阻滞药有禁忌时，可口服胺碘酮。如无禁忌证，心房颤动者应当长期给予华法林抗凝治疗，以预防血栓形成和栓塞事件的发生。对有选择的病例（病程<1 年，左心房直径<60 mm，无病态窦房结综合征和房室传导阻滞），可行电复律或药物转复，复律之前 3 周和成功复律后 4 周需服华法林抗凝。成功复律后需长期口服 I C 类（如普罗帕酮）或Ⅲ类（如胺碘酮）等抗心律失常药物来维持窦律，但通常难以长期维持。

二尖瓣疾病伴快速心房颤动急性发作，如果血流动力学不稳定，应紧急实施电复律。电复律前、中、后应静脉给予肝素抗凝。与二尖瓣关闭不全相比，恢复窦性心律对于二尖瓣狭窄意义更大。因为心动过速使舒张期缩短，将进一步增大二尖瓣狭窄时的跨瓣压差和左心房压，甚至诱发急性肺水肿。血流动力学稳定者，首先考虑静脉用药控制心室率，可先静注毛花苷 C，效果不佳时，联合经静脉使用 β 受体阻滞药或非二氢吡啶类钙通道阻滞药。

3）栓塞的预防：虽然缺乏对二尖瓣狭窄患者进行抗凝治疗以预防栓塞事件的随机临床试验，但回顾性研究显示，对这些患者进行抗凝治疗可使栓塞事件的发生降低 4~15 倍，包括体循环和肺循环的栓塞。对于二尖瓣狭窄患者，若合并心房颤动（包括阵发性、持续性或永久性心房颤动），或既往有栓塞史，或左心房血栓的患者，推荐进行口服抗凝药物治疗。对于无上述指征的二尖瓣狭窄患者，抗凝治疗的益处尚缺乏证据。

2. 介入和外科治疗

介入和外科治疗能解除二尖瓣狭窄的机械梗阻，降低跨瓣压力阶差，但需注意掌握适应证、手术方式及手术时机。无症状的轻度二尖瓣狭窄的患者，通常病情可稳定多年，没有必要进行进一步处置。无症状的中重度的二尖瓣狭窄患者，通过改变生活方式为相对静止生活方式，也可多年不出现任何症状。一旦患者出现症状，或即使没有症状，但客观检查发现肺动脉高压（静息时>50 mmHg，运动时>60 mmHg），则应当采取干预措施。

（1）介入治疗：经皮二尖瓣球囊成形术是缓解单纯二尖瓣狭窄的首选方法。自从 1984 年 Inoue 等第一次采用经皮二尖瓣球囊成形术，其已成功地成为症状性风湿性二尖瓣狭窄患者外科手术的替代治疗手段。此方法能使二尖瓣口面积扩大至 $2.0~cm^2$ 以上，明显降低二尖瓣跨瓣压力阶差和左心房压力，术后即刻获得血流动力学的改善，改善临床症状，长期疗效与外科手术类似。操作熟练者，并发症发生率低，并且不必开胸，患者康复快，近期疗效已肯定。

经皮二尖瓣球囊成形术的适应证是：①中度或重度二尖瓣狭窄（二尖瓣面积≤$1.5~cm^2$），伴有症状（NYHA 分级≥Ⅱ级）；中度或重度二尖瓣狭窄，无症状但伴肺动脉高压（肺动脉压力静息时>50 mmHg 或运动时>60 mmHg）；②瓣膜形态适合经皮介入术（瓣叶柔韧性尚可，无明显钙化和瓣膜下结构病变）；③无左心房血栓形成；④无中度或重度二尖瓣反流。对高龄，伴有严重心、肺、肾、肿瘤等疾病不宜外科手术、妊娠以及外科分离术后再狭窄的患者也可选用。经皮二尖瓣球囊成形术不推荐用于轻度二尖瓣狭窄的患者。

为了寻找经皮二尖瓣球囊成形术即刻效果的预测指标，Wilkins 等根据超声图像上二尖瓣形态，将其分级，得出二尖瓣形态评分，其中包括以下 4 项：瓣叶活动度，瓣叶僵硬度，瓣膜钙化度和瓣下结构受累程度，每项分为 0~4 级。预测经皮二尖瓣球囊成形术即刻良好效果的指标是超声评分≤8 分，该指标的敏感性和特异性均较好（分别为 72%和 73%）。

（2）外科治疗：外科手术方式有二尖瓣分离术和二尖瓣置换术两类。其中二尖瓣分离术有闭式分离术和直视分离术两种，闭式分离术临床已少用。二尖瓣置换术常用机械瓣或生物瓣两种。机械瓣经久耐用，不致钙化或感染，但须终身抗凝治疗。生物瓣不需抗凝治疗，但可发生感染性心内膜炎或数年后瓣膜钙化而失效。

外科手术的适应证：中度或重度二尖瓣狭窄，伴有症状（NYHA 分级Ⅲ~Ⅳ级）而不能行经皮二尖瓣球囊成形术的患者（无经皮二尖瓣球囊成形术的技术，或有左心房血栓形成或中、重度二尖瓣反流等经皮介入术的禁忌证，或瓣膜形态不适合经皮介入术等）则选择外科手术，手术方式宜优先选择二尖瓣分离修补术；若二尖瓣狭窄存在瓣膜严重病变以致不能施行二尖瓣分离修补术，或合并明显二尖瓣关闭不全或主动脉瓣病变者，则应施行二尖瓣置换术。外科手术不推荐用于轻度二尖瓣狭窄的患者。

（七）预后

二尖瓣狭窄病情进展缓慢，一旦出现症状，病程渐趋恶化。未经治疗的二尖瓣狭窄的自然史与患者症状的出现早晚有关。无症状或轻度症状的患者，10 年生存率约 80%；一旦出现严重症状，10 年生存率即下降为 0~15%。内科治疗虽能暂时缓解症状，但大多数不能幸免于并发症，一旦出现并发症表示预后不佳。目前公认介入及手术治疗不但能消除症状，而且能防止并发症，终止病程进一步恶化，改善预后。

二、二尖瓣关闭不全

（一）病因

二尖瓣关闭不全可由二尖瓣装置的 4 个成分（瓣叶、瓣环、腱索和乳头肌）以及左心室中任何一部分的结构异常或功能失调导致。慢性二尖瓣关闭不全的病因在我国以风湿热为最常见，多伴二尖瓣狭窄或主动脉瓣病变；单纯性二尖瓣关闭不全则较为少见。其他慢性二尖瓣关闭不全的病因，常见有二尖瓣脱垂综合征、冠心病乳头肌功能障碍、老年退行性瓣膜病、感染性心内膜炎以及左心室显著扩大所造成的相对性二尖瓣关闭不全等；其他少见原因包括先天性畸形、结缔组织疾病和左心房黏液瘤等。急性二尖瓣关闭不全的病因包括：①急性心肌梗死致乳头肌急性缺血、坏死或断裂；②感染性心内膜炎致瓣叶毁损或腱索断裂；③特发性腱索断裂；④胸外伤所致创伤性二尖瓣关闭不全或医源性二尖瓣关闭不全及人工瓣膜的损坏等。

（二）血流动力学

二尖瓣关闭不全的基本病理生理改变为收缩期二尖瓣闭合不全，致使血液由左心室向左心房反流，左心房收缩期负荷和左心室舒张期负荷加重。左心室收缩时，血流由左心室注入主动脉，同时反流的血液进入左心房，使左心房负荷增加；左心室舒张时，既要接受正常回流入左心房的血液，又要接受上一次心搏时反流入左心房的血液，使左心室负荷亦增大。慢性二尖瓣关闭不全时，左心室发生代偿性肥大，前向心搏血量和射血分数增加，在较长的代偿期内，左心室舒张末期容量和压力可不增加，左心房压不致明显上升，此时可无肺淤血临床症状；后期失代偿时，持续严重的过度容量负荷终致左心室衰竭，前向心搏血量和射血分数下降，左心室舒张期末容量和压力及左心房压力明显增加，临床上出现肺淤血和体循环灌注低下等左侧心力衰竭的表现，晚期可致肺动脉高压和右侧心力衰竭发生。急性二尖瓣关闭不全时，如心肌梗死时腱索或乳头肌断裂或创伤性二尖瓣关闭不全时，由于起病急骤，左心室来不及代偿，左心室前向心搏血量明显减少，同时左心房容量负荷骤增，左心房压力和肺静脉急速升高，导致肺淤血，甚至急性肺水肿，并可致肺动脉高压和右侧心力衰竭。

（三）病理

风湿性二尖瓣狭窄合并关闭不全者，由于风湿热侵犯二尖瓣瓣膜，反复炎症水肿并呈纤维性增厚、粘连，造成瓣口狭窄；同时二尖瓣的瓣叶挛缩变形，腱索、乳头肌也纤维化、短缩，致使瓣叶不能在心室收缩时完全闭合，阻碍瓣膜的启闭功能，使二尖瓣既狭窄，又有关闭不全。风湿性单纯性二尖瓣关闭不全者，主要病变是二尖瓣的瓣环扩大，心脏收缩期二尖瓣瓣口不能闭合；瓣膜虽有一定程度的纤维化、增厚，但瓣叶交界无融合，瓣口并无狭窄。

（四）临床表现

1. 症状

二尖瓣关闭不全的临床症状轻重不一，因起病缓急、病程早晚以及反流量多少等而异。慢性二尖瓣关闭不全，轻度反流者多无明显症状或仅有轻度不适感。严重反流时，由于体循环的供血减少，往往首发症状是乏力易倦、活动耐量减低；由于左心室代偿功能较强，使肺循环压力早期无明显升高，呼吸困难等肺瘀血症状则出现较晚。急性肺水肿、咯血均较二尖瓣狭窄少见。风湿性二尖瓣关闭不全，病程发展缓慢，通常从初次风湿性心脏病到出现明显二尖瓣关闭不全的症状可长达 10~20 年；一旦出现临床症状，则提示左心室代偿功能衰减，病情即可迅速恶化；晚期可呈现左侧心力衰竭和右侧心力衰竭症状。急性二尖瓣关闭不全，轻度反流者可仅有轻微劳力性呼吸困难；严重反流由于左心房不能适应急骤的血流动力学改变，肺循环负荷骤然增加，可迅速发生急性左侧心力衰竭，甚至急性肺水肿或心源性休克。

2. 体征

（1）心脏听诊：二尖瓣关闭不全的听诊特征是心尖区收缩期反流性杂音。风湿性二尖瓣关闭不全的杂音特征是位于心尖区的全收缩期吹风样杂音，高调、响亮、呈一贯型，吸气时减弱，瓣膜增厚者杂音粗糙。杂音传导方向与病变部位有关系。前叶损害为主时，杂音常向左腋下和左肩胛下区传导；后叶损害为主者，杂音则向胸骨左缘和心底部传导。可伴有收缩期震颤。心尖区第一心音减弱或消失，并常被杂音所掩盖。兼有二尖瓣狭窄及关闭不全者，则心尖区既可听到舒张期隆隆样杂音，又可听到收缩期吹风样杂音，心尖区第一心音较为响亮。二尖瓣脱垂的典型特征为收缩中期喀喇音之后的收缩晚期杂音。冠心病乳头肌功能失常时可有收缩早、中、晚期或全收缩期杂音；腱索断裂时杂音可似海鸥鸣或乐音性。急性二尖瓣关闭不全，心尖区反流性杂音非全收缩期杂音，于第二心音前终止，低调，呈递减型，可不如慢性者响。肺动脉瓣区第二心音亢进；心尖区可闻及第三心音、第四心音和因大量血流通过二尖瓣瓣口产生的短促的舒张期隆隆样杂音。

（2）其他体征：慢性二尖瓣反流者，心界可向左下扩大，心尖冲动移向左下方，心尖区可触及收缩期抬举样搏动，提示左心室肥厚和扩大。急性二尖瓣反流者，左心室无扩大，心界可正常，且不伴收缩期抬举样搏动。

3. 辅助检查

（1）心电图检查。轻度二尖瓣关闭不全者，心电图可正常。严重者可有左心室肥大和劳损，电轴左偏。合并肺动脉高压时，显示右心室肥大。慢性二尖瓣关闭不全病程后期可有心房颤动。

（2）X线检查。轻度二尖瓣关闭不全者，可无明显异常发现。慢性重度反流显示左心房、左心室明显增大，心脏右缘形成"双房影"。后期左侧心力衰竭时可见肺瘀血征，出现肺间质水肿和 Kerley B 线。肺动脉高压或右侧心力衰竭时，右心室增大。急性二尖瓣关闭不全者早期出现明显肺瘀血征，心影可不增大。

（3）超声心动图。是确诊二尖瓣关闭不全和定量二尖瓣反流首选的无创性诊断方法，推荐用于如下：①二尖瓣关闭不全的程度、左心室大小和功能、右心室和左心房大小、肺动脉压力的初始评估；②明确二尖瓣关闭不全的病因；③中、重度二尖瓣关闭不全无症状者的左心室功能进行每年或每半年的随访；④二尖瓣关闭不全症状或体征发生变化时对二尖瓣装置或左心室功能进行评估；⑤二尖瓣瓣膜修复术或瓣膜置换术后对二尖瓣和左心室大小和功能进行评估。多普勒超声可于二尖瓣心房侧探及收缩期反流，并测量反流程度。二维超声心动图可显示二尖瓣装置的形态特征，有助于明确病因。风湿性二尖瓣关闭不全者瓣叶反射增强、变厚，腱索和乳头肌增厚增粗，收缩期二尖瓣瓣叶对合不全；由于腱索断裂引起的二尖瓣关闭不全，可见腱索断裂的瓣叶在收缩期呈鹅颈样翻转入左心房，舒张期呈挥鞭样迅速从左心房漂向左心室；二尖瓣瓣环钙化者可显示钙化的反光增强回声，重度钙化则显示整个瓣环新月形回声增强。

（4）心导管检查。心导管检查及左心室造影的适应证如下：①无创性检查不能对二尖瓣关闭不全的严重程度、左心室功能和是否需要外科手术提供准确信息；②无创性检查所评估的二尖瓣关闭不全的程度与肺动脉压力不成比例，或与患者的临床表现不一致。心导管检查及左心室造影不推荐用于二尖瓣关闭不全不拟行外科手术者。左心导管检查可显示左心房压力增高，压力曲线 V 波显著，而心排血量减低。右心导管检查可显示右心室、肺动脉及肺毛细血管楔压增高，肺循环阻力增大。左心室造影显示心脏收缩时造影剂反流入左心房，根据收缩期左心房内造影剂反流量的大小及显影密度，可对二尖瓣反流进行定量，评估二尖瓣关闭不全的轻重程度。40岁以上病例考虑手术治疗者，宜做选择性冠状血管造影检查。

4. 并发症

慢性二尖瓣关闭不全的并发症与二尖瓣狭窄相似，但心力衰竭等症状出现较晚。心房颤动和体循环栓塞较二尖瓣狭窄少见；感染性心内膜炎较二尖瓣狭窄常见。急性二尖瓣关闭不全时，短期内可发生急性左侧心力衰竭甚至急性肺水肿，预后差。

（五）诊断与鉴别诊断

1. 诊断

临床诊断主要是根据心尖区典型的吹风样收缩期杂音并伴有左心房和左心室扩大，超声心动图检查可提供确诊依据。

2. 鉴别诊断

（1）其他非风湿性病因的二尖瓣关闭不全。

1）二尖瓣脱垂综合征是指各种原因使得二尖瓣叶在左心室收缩期向左心房脱垂，伴或不伴有二尖瓣关闭不全的一系列临床表现。原发性二尖瓣脱垂综合征是一种先天性结缔组织疾病，其确切病因尚未明了，病理特征为二尖瓣黏液样变性。多数患者无明显症状，常见的症状有胸痛、心悸、乏力，体位性晕厥和焦虑等，可能与自主神经功能紊乱有关。并发症包括充血性心力衰竭、感染性心内膜炎、栓塞、心律失常和猝死。典型的心脏听诊特征是心尖区收缩中晚期喀喇音伴收缩晚期杂音。心尖区收缩中晚期喀喇音在第一心音后0.14秒以上出现，为腱索被突然拉紧或瓣叶的脱垂突然中止所致；紧接喀喇音可闻及收缩晚期吹风样杂音，杂音出现越早，出现时间越长，表明二尖瓣反流越严重。超声心动图检查示收缩期二尖瓣瓣叶超过瓣环水平，并突向左心房呈吊床样改变，可明确诊断。

2）乳头肌功能不全：乳头肌由于缺血、坏死、纤维化或其他原因，引起收缩功能障碍，导致二尖瓣关闭不全。轻症可无症状，反流量较大者可有心悸、气短等；急性缺血或腱索断裂者，常出现急性肺水肿及心源性休克。心尖区收缩期杂音是本病最重要的体征。伴随心绞痛出现的乳头肌功能不全，心尖区收缩期杂音的响度随心绞痛的发作而变化。急性乳头肌断裂的杂音具有突然出现的全收缩期和粗糙的特点，常伴有舒张期奔马律或第四心音。超声心动图或左心室造影有助于诊断。

（2）其他有心前区收缩期吹风样杂音的疾病。

1）功能性心尖区收缩期杂音：可见于高动力循环或高心排血量时，如发热、贫血、甲状腺功能亢进等，原因消除后杂音即消失。此外，正常儿童和青少年在心前区亦可闻及收缩期杂音，短促、柔和，响度在1~2级，不遮盖第一心音，不伴心房和心室扩大。

2）相对性二尖瓣关闭不全：各种病因引起的明显左心室扩大，均可使二尖瓣环扩张，从而导致二尖瓣相对关闭不全，出现心尖区收缩期杂音。可发生于高血压性心脏病、扩张型心肌病、主动脉瓣关闭不全、心肌炎等。

3）室间隔缺损：可在胸骨左缘3~4肋间闻及粗糙的全收缩期杂音，可伴有收缩期震颤，杂音向心尖区传导，心尖冲动呈抬举样并向左下移位，心界向左下扩大。超声心动图显示室间隔连续中断，彩色多普勒者可显示左至右分流及分流量的大小，声学造影可证实心室水平左向右分流存在。

4）左心室流出道梗阻杂音：肥厚性梗阻性心肌病，可在胸骨左缘下段或心尖区听到收缩期喷射性杂音，可传导到心底部，常伴有震颤。心电图呈左心室肥厚劳损图形。超声心动图可资鉴别，呈室间隔不对称肥厚，左心室腔小，流出道狭窄和心脏收缩时二尖瓣前瓣叶向前移位。

5）三尖瓣关闭不全：胸骨左缘下端闻及局限性吹风样的全收缩杂音，吸气时因回心血量增加可使杂音增强，呼气时减弱。颈静脉怒张伴搏动；肝肿大并能扪及搏动。心电图和胸部 X 线检查可见右心室肥大。超声心动图检查可明确诊断。

（六）治疗

1. 急性二尖瓣关闭不全

外科治疗为根本措施，根据不同情况采取急诊或择期手术。对急性严重二尖瓣关闭不全，内科治疗仅为术前过渡措施，旨在稳定血流动力学，并应尽可能在床旁血流动力学监测下进行。内科治疗的目标为减少二尖瓣反流量，并增加前向血流，减少肺淤血。对血压正常的患者，硝普钠是首选的药物，可通过降低后负荷来降低左心室射血阻力，并减少反流量，增加心排血量，从而产生有益的血流动力学作用。对于前向血流显著减少而致低血压的患者，硝普钠不宜单独应用，应联合应用多巴胺等药物。对此类患者，主动脉球囊反搏（aortic balloon counterpulsation，IABP）可以通过增加前向血流和平均动脉压，同时减少二尖瓣反流量和左心室灌注压，从而稳定血流动力学，为外科手术做准备。如果急性二尖瓣关闭不全的病因是感染性心内膜炎，则确定病原体和有效抗生素的应用是必要的。

2. 慢性二尖瓣关闭不全

（1）药物治疗：对于无症状的慢性二尖瓣关闭不全的患者，若左心室和左心房大小正常、肺动脉压力正常伴窦性心律，体力活动可不受限制；对于有明确左心室扩大（≥60 mm）、左心室收缩功能下降或出现肺动脉高压者，应避免过度的体力劳动及剧烈运动。对风湿性心脏病患者，应积极预防链球菌感染与风湿活动以及感染性心内膜炎。无症状、心功能正常者无须特殊治疗，但应定期随访。在不合并原发性高血压的情况下，目前无证据应用包括血管紧张素转换酶抑制药在内的血管扩张药来治疗无症状的左心室功能正常的慢性二尖瓣关闭不全。对于扩张性心肌病或缺血性心肌病所导致的功能性或缺血性二尖瓣关闭不全，使用血管扩张药降低前负荷可能有益。心力衰竭者，应限制钠盐摄入，使用血管紧张素转换酶抑制药和长效 β 受体阻滞药（如卡维地洛）；洋地黄类药物和利尿药可酌情使用。心房颤动的处理同二尖瓣狭窄，但维持窦性心律不如在二尖瓣狭窄时重要，多数只需满意控制心室率和抗凝治疗。控制心室率的药物包括洋地黄、β 受体阻滞药以及非二氢吡啶类钙通道阻滞药，少数情况下可应用胺碘酮；抗凝治疗建议维持 INR 在 2.0～3.0。

（2）外科治疗：二尖瓣关闭不全的外科治疗，需根据病变的类型而定。目前外科手术方法有两种：二尖瓣修复术和人工二尖瓣置换术。二尖瓣修复术包括瓣膜修补术和瓣环修复术；二尖瓣置换术包括保留部分原二尖瓣装置和不保留原二尖瓣装置两种。与二尖瓣置换术相比，二尖瓣修复术的优点在于能最大限度地保存天然瓣膜，无须终身抗凝治疗，术后生存率较高，因此推荐用于病变类型适合的患者。对于轻度或中度的二尖瓣关闭不全者，不推荐施行手术治疗，宜定期随访复查，观察病情发展。外科手术的主要适应证：①急性重度二尖瓣关闭不全伴有症状者；②慢性重度二尖瓣关闭不全，伴有症状（NYHA 分级≥Ⅱ级）者；③慢性重度二尖瓣关闭不全，不伴有症状，但辅助检查提示具有潜在的左心室功能不全

[左心室射血分数<0.60 和（或）左心室收缩末期容积指数≥50 mL/m² 和（或）左心室收缩末内径>45 mm]者。对于重度二尖瓣关闭不全、不伴有症状、辅助检查提示左心室功能正常 [左心室射血分数>0.60 和（或）左心室收缩末期内径<45 mm]的患者，外科手术指征尚无定论；施行二尖瓣修复术的指征可以较二尖瓣置换术的指征更早些。若该类患者合并新发的心房颤动，或肺动脉高压（肺动脉压力静息时>50 mmHg 或运动时>60 mmHg）者，也可考虑施行外科手术。

（七）预后

二尖瓣关闭不全的病程演变及预后与病因有关，左心室功能状态是影响预后的重要因素。急性重度二尖瓣关闭不全，往往起病急骤，病情迅速恶化，可在短期内死于急性左侧心力衰竭和肺水肿。风湿性二尖瓣关闭不全病例一般病程发展较为缓慢，左心室代偿功能良好的病例可多年不呈现明显症状，一旦出现临床症状，则提示左心室代偿功能衰减，病情即可迅速恶化。二尖瓣关闭不全伴有症状（NYHA 分级Ⅲ~Ⅳ级）或左心室射血分数<0.60 者死亡的危险远大于不伴有症状或左心室功能正常者。出现严重临床症状也是外科术后预后不良的预测因素。

（岳　爽　梁　巍）

第二节　主动脉瓣疾病

随着人们生活方式的改变和社会的老龄化，主动脉瓣硬化、钙化与狭窄的发病率日益增高，人群中主动脉瓣狭窄的发病率也日益升高。严重狭窄的症状出现后病情发展很快，2~3 年病死率约为50%。因此，心血管专科高级医师应该熟练掌握主动脉瓣狭窄临床特点，诊治规范。2007 年 ESC 首次公布了欧洲瓣膜病治疗指南。该指南主要包括总体评价、特定瓣膜损害、人工瓣膜、瓣膜病患者非心脏手术期间的处理、瓣膜病患者妊娠期处理等内容。由于目前针对瓣膜病诊断治疗的大规模多中心试验仍然十分缺乏，指南的制定更多地采用了单中心随机或非随机试验结果以及专家共识，因此务必结合具体情况做出判断。

一、主动脉瓣狭窄

（一）概念及临床分期

主动脉瓣狭窄是指主动脉瓣先天性结构异常和后天病变所致的瓣膜异常，从而引起主动脉瓣口面积减少。可由风湿热的后遗症、先天性主动脉瓣结构异常（单叶式、二叶式、三叶式和四叶式等畸形）或老年性的主动脉瓣钙化所致的主动脉瓣狭窄。

成人主动脉瓣口面积≥3.0 cm²，当瓣口面积减少一半时，收缩期仍无明显跨瓣压差。主动脉瓣口面积≤1.0 cm² 为重度狭窄，左心室收缩压明显升高，跨瓣压差显著。瓣口面积在1.0~1.5 cm² 为中度狭窄，1.5~2.0 cm² 为轻度狭窄（表8-1）。这种瓣口面积的减少，可以使层流转化成低能的湍流造成能量的丢失，心脏为了使血流能通过狭窄的瓣口，就会增加左心室的工作压力。作为主要的代偿机制而产生的向心性左心室肥厚，可以帮助克服左心室工作压的增加而使血流能通过狭窄的主动脉瓣口。湍流、能量丢失、左心室肥厚均构成患者产生一系列临床症状的病理生理学基础。主动脉瓣狭窄通常有以下特征：在正常心排血量时压力阶差峰值>50 mmHg，或平均身材成年人的有效主动脉瓣口面积（按 Gorlin 公式计算）约小于 0.8 cm²，即按体表面积计算 0.5 cm²/m²（小于正常瓣口面积 3.0~4.0 cm² 的 1/4）。

表 8-1　确定主动脉瓣狭窄程度的标准

严重程度	跨瓣膜平均压力阶差（mmHg）	主动脉瓣口面积（cm²）
轻度	<25	>1.5
中度	25~40	1.0~1.5
重度	>40	<1.0
极重度	>80	<0.7

（二）流行病学

1. 流行病学资料

主动脉瓣狭窄男性多于女性，其比例为（2~6）：1。

十几岁或二十岁左右出现症状者，常为先天性主动脉瓣单瓣或粘连性双瓣畸形主动脉瓣膜部狭窄，在先天性主动脉出口狭窄中最为常见，约占 60%。40~60 岁时出现症状者，常为主动脉瓣双瓣钙化或风湿性心脏病的晚期。风湿性常为男性。据统计，主动脉瓣狭窄相对发病率约占风湿性心脏病的 15%。后天性非风湿性主要为老年退行性主动脉瓣硬化。65 岁以上为 4%~6%，60~80 岁比 30 岁以下者高 30 倍。一组 1 020 例手术治疗的主动脉瓣狭窄者，1965 年风湿性占 49%，1985 年下降至 33%，而钙化性主动脉瓣狭窄 1965 年为零，1981 年升至 30%，1985 年为 46%。

2. 危险因素

风湿性主动脉瓣狭窄与甲组乙型溶血性链球菌感染相关。老年退行性心脏瓣膜病有其独立的危险因素，包括年龄（随年龄每增加 10 年危险性增加 2 倍）、性别（男性主动脉硬化或钙化发生率高危险性比女性高 2 倍；女性二尖瓣环钙化发生率高）、吸烟（吸烟使危险性增加 35%）、高血压（有原发性高血压病史者危险性增加 20%）。其他显著危险因素包括超体重、高 LP（a）和 LDL 水平及糖尿病等。

（三）局部解剖

左心室流出道的出口为主动脉口，主动脉口周围的纤维环上有 3 个半月形的瓣膜附着，叫主动脉瓣，分左瓣、右瓣和后瓣，瓣膜的游离缘朝向主动脉腔。瓣膜游离缘中点增厚的半月瓣小结，较肺动脉瓣者更为明显。每个瓣膜相对的主动脉壁向外膨出，瓣膜与壁之间的腔隙称为主动脉窦（Valsalva 窦），可分为左窦、右窦和后窦。其中左、右窦分别有左、右冠状动脉的开口。后窦无冠状动脉开口，也叫无冠状动脉窦。主动脉瓣环的直径平均为 25.20 mm，周径平均为 74.96 mm。

（四）病理

主动脉瓣狭窄究其病因主要包括，风湿热，先天性畸形，以及老年退行性钙化三大方面。风湿性瓣膜狭窄主要为炎症过程导致交界处一处或多处发生粘连融合、瘢痕化，瓣叶增厚。交界处和瓣叶粘连融合以及瓣环的血管增生，进而导致瓣膜游离缘的回缩和硬化，并在表面和瓣口形成钙化结节，以致瓣口缩小形成小的圆形或三角形开口。先天性二叶瓣畸形为最常见的先天性主动脉瓣狭窄病因。出生时多无交界处融合和狭窄。由于瓣叶结构的异常，即使正常的血流动力学也可引起瓣膜增厚、钙化、僵硬及瓣口狭窄，约 1/3 发生狭窄。成年期形成椭圆或窄缝形狭窄瓣口，为成人孤立性主动脉瓣狭窄的常见病因。老年性主动脉瓣钙化系从瓣膜的主动脉面基底部开始沿纤维板扩展，大量钙质沉积于瓣膜基底部的固定线上，其特点是无交界处融合瓣叶边缘变形，瓣叶活动通常不受限。

（五）病理生理

主动脉瓣狭窄所产生的基本血流动力学特征是左心室前向射血受阻。成人主动脉瓣口面积 $\geq 3.0 \text{ cm}^2$，只有当瓣膜口面积缩小至正常的 1/3 或更多时，才会对血流产生阻塞。

主动脉瓣口梗阻所引起的最早的生理反应为左心室压力增高，左心室壁张力急剧增加，而心肌缩短的速度下降。左心室舒张末期容积和压力增高，经 Frank-Starling 代偿机制，心肌收缩增强，左心室收缩压增高，主动脉瓣口跨瓣压差增大，促进血液高速通过狭窄的瓣口。随着瓣膜口面积的减小，狭窄程度加重，左心室肥大，呈向心性肥厚，左心室游离壁和室间隔厚度增加，与此同时，左心室舒张期顺应性下降，心室僵硬，舒张末期左心室腔内径缩小。左心室排血量由左心室肥大来保持跨越主动脉瓣较大的压力阶差，这样可多年不出现左心室排血量的减少、左心室扩大或产生心力衰竭症状。长期的压力负荷加于肥大的左心室，终将导致心肌病变，使之不能保持其正常的基本收缩功能，并常伴有一定程度的心肌纤维化，最后左心室功能失常，射血分数降低。

当收缩压力阶差峰值在正常心排血量时超过 50 mmHg 或平均身材的成年人的有效主动脉瓣口面积 $<0.8 \text{ cm}^2$，即按体表面积计算为 $0.5 \text{ cm}^2/\text{m}^2$（约小于正常瓣口面积 1/4），一般可认为是左心室流出道严重阻碍。严重主动脉瓣狭窄引起心肌缺血，其机制为：①左心室壁增厚、心室收缩压升高（严重主动脉瓣狭窄时收缩压常达 200 mmHg 以上）和射血时间延长，增加心肌耗氧量；②左心室肥厚，心肌毛细血管密度相对减少；③舒张期心腔内压力增高，压迫心内膜下冠状动脉；④左心室舒张末压升高致舒张期主动脉—左心室压差降低，冠状动脉灌注压降低。后二者减少冠状动脉血流。心肌耗氧量增加、供血减少，如加上运动负荷将导致严重心肌缺血。故主动脉瓣狭窄患者虽无冠状动脉病变，也常有心绞痛症状。

（六）临床表现

1. 症状

出现时间因病因不同而异，典型的症状是呼吸困难、心绞痛和晕厥。

（1）呼吸困难：疲乏、无力和头晕是很早期的症状。劳力性呼吸困难为晚期肺瘀血引起的首发症状。轻度的左侧心力衰竭可出现气短、呼吸困难，严重者可出现夜间阵发性呼吸困难和端坐呼吸，甚或急性肺水肿预后很差。

（2）心绞痛：见于 60% 的有症状患者。常由运动诱发，休息后缓解。随年龄增长，发作更频繁。主要由心肌肥厚心肌需氧量增加以及继发于冠状血管过度受压所致的氧供减少。极少数可由瓣膜的钙质栓塞冠状动脉引起。约有 39% 的患者同时伴有冠心病，进一步加重心肌缺血。

（3）晕厥或眩晕：约 1/4 有症状的患者发生晕厥。多发生于直立、运动中、运动后即刻或身体向前弯曲时，少数在休息时发生。其机制为：①运动后周围血管扩张，而狭窄的主动脉口限制心排血量的相应增加，导致急性脑缺血；②运动致心肌缺血加重，使左心室收缩泵功能突然降低，心排血量减少；③运动时左心室收缩压急剧上升，过度激活室内压力感受器通过迷走神经传入纤维兴奋血管减压反应，导致外周血管阻力降低；④运动后即刻发生者，为突然体循环静脉回流减少，影响心室充盈，左心室心排血量进一步减少；⑤休息时晕厥可由于心律失常（心室颤动、心房颤动或房室传导阻滞等）导致心排血量骤减所致；⑥颈动脉窦过敏等。以上上均引起体循环动脉压下降，脑循环灌注压降低，发生急性脑缺血。

2. 体征

（1）心音：第一心音（S_1）正常。轻度主动脉瓣狭窄，第二心音（S_2）也正常，严重狭窄时左心室射血时间显著延长，可出现 S_2 逆分裂。如主动脉瓣钙化僵硬，则第二心音主动脉瓣成分（A_2）减弱甚至消失。第三心音（S_3）出现预示着左心功能不全。中、重度狭窄时肥厚的左心房强有力的收缩产生明显的第四心音（S_4）。主动脉收缩期喷射音可见于先天性主动脉瓣狭窄或瓣叶活动度良好者，在胸骨左缘第3肋间易听到，可向心尖区传导，为短促而响亮的单音，不随呼吸而改变。风湿性主动脉瓣狭窄一般不产生喷射音。

（2）收缩期喷射性杂音：在 S_1 稍后或紧随喷射音开始，终止于 S_2 之前，杂音呈吹风样、粗糙、递增—递减型，在胸骨右缘第2或第3肋间最响，主要向颈动脉，也可向胸骨左下缘传导，常伴震颤。老年人钙化性主动脉瓣狭窄者，杂音在心底部，粗糙，高调成分可传导至心尖区，呈乐音性，为钙化的瓣叶振动所引起，在心尖区最响，可被误认为二尖瓣反流的杂音。狭窄越重，杂音越长，其高峰出现在较晚的收缩期。左心室衰竭或心排血量减少时（如 Valsalva 动作和站立时），杂音消失或减弱。杂音强度随每搏量不同而改变，长舒张期后，如期前收缩后的长代偿间期之后或心房颤动的长心动周期时，心排血量增加，杂音增强。

（七）并发症

1. 心力衰竭

主动脉瓣狭窄一般死于进行性心力衰竭，发生左侧心力衰竭后，自然病程明显缩短，因此终末期的右侧心力衰竭少见。

2. 心律失常

10%可发生心房颤动，致左心房压升高和心排血量明显减少，临床上迅速恶化，可致严重低血压、晕厥或肺水肿。主动脉瓣钙化侵及传导系统可致房室传导阻滞；左心室肥厚、心内膜下心肌缺血或冠状动脉栓塞可致室性心律失常。上述的两种情况均可导致晕厥，甚至猝死。

3. 心脏性猝死

占10%~20%，猝死前常有晕厥、心绞痛或心力衰竭史。无症状者发生猝死少见，仅见于1%~3%的患者。

4. 胃肠道出血

可发生于严重的主动脉瓣狭窄患者，多见于老年患者，出血为隐匿和慢性。

5. 感染性心内膜炎

不常见。年轻人的轻瓣膜畸形较老年人的钙化瓣膜狭窄发生感染性心内膜炎的危险性大。

6. 体循环栓塞

少见。脑血栓可引起卒中或短暂性脑缺血发作，为增厚的两叶式瓣病变的微血栓所致。钙化性主动脉瓣狭窄可引起各种器官的钙化栓塞，包括心脏、肾脏和大脑。有报道视网膜中央动脉发生钙化栓塞可引起视力突然丧失。

（八）辅助检查

1. X 线检查

左心缘圆隆，心影不大或左心室轻度增大。常见主动脉狭窄后扩张和主动脉钙化。心力衰竭时左心室明显扩大，还可见左心房增大，肺动脉主干突出，肺静脉增宽以及肺瘀血的征象。

2. 心电图检查

轻度主动脉瓣狭窄者心电图可正常。严重者心电图左心室肥厚与劳损。ST 段压低和 T 波倒置的加重提示心室肥厚在进展。左心房增大的表现多见。主动脉瓣钙化严重时，可见左前分支阻滞和其他各种程度的房室或束支传导阻滞。

3. 超声心动图检查

M 型超声可见主动脉瓣变厚，活动幅度减小，瓣叶反射光点增强提示瓣膜钙化。主动脉根部扩张，左心室后壁和室间隔对称性肥厚。二维超声心动图上可见主动脉瓣收缩期呈向心性弯形运动，并能明确先天性瓣膜畸形。多普勒超声显示缓慢而渐减的血流通过主动脉瓣，并可计算最大跨瓣压力阶差。

4. 左心导管检查

可直接测定左心房、左心室和主动脉的压力。左心室收缩压增高，主动脉收缩压降低，随着主动脉瓣狭窄病情加重，此压力阶差增大。左心房收缩时压力曲线呈高大的 a 波。

在下列情况时应考虑施行左心导管检查：年轻的先天性主动脉瓣狭窄患者，虽无症状但需了解左心室流出道梗阻程度；疑有左心室流出道梗阻而非瓣膜原因者；欲区别主动脉瓣狭窄是否合并存在冠状动脉病变者，应同时行冠脉造影；多瓣膜病变手术治疗前。

（九）诊断与鉴别诊断

临床上发现心底部主动脉瓣区喷射性收缩期杂音，超声心动图检查证实主动脉瓣狭窄，可明确诊断。主动脉瓣狭窄应与下列情况的主动脉瓣区收缩期杂音鉴别。

1. 肥厚梗阻型心肌病

又称特发性肥厚性主动脉瓣下狭窄（IHSS），胸骨左缘第 4 肋间可闻及收缩期杂音，收缩期喀喇音罕见，主动脉区第二心音正常。超声心动图显示左心室壁不对称性肥厚，室间隔明显增厚，与左心室后壁之比≥1.3，收缩期室间隔前移，左心室流出道变窄，可伴有二尖瓣前瓣叶相交移位而引起二尖瓣反流。

2. 主动脉扩张

见于各种原因如高血压、梅毒所致的主动脉扩张。可在胸骨右缘第 2 肋间闻及短促的收缩期杂音，主动脉区第二心音正常或亢进，无第二心音分裂。超声心动图可明确诊断。

3. 肺动脉瓣狭窄

可于胸骨左缘第 2 肋间闻及粗糙响亮的收缩期杂音，常伴收缩期喀喇音，肺动脉瓣区第二心音减弱并分裂，主动脉瓣区第二心音正常，右心室肥厚增大，肺动脉主干呈狭窄后扩张。

4. 三尖瓣关闭不全

胸骨左缘下端闻及高调的全收缩期杂音，吸气时回心血量增加可使杂音增强，呼气时减弱。颈静脉搏动，肝大。右心房和右心室明显扩大。超声心动图可证实诊断。

5. 二尖瓣关闭不全

心尖区全收缩期吹风样杂音，向左腋下传导；吸入亚硝酸异戊酯后杂音减弱。第一心音减弱，主动脉瓣第二心音正常，主动脉瓣无钙化。

（十）治疗

1. 内科治疗

（1）一般治疗：轻度主动脉瓣狭窄无症状，无须治疗，适当避免过度的体力劳动及剧烈运动，以防止晕厥、心绞痛和猝死。要预防风湿热复发和预防感染性心内膜炎。大多数主动脉瓣狭窄是逐步形成并加重的，在此过程中虽长期无症状，但应避免剧烈运动，并定期密切随访检查。包括体检、X线胸片、心电图、多普勒超声心动图等。一般每2~3年复查1次，但严重主动脉瓣狭窄者应3~6个月随访1次，必要时需行心导管检查。主动脉瓣狭窄者一旦出现晕厥、心绞痛、左心功能不全等症状，即意味着发展为重度狭窄，此时不能限于内科治疗，而应考虑外科治疗。

（2）药物治疗：晕厥、心绞痛或劳力性呼吸困难常是主动脉瓣狭窄的晚期表现，此时内科治疗的效果往往不明显。当出现上述主要症状时，患者平均寿命为2~4年，而出现左侧心力衰竭者生存时间应区别为左心室收缩功能不全或为左心室舒张功能不全所致，超声心动图检查可鉴别，并有助于内科治疗。

左心室收缩功能不全用地高辛治疗有效，特别是出现心房颤动时。心力衰竭治疗的另一方面是控制血容量以减少肺充血。利尿药通常有效，但利尿药的使用必须非常谨慎，应避免产生低血容量和低血压。由于严重主动脉瓣狭窄患者的心排血量依赖于足够的前负荷，而过度利尿可降低主动脉瓣狭窄患者的左心室舒张压，从而降低心排血量，导致严重直立性低血压。血管扩张药对主动脉瓣狭窄作用有限，如要使用，也应采取小剂量，可用卡托普利，使用时应注意避免产生低血压。在严重主动脉瓣狭窄合并心力衰竭患者应避免使用硝酸酯类药物，因为其可能导致大脑低灌注和晕厥。主动脉瓣狭窄合并主动脉瓣或二尖瓣反流者，或冠心病合并主动脉瓣狭窄可考虑谨慎使用血管扩张药。存在显著反流性损害者理论上可以从使用血管扩张药中得益，由于左心室收缩压降低和外周阻力降低，可降低心肌耗氧量，对冠心病有益。

左心室舒张功能不全主要表现为左心室腔正常或变小，左心室收缩力正常，不宜使用强心药和血管扩张药。硝酸甘油对心绞痛发作有效，但剂量宜偏小。

2. 介入治疗——主动脉瓣膜成形术

经皮逆行插入一根球囊导管通过狭窄的主动脉瓣，然后扩张球囊，挤压瓣叶的钙化，牵拉主动脉瓣环，从而增加瓣口面积。与经皮球囊二尖瓣成形不同，经皮主动脉瓣成形的临床应用范围局限。它的主要适应证为：①儿童和青年的先天性主动脉瓣狭窄；②由于严重主动脉瓣狭窄的心源性休克不能耐受手术者；③重度狭窄危及生命需急诊非心脏手术治疗，因有心力衰竭而具极高手术危险者可作为过渡治疗措施；④严重主动脉瓣狭窄的妊娠妇女；⑤严重主动脉瓣狭窄拒绝手术治疗者。需要注意的是，球囊瓣膜成形术不能代替主动脉瓣置换术。由于球囊瓣膜成形术对高危患者在血流动力学方面只能产生轻微和短暂的益处，不能降低死亡率，仅作为一种姑息手术用于有其他严重的全身疾病而不宜实施外科手术治疗的患者。

3. 外科手术治疗

手术治疗的关键是解除主动脉瓣狭窄，降低跨瓣压力阶差。人工瓣膜置换术是治疗成人主动脉瓣狭窄的主要方法。无症状的轻、中度狭窄患者无手术指征。重度狭窄（平均跨瓣压差>50 mmHg）伴心绞痛、晕厥或心力衰竭症状为手术的主要指征。近年来研究证实，无症状的主动脉瓣狭窄为良性，通常不需要外科手术治疗。某些证据提示，通过反复的多普勒超声检查发现有瓣膜严重钙化或钙化快速增长的患者，尽管缺少临床症状，可能应该考虑手术治疗。然而必须明确指出的是，这些良性无症状状态仅存在于成年患者。对先天性主动脉瓣狭窄的儿童而言，情况却不同。这些儿童平时虽无症状，但猝死的发生率却很高。对这些儿童患者，一旦峰值跨瓣压差达到 75 mmHg 时，就应考虑手术治疗；如出现临床症状则应该及早手术。

（十一）预后

主动脉狭窄预后与左心室—主动脉之间的压力阶差有关。某些极轻度的瓣口狭窄，患者可终身无症状；轻度瓣口狭窄的患者，可有 20～30 年的无症状期；中度狭窄的患者，可有 10～20 年的无症状期；重度狭窄的患者也可有较长的缓慢进行的病程，但多合并有严重的并发症，如晕厥或心绞痛。当出现这两种并发症时，患者平均寿命有 2～3 年，某些可发生猝死的主动脉狭窄患者最终可出现充血性心力衰竭，在心力衰竭后平均寿命在 2～3 年。主动脉瓣狭窄的患者约 20% 可发生猝死。

二、主动脉瓣关闭不全

（一）概念及流行病学

主动脉瓣关闭不全是指主动脉瓣叶、瓣环受损或主动脉根部扩大，导致主动脉瓣闭合不严，血液从主动脉反向流入左心室。男性患者多见，约占 75%；女性患者多同时伴有二尖瓣病变。轻症患者常无明显症状。重症患者可有心悸及身体各部分动脉的强烈搏动感，特别是头部和颈部更为明显。约有 5% 患者可出现心绞痛。晚期可出现左心功能不全和右心功能不全的表现。

（二）病因

1. 急性主动脉瓣关闭不全

（1）感染性心内膜炎。

（2）创伤：伤及主动脉根部、瓣叶、瓣叶支持结构。

（3）主动脉夹层：通常见于马方综合征，特发性升主动脉扩张，高血压或妊娠。

（4）人工瓣膜破裂。

2. 慢性主动脉瓣关闭不全

（1）主动脉瓣疾病。

1）风湿性心脏病（风心病）：约 2/3 的主动脉瓣关闭不全为风心病所致，常合并二尖瓣损害。

2）感染性心内膜炎：可为急性、亚急性或慢性关闭不全，为单纯性主动脉瓣关闭不全的常见病因。

3）先天性畸形：二叶式主动脉瓣常见。

4）主动脉瓣黏液样变性。

5）强直性脊柱炎：瓣叶基底部和远端边缘增厚伴瓣叶缩短。

（2）主动脉根部扩张。

1）梅毒性主动脉炎。

2）马方综合征：为遗传性结缔组织病。

3）强直性脊柱炎：升主动脉呈弥漫性扩张。

4）特发性升主动脉扩张。

5）严重高血压或动脉粥样硬化。

（三）病理

约 2/3 的主动脉瓣关闭不全为风心病所致。其病理改变为瓣叶纤维化、增厚和缩短，影响舒张期瓣叶边缘对合。而感染性心内膜炎病理改变为感染性赘生物致瓣叶破损或穿孔，瓣叶因支持结构受损而脱垂或赘生物介于瓣叶间妨碍其闭合而引起关闭不全。即使感染已被控制，瓣叶纤维化和挛缩可继续。先天性畸形中二叶主动脉瓣多由一叶边缘有缺口或大而冗长的一叶脱垂入左心室，成人期多由进行性瓣叶纤维化挛缩或继发于感染性心内膜炎，引起关闭不全。主动脉瓣黏液样变性也可致瓣叶舒张期脱垂入左心室，偶尔合并主动脉根部中层囊性坏死。强直性脊柱炎病理改变为瓣叶基底部和远端边缘增厚伴瓣叶缩短或主动脉根部扩张。梅毒性主动脉炎，马方综合征，特发性升主动脉扩张以及升主动脉瘤等病理改变为主动脉根部扩张，引起瓣环扩大，瓣叶舒张期不能对合。

（四）病理生理

急性主动脉瓣关闭不全时，左心室突然增加大量反流的血液，而每搏量不能相应增加，左心室舒张末期压力迅速而显著上升，可引起急性左心功能不全；左心室舒张末期压力升高，使冠脉灌注压与左心室腔内压之间的压力阶差降低，引起心内膜下心肌缺血，心肌收缩力减弱，使每搏量急剧下降，左心房和肺静脉压力急剧上升，引起急性肺水肿。此时交感神经活性明显增加，使心率加快，外周血管阻力增加，舒张压降低可不显著。

慢性主动脉瓣反流时左心室负荷过度，引起进行性左心室增大，室壁张力增高，而室壁张力增高可刺激心室肥厚，从而使室壁张力趋于正常。因此，早期尽管存在主动脉瓣反流，仍可以维持正常心排血量。随着病情的发展，左心室的扩张和肥厚不能长期适应左心室负荷增加，这样就开始出现左心室舒张末压的升高，每搏量的减少，射血分数下降，出现心力衰竭。

（五）临床表现

1. 症状

（1）急性：急性主动脉瓣关闭不全时，由于突然的左心室容量负荷加大，室壁张力增加，左心室扩张，可很快发生急性左侧心力衰竭或出现肺水肿。

（2）慢性：轻度者可多年无症状，甚至耐受体力劳动。①最早的主诉为心排血量增加和心脏收缩力增强而发生的心悸、心尖冲动强烈、左胸不适、颈部和头部动脉强烈搏动感等；一旦心功能失代偿，则病情常迅速恶化。②约 50% 严重反流可发生心绞痛，其发生机制是由于主动脉舒张压降低而使冠状动脉灌注减少，致心肌缺血及左心室长期处于容量超负荷，心肌收缩力增强，心肌耗氧量增加而与心肌血供不成比例有关。③约 10% 可发生猝死，可能与突然发生致命性心律失常有关。④晚期出现左侧心力衰竭表现。其他症状还包括疲乏，活动耐力下降。出汗，尤其是在出现夜间阵发性呼吸困难或夜间心绞痛发作时。咯血和栓塞较少见。晚期右侧心力衰竭时可出现肝脏瘀血肿大，有触痛，踝部水肿，胸腔积液或腹水。

通常情况下，主动脉瓣关闭不全患者在较长时间内无症状，由明显主动脉瓣关闭不全到出现明显的症状可长达 10~15 年；一旦发生心力衰竭，则进展迅速。

2. 体征

（1）急性：收缩压、舒张压和脉压正常或舒张压稍低，脉压稍增大；无明显血管征；心尖冲动可正常；心动过速较为常见；二尖瓣舒张期提前关闭，使得第一心音减低或消失；第二心音肺动脉瓣成分增强，第三心音常见。主动脉瓣舒张期杂音较慢性者短且音调低，是由于左心室舒张压上升使得主动脉瓣与左心室间压差很快下降所致。如出现 Austin-Flint 杂音，多为舒张中期杂音。

（2）慢性：患者颜面较苍白，心尖冲动向左下移位，范围较广，且可见有力的抬举性搏动。心界向左下扩大。主动脉瓣区可触到收缩期震颤，并向颈部传导；胸骨左下缘可触到舒张期震颤。颈动脉搏动明显增强，并呈双重搏动。收缩压正常或稍高，舒张压明显降低，脉压明显增大。可出现周围血管体征：如水冲脉（Corrigan's pulse），毛细血管搏动征（Quincke's pulse），股动脉枪击音（Traube's sign），股动脉收缩期和舒张期双重杂音（Duroziez's sign），以及头部随心搏频率的上下摆动（DeMusser's sign）。肺动脉高压和右侧心力衰竭时，可出现颈静脉怒张，肝肿大，下肢水肿。听诊主动脉瓣区有舒张期杂音，为一高调递减型哈气样杂音，坐位前倾呼气末时明显。最响区域取决于有无显著的升主动脉扩张：风湿性患者主动脉扩张较轻，在胸骨左缘第 3 肋间最响，可沿胸骨缘下传至心尖区；马方综合征或梅毒性心脏病所致者，由于升主动脉或主动脉瓣环可有高度扩张，故杂音在胸骨右缘第 2 肋间最响。一般主动脉瓣关闭不全越严重，杂音的时间越长，越响。轻度关闭不全者，此杂音柔和、低调，仅出现于舒张早期，只在患者取坐位前倾、呼气末才能听到；较重关闭不全时，杂音可为全舒张期且粗糙；在重度或急性主动脉瓣关闭不全时，由于左心室舒张期末压力增高至与主动脉舒张压相等，故杂音持续时间反而缩短。如杂音带音乐性质，常提示瓣膜的一部分翻转、撕裂或穿孔。主动脉夹层分离有时也出现音乐性杂音，可能是由于舒张期近端主动脉内膜通过主动脉瓣向心室脱垂或中层主动脉管腔内血液流动之故。

严重主动脉瓣反流者，在心尖区可闻及舒张中和（或）晚期隆隆样杂音（Austin Flint杂音）。有认为系严重主动脉瓣关闭不全引起左心室舒张期压力快速增高，使二尖瓣口变狭窄，当血流快速前向流过二尖瓣口时产生。

（六）辅助检查

1. X 线检查

急性主动脉瓣关闭不全时心脏大小正常或稍有增大，常有肺瘀血和肺水肿征。慢性主动脉关闭不全者心脏明显扩大，典型扩大为左心室向左下扩大，致左心室长轴明显增长，但横径仅略有增加。单纯主动脉瓣关闭不全，主动脉钙化不常见。升主动脉扩张较明显，严重主动脉瘤样扩张提示主动脉根部疾病，如马方综合征或中层囊性坏死。左侧心力衰竭可见肺淤血征。

2. 心电图检查

急性患者，窦性心动过速和非特异性 ST-T 改变常见，可有或无左心室肥大。慢性常见为左心室肥厚、心室内传导阻滞、室性和房性心律失常。

3. 超声心动图检查

超声心动图对主动脉瓣关闭不全时左心室功能的评价也很有价值；还有助于病因的判断，可显示二叶式主动脉瓣，瓣膜脱垂，破裂，或赘生物形成，升主动脉夹层分离等。M型显示舒张期二尖瓣前叶快速高频的振动是主动脉瓣关闭不全的特征表现。二维超声心动图上能够更全面地观察主动脉瓣及其周围结构，有助于主动脉瓣反流不同病因的鉴别。多普勒超声可显示主动脉瓣下方舒张期涡流，对检测主动脉瓣反流非常敏感，并可判定其严重程度，定量分析主动脉瓣反流程度。

4. 放射性核素检查

放射性核素心室造影可测定左心室收缩、舒张末容量和休息、运动射血分数，判断左心室功能。根据左心室和右心室每搏量比值估测反流程度。

5. 磁共振显像检查

可准确测定反流容量、左心室收缩末期和舒张容量及关闭不全瓣口的大小。

6. 主动脉造影检查

选择性主动脉造影可半定量反流程度，可作为外科手术的参考依据。

（七）诊断与鉴别诊断

诊断与鉴别诊断主要依据病史、体征和超声心动图检查。有典型主动脉瓣关闭不全的舒张期杂音伴周围血管征，可诊断为主动脉瓣关闭不全。超声心动图可助确诊。主动脉瓣舒张早期杂音于胸骨左缘明显时，应与 Graham Steell 杂音鉴别。后者见于严重肺动脉高压伴肺动脉扩张所致相对性肺动脉瓣关闭不全，常有肺动脉高压体征，如胸骨左缘抬举样搏动、第二心音肺动脉瓣成分增强等。Austin Flint 杂音应与二尖瓣狭窄的心尖区舒张中晚期隆隆样杂音相鉴别，前者常紧随 S_3 后，S_1 常减弱；后者则紧随开瓣音后，S_1 常亢进。

主动脉关闭不全的诊断确立后，应对它的病因做进一步分析以便做出全面诊断。急、慢性主动脉瓣关闭不全的鉴别要点见表 8-2。

表 8-2　急、慢性主动脉瓣关闭不全的鉴别要点

鉴别点	慢性	急性
病因	风湿性、先天性、高血压	感染性心内膜炎、主动脉夹层
起病	渐进性	起病急，病程短
症状	进行性加重，由轻变重	较重，以呼吸困难为主
心率	代偿期不快	增快
心尖冲动	移位，有力、抬举样	多无移位
关闭不全舒张期杂音	吹风样递减型，时限长	多为乐性，时限短
心尖第一心音	正常	减弱或消失
周围血管征	具备	缺如
X线左心室肥大表现	明显	不明显
心电图	左心室肥厚劳损	不明显

主动脉瓣关闭不全应与下列疾病鉴别。

1. 肺动脉瓣关闭不全

颈动脉搏动正常,肺动脉瓣区第二心音亢进,胸骨左缘舒张期杂音吸气时增强,用力握拳时无变化。心电图示右心房和右心室肥大,X 线检查肺动脉主干突出。多见于二尖瓣狭窄,也可见于房间隔缺损。

2. 主动脉窦瘤破裂

杂音与主动脉瓣关闭不全相似,但有突发性胸痛,进行性右侧心力衰竭,主动脉造影及超声心动图检查可确诊。

3. 冠状动静脉瘘

可闻及主动脉瓣区舒张期杂音,但心电图及 X 线检查多正常,冠状动脉造影可见冠状动脉与肺动脉、右心房、冠状窦或右心室之间有交通。

(八) 并发症

充血性心力衰竭多见,并为本病的主要死亡原因。感染性心内膜炎和室性心律失常也可见,栓塞少见。

(九) 治疗

1. 急性主动脉瓣关闭不全

外科治疗(人工瓣膜置换术或主动脉瓣修复术)为根本措施。内科治疗一般仅为术前准备过渡措施,目的在于降低肺静脉压,增加心排血量,稳定血流动力学,应尽量在 Swan-Ganz 导管床旁血流动力学监测下进行。静脉滴注硝普钠对降低前后负荷、改善肺瘀血、减少反流量和增加排血量有益。也可酌情经静脉使用利尿药和正性肌力药物。血流动力学不稳定者,如严重肺水肿,应立即手术。主动脉夹层即使伴轻或中度反流,也需紧急手术。活动性感染性心内膜炎患者,争取在完成 7~10 天强有力抗生素治疗后手术。创伤性或人工瓣膜功能障碍者,根据病情采取紧急或择期手术。个别患者,药物可完全控制病情,心功能代偿良好,手术可延缓。但真菌性心内膜炎所致者,无论反流轻还是重,几乎均需早日手术。

2. 慢性主动脉瓣关闭不全

(1)内科治疗。①预防感染性心内膜炎,如为风湿性心脏病应预防风湿热。②梅毒性主动脉炎应予一个疗程青霉素治疗。③舒张压>90 mmHg 者应用降压药。④无症状的轻度或中度反流者,应限制重体力活动,并每 1~2 年随访 1 次,应包括超声心动图检查。在有严重主动脉瓣关闭不全和左心室扩张者,即使无症状,也可使用血管紧张素转换酶抑制药,以延长无症状和心功能正常时期,推迟手术时间。⑤左心室收缩功能不全出现心力衰竭时应用血管紧张素转换酶抑制药和利尿药,必要时可加用洋地黄类药物。⑥心绞痛可用硝酸酯类药物。⑦积极纠正心房颤动和治疗心律失常,主动脉瓣关闭不全患者耐受这些心律失常的能力极差。⑧如有感染应及早积极控制。

(2)外科治疗。人工瓣膜置换术为严重主动脉瓣关闭不全的主要治疗方法,应在不可逆的左心室功能不全发生之前进行,而又不过早冒手术风险。无症状(呼吸困难或心绞痛)和左心室功能正常的严重反流不需手术,但需密切随访。下列情况的严重关闭不全应手术治疗。①有症状和左心室功能不全者。②无症状伴左心室功能不全者,经系列无创检查(超声心动图、放射性核素心室造影等)显示持续或进行性左心室收缩末容量增加或静息射血分数降低者应手术；如左心室功能测定为临界值或不恒定的异常，应密切随访。③有症状而左心室功能正常者，先试用内科治疗，如无改善，不宜拖延手术时间。手术的禁忌证为 LVEF0.15~0.20，LVEDD≥80 mm 或 LVEDVI≥300 mL/m²。术后存活者大部分有明显临床改善，心脏大小和左心室重量减少，左心室功能有所恢复，但恢复程度不如主动脉瓣狭窄者大，术后远期存活率也低于后者。部分病例（如创伤、感染性心内膜炎所致瓣叶穿孔）可行瓣膜修复术。

（十）预后

急性严重主动脉瓣关闭不全，一旦出现左侧心力衰竭则早起死亡者常见。故对急性者应行积极内科治疗，及时进行手术治疗。慢性者可长期无症状，但左心功能不全已在逐渐加重。患者明确诊断后 5 年生存率为 75%。一旦出现症状则病情迅速恶化，若不进行外科治疗，心绞痛和心力衰竭出现后往往分别于 4 年和 2 年内发生死亡。

（解文鑫　黄　琼）

第三节　三尖瓣疾病及肺动脉瓣疾病

右心瓣膜疾病（即三尖瓣和肺动脉瓣疾病）可单独存在，但大部分是左心系统疾病引起的继发性右心瓣膜损害，或继发其他全身系统性疾病。右心瓣膜疾病越来越受到重视是基于以下原因：虽然我国风湿性心脏瓣膜病的发病率呈下降趋势，但伴随着社会的老龄化，心脏瓣膜退行性病变的发病率却持续上升；由于静脉内滥用药物（如药瘾者）、心腔内置入器械（如临时或永久起搏器）和长期深静脉导管留置人群的增加，导致右侧感染性心内膜炎发病率升高，引起右心瓣膜受损的病例也越来越多；治疗技术的进步如经皮介入治疗以及微创的外科手术，可以使右心瓣膜疾病获得较好的治疗效果。2007 年以来，美国心脏病协会和欧洲心脏病协会相继更新或发布了心脏瓣膜病的治疗指南，为三尖瓣及肺动脉瓣疾病的治疗提供了指导。

一、三尖瓣疾病

（一）病因、病理和病理生理

1. 三尖瓣狭窄

最常见病因为风湿性心脏病，单独存在非常罕见，一般与二尖瓣狭窄合并存在。三尖瓣狭窄（tricuspid stenosis，TS）的少见病因包括先天性畸形（如三尖瓣下移畸形）、右心房肿瘤、瓣膜钙化、心内膜炎、局限性渗出性心包炎压迫三尖瓣环以及继发于某些系统性疾病等（表 8-3）。病理改变与二尖瓣狭窄相似，瓣膜纤维化增厚，粘连和挛缩，瓣尖边缘融合，形成一个有固定中央孔的隔膜。病变也可累及腱索和乳头肌。但三尖瓣病变的程度和范围较二尖瓣为轻，瓣膜下融合很少见，且很少有钙质沉积。

三尖瓣狭窄的血流动力学改变表现为舒张期跨三尖瓣压差吸气和运动时升高，呼气时降低。当平均跨三尖瓣压差>5 mmHg 时，平均右心房压升高导致体循环静脉压显著升高，出现颈静脉怒张、肝肿大、水肿等表现。同时血液从右心房进入右心室受阻，右心室容量减少，心排血量降低。

2. 三尖瓣关闭不全

三尖瓣关闭不全（tricuspid regurgitation，TR）远较三尖瓣狭窄多见，其病因根据三尖瓣结构是否正常分为两大类：功能性和器质性三尖瓣关闭不全。前者是发生在正常的瓣膜上，由于右心室收缩压和（或）舒张压的升高、右心室扩大和三尖瓣环扩张而导致瓣膜关闭不全。多继发于各种心脏和肺血管疾病，如原发性肺动脉高压、二尖瓣病变、扩张性心肌病、VVI 起搏器术后等导致右心室或三尖瓣环扩张。器质性三尖瓣关闭不全较少见，病因包括风湿性心脏瓣膜病、感染性心内膜炎、先天性畸形、类风湿关节炎等（表 8-3）。这些疾病通过损伤瓣膜或使瓣环直径扩大等机制引起三尖瓣关闭不全（表 8-4）。

表 8-3 三尖瓣疾病的病因

三尖瓣关闭不全	三尖瓣狭窄
功能性（常继发左心系统疾病）	风湿性心脏瓣膜病
风湿性心脏瓣膜病	类癌综合征
感染性心内膜炎	心脏肿瘤
先天性（如三尖瓣脱垂、Ebstein 畸形等）	先天性（如三尖瓣闭锁、Ebstein 畸形等）
类癌综合征	系统性红斑狼疮
系统性红斑狼疮	Whipple 病
起搏器置入	Fabry 病
心脏创伤	感染性心内膜炎
原位心脏移植	心内膜心肌纤维化
心内膜心肌纤维化	心内膜弹力纤维增生症
抗磷脂抗体综合征	药物治疗（如二甲麦角新碱等）
放疗	抗磷脂抗体综合征
食欲抑制药等药物	局限性渗出性心包炎

表 8-4 不同病因引起的三尖瓣关闭不全机制

病因	瓣叶	瓣环	瓣膜嵌入部位
三尖瓣脱垂	膨大	扩大	正常
Ebstein 畸形	膨大	扩大	不正常
肺动脉/右心室收缩压升高	正常	扩大	正常
乳头肌功能不全	正常	正常	正常
类癌综合征	挛缩	正常	正常
风湿热	挛缩	正常	正常
感染性心内膜炎	挛缩、穿孔	正常	正常

严重三尖瓣关闭不全的血流动力学特征为右心室容量负荷增加，体循环高压和运动时右心室心排血量相应增加的能力受限，晚期出现右心室衰竭。功能性三尖瓣关闭不全的肺动脉收缩压常高于 55 mmHg，当引起功能性三尖瓣关闭不全的病因得到纠正时，肺动脉收缩压下降，三尖瓣关闭不全大多会减轻或消失。器质性三尖瓣关闭不全的肺动脉收缩压不高于 40 mmHg，当肺动脉收缩压明显增高时，要考虑同时存在着引起功能性三尖瓣关闭不全的疾

病，这些患者的血流动力学异常更加显著。

（二）临床表现

1. 症状

（1）三尖瓣狭窄：临床症状不典型，常被合并的疾病所掩盖，如系统性红斑狼疮、感染性心内膜炎等。其主要表现为心排血量降低引起疲乏，体循环瘀血致腹胀、纳差、消瘦等。部分患者因颈静脉搏动强烈而出现颈部不适感。与二尖瓣狭窄合并存在时，因使进入肺循环的血液减少，肺瘀血减轻，二尖瓣狭窄所致呼吸困难症状反而减轻。

（2）三尖瓣关闭不全：无肺动脉高压存在时，患者耐受性好，临床症状不明显。存在肺动脉高压时，右侧心力衰竭症状明显。部分患者出现颈部明显搏动感，活动时加重。左心瓣膜疾病的晚期，发生了继发性三尖瓣关闭不全时，患者右侧心力衰竭症状明显，呼吸困难的症状反而减轻。

2. 体征

三尖瓣病变的体征有特殊性，常给诊断提供重要线索，观察颈静脉搏动以及心脏听诊时注意呼吸对杂音的影响，对鉴别诊断有重要意义（表8-5）。

表8-5　三尖瓣狭窄和关闭不全体征

三尖瓣狭窄	三尖瓣关闭不全
颈静脉扩张，显著的 a 波，缓慢下降变浅的 y 波（窦性心律时）	颈静脉扩张伴明显收缩期搏动，吸气时增强，反流严重者出现静脉收缩期杂音和震颤。颈静脉出现异常收缩期 c、v 波和快速下降的 y 波（窦性心律时）
胸骨左下缘有三尖瓣开瓣音，吸气时增强，呼气时减弱	右心室抬举样搏动
胸骨左下缘或剑突附近可闻及弱而短促的舒张期隆隆样杂音，伴舒张期震颤，吸气时增强，呼气时减弱	重度反流时，胸骨左下缘有第 3 心音，吸气时增强，呼气时减弱
肝肿大伴收缩期搏动	胸骨左下缘或剑突附近可闻及高调、吹风样、全收缩期杂音，吸气时增强，呼气时减弱（Carvallo's 征），右侧心力衰竭时杂音减轻
腹水和全身水肿	严重反流时，胸骨左下缘可闻及第 3 心音后短促的舒张期隆隆样杂音
	三尖瓣脱垂可闻及收缩期喀喇音
	肝肿大伴收缩期搏动
	体循环瘀血体征

（三）辅助检查

1. 胸部 X 线检查

三尖瓣狭窄的胸部 X 线特征是右心房明显扩大、下腔静脉和奇静脉扩张所造成的以右心为主的心脏扩大，肺血管影显著减少。

三尖瓣关闭不全显示右心房、右心室增大。右心房压升高者，可见奇静脉扩张、胸腔积液及腹水引起的膈肌抬高。透视时可看到右心房收缩期搏动。

2. 心电图检查

三尖瓣狭窄和三尖瓣关闭不全心电图改变无特异性，右心房增大，不完全性右束支阻滞和心房颤动常见。

3. 超声心动图检查

超声心动图是评价三尖瓣结构和运动的有效无创检查方法，对确诊三尖瓣狭窄和三尖瓣关闭不全有高度的敏感性和特异性。同时也可确认影响三尖瓣功能的心脏问题，如右心腔扩大、三尖瓣脱垂、肿瘤侵犯致三尖瓣环受压、瓣叶错位和赘生物等（图 8-1）等。食管超声心动图可协助诊断疑难病例。

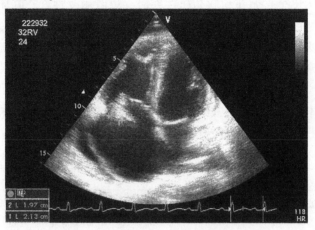

图 8-1　三尖瓣赘生物（静脉药物依赖者）

心尖三腔切面可见三尖瓣有较大赘生物附着

三尖瓣狭窄的超声心动图表现：二维超声心动图可见三尖瓣瓣叶增厚、粘连，活动受限，舒张期呈圆拱形，瓣口直径减小；单纯性三尖瓣狭窄右心房明显增大，但右心室不大；彩色多普勒血流显像可直接显示三尖瓣口的舒张期射流束（图 8-2），通过连续多普勒测定的经三尖瓣口最大血流速度，可计算出跨瓣压差，与心导管检查所测的跨瓣压差有很强的相关性。

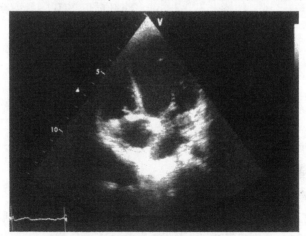

图 8-2　三尖瓣狭窄的超声心动图表现

心尖四腔切面二维超声可见三尖瓣增厚、粘连，开放受限三尖瓣关闭不全的超声心动图表现：超声心动图有助于三尖瓣关闭不全的病因诊断、关闭不全的严重程度以及肺动脉压力和右心室功能评估。二维超声心动图可见右心房右心室扩大，上下腔静脉增宽及搏动，三尖瓣活动振幅增大，收缩期前后瓣与隔瓣不能完全闭合，室间隔反常运动，瓣环扩大。彩色多普勒血流显像可见三尖瓣口右心房侧的花色反流束（图8-3）。通过连续多普勒测定可以量化评估三尖瓣的舒张梯度。三尖瓣反流程度分为三级：①Ⅰ级，反流束占部分右心房；②Ⅱ级，反流束达右心房后壁；③Ⅲ级，反流束进入腔静脉。需要指出的是彩色多普勒血流显像在很多正常人也可检测到无临床意义的三尖瓣反流，此时反流信号不是全收缩期，且反流束仅占右心房的小部分。

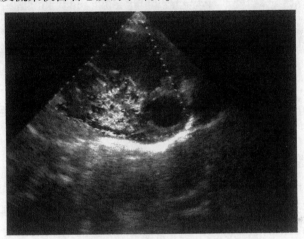

图8-3　三尖瓣下移畸形致三尖瓣大量反流
心尖四腔切面观可见收缩期右心房内出现五彩镶嵌的喷
泉状反流束，占据大部分右心房

另外，三尖瓣关闭不全还可因不同病因而又有所不同。

（1）风湿性心脏病：可见三尖瓣增厚、增强，活动受限，关闭时可有裂隙。

（2）Ebstein畸形：隔叶与后叶远离房室环，附着于环下近心尖部的右心室壁与室间隔，将右心室分为房化右心室与功能右心室。因三尖瓣关闭时不能合拢，右心房容积扩大，与房化右心室相连，形成巨大的右心房腔，右心室真正的功能则萎缩、变小（图8-4）。

（3）三尖瓣脱垂：三尖瓣在收缩期向右心房膨出，超过三尖瓣附着点连线之上。

（4）继发性三尖瓣关闭不全：三尖瓣环扩大，形态一般正常，瓣叶活动大。

4. 心导管检查

大多数患者不需要进行心导管检查，少数患者临床表现与超声心动图检查不符合时才进行该项检查。心导管检查可明确反流的严重程度，右心房和右心室的压力梯度变化。

三尖瓣狭窄心导管检查表现：右心房平均压升高，吸气时右心房和右心室舒张期压力梯度增大，注射阿托品提高心率后变化更明显。

三尖瓣关闭不全心导管检查表现：右心室造影，对比剂明显反流进入右心房，右心房和右心室压力增高，右心房压力心室化，严重反流时会出现Kussmaul征（吸气时右心房压力不降低或反而升高）。

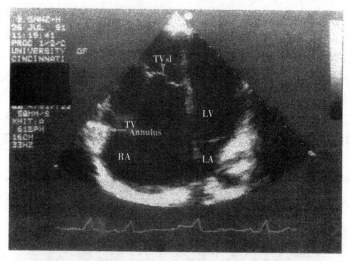

图 8-4　Ebstein 畸形，心尖四腔切面观可见三尖瓣隔瓣（TVSI）
明显移位，右心房巨大

（四）诊断与鉴别诊断

具典型心脏听诊表现和体循环瘀血的症状和体征，肺瘀血的症状无或轻微，要考虑存在三尖瓣病变。三尖瓣狭窄的舒张期隆隆样杂音需要与可引起相似杂音的其他疾病相鉴别，如二尖瓣狭窄、房间隔缺损、右心房黏液瘤等。三尖瓣关闭不全的反流杂音需要与二尖瓣关闭不全，室间隔缺损等鉴别。杂音最响的部位，随呼吸和体位的变化等有助于初步鉴别，超声心动图检查可确定诊断，并明确合并存在的心脏问题。

（五）治疗

1. 内科治疗

积极治疗原发系统性疾病，定期随访，预防感染性心内膜炎。限制钠盐摄入，应用利尿药，控制心房颤动的心室率。三尖瓣关闭不全发生右侧心力衰竭时，给予洋地黄类药物和血管扩张药。

2. 外科治疗

外科治疗三尖瓣瓣膜病的方法包括瓣膜修复、瓣环成形和三尖瓣置换。大多数患者三尖瓣关闭不全是继发左心瓣膜疾病引起的功能性改变，理论上讲手术矫正了左心瓣膜疾病，三尖瓣关闭不全减轻或消失，但临床实践发现，左心瓣膜手术后有些患者三尖瓣关闭不全不减轻反而加重，其原因未明。因此左心瓣膜手术时是否同时进行三尖瓣手术是一个困难的选择，对于重度三尖瓣关闭不全进行三尖瓣成形术已经形成共识，对于中度三尖瓣关闭不全是否应该手术却有不同的看法。临床较少进行三尖瓣瓣膜置换术，常在三尖瓣无法成形或成形失败时才考虑。与其他瓣膜置换术比较，三尖瓣瓣膜置换的手术死亡率和并发症发生率均较高，许多文献报道手术病死率>20%。相对于二尖瓣瓣膜置换来讲，三尖瓣瓣膜置换的血栓事件风险更高，但生物瓣瓣膜有效使用年限更长，因此选用生物瓣瓣膜的比例要高于人工瓣瓣膜。对于静脉药瘾者心内膜炎患者，抗感染治疗不成功需要手术治疗时，先切除三尖瓣，继续抗感染治疗，待感染控制后 6~9 个月再行瓣膜置换术。

绝大多数三尖瓣狭窄与其他瓣膜疾病合并存在，外科手术时一并给予矫正。二尖瓣狭窄和三尖瓣狭窄合并存在需要二尖瓣置换术时，平均跨三尖瓣舒张压梯度>5 mmHg，三尖瓣口面积<2.0 cm² 时，需要同时行三尖瓣分离术或瓣膜置换术。

进行三尖瓣置换术的患者若存在心脏传导系统功能异常，术中应同时在心外膜置入永久起搏电极，避免日后经心内膜途径置入电极损伤三尖瓣。

3. 介入治疗

经皮球囊三尖瓣成形术能有效改善三尖瓣狭窄的血流动力学异常，减轻体循环淤血症状，取得了良好的近期疗效，目前已被欧洲心脏病协会推荐为单纯严重三尖瓣狭窄的一线治疗。但三尖瓣瓣膜柔韧性差，易发生三尖瓣关闭不全，影响其远期疗效。

经皮三尖瓣置换术近年来有小样本的临床研究报告。因右心室压力低，置入时不受时间限制，操作相对容易，但存在下列问题影响了临床应用：三尖瓣环缺乏坚硬的组织支撑；影响冠状静脉窦和心脏传导系统功能；不能阻止瓣环扩大，容易出现置入瓣膜裂开和血栓形成。随着器械的改进，经验的积累，此方法对于外科手术风险很高的严重三尖瓣疾病患者可供选择。

总之，三尖瓣疾病的基本治疗是手术治疗，手术治疗的时间以及采用何种手术方法仍然存在争议。定期超声心动图的随访以及术中经食管超声的再评价，对于决定治疗时间和选择手术方式有重要参考价值。近两年美国心脏病协会和欧洲心脏病协会相继更新或发布了瓣膜疾病的治疗指南（表8-6、表8-7）。这两个指南关于三尖瓣疾病的手术适应证方面也存在差异，但总的指导原则是相同的，即在技术可行的前提下，瓣膜修复或成形术优于瓣膜置换术。

表8-6　三尖瓣疾病外科手术和介入治疗适应证

适应证	证据级别
接受外科手术治疗的左心瓣膜疾病合并存在严重 TR 患者	I C
严重原发性 TR，药物治疗不能缓解症状但无严重右心功能不全患者	I C
严重 TS 无或合并轻度的 TR，药物治疗不能缓解症状的患者[a]	I C
有创治疗的左心瓣膜疾病合并存在严重 TS，无或合并轻度的 TR 患者[a]	I C
接受外科手术治疗的左心瓣膜疾病合并存在中度器质性 TR 患者	II a C
接受外科手术治疗的左心瓣膜疾病合并存在中度继发性 TR 患者，瓣环扩大>40 mm	II a C
有症状的左心瓣膜术后的严重 TR，无左心瓣膜和左心功能不全及右心功能不全以及严重的肺动脉高压患者（肺动脉收缩压>60 mmHg）	II a C
无或症状不明显的孤立性 TR，合并进行性右心室扩张或右心功能恶化患者	II b C

注　TR，三尖瓣反流；TS，三尖瓣狭窄。a. 孤立性三尖瓣狭窄经皮介入治疗可尝试作为首选治疗方案。

表8-7　三尖瓣疾病外科手术治疗适应证

适应证	证据级别
接受二尖瓣疾病外科手术的患者，术中对合并存在的严重 TR 进行三尖瓣修复	I B
有症状的严重原发性 TR 患者，进行三尖瓣瓣环成形术或瓣膜置换术	II a C
严重 TR 不能进行三尖瓣修复或三尖瓣瓣环成形术时，应选择瓣膜置换术	II a C

续表

适应证	证据级别
接受二尖瓣疾病外科手术的患者，存在肺动脉高压和三尖瓣扩张，对合并存在的不严重 TR 进行三尖瓣瓣环成形术	Ⅱb C
无症状的 TR 患者，不合并存在二尖瓣病变，肺动脉收缩压<60 mmHg，进行三尖瓣瓣环成形术或瓣膜置换术	Ⅲ C
轻度原发性 TR 患者，进行三尖瓣瓣环成形术或瓣膜置换术	Ⅲ C

注　TR，三尖瓣反流。

（六）预后

因三尖瓣疾病常与其他疾病合并存在，自然病程不清楚。有限资料显示，尽管三尖瓣疾病耐受性较好，但预后不佳。继发于左心瓣膜疾病的三尖瓣关闭不全患者，当左心瓣膜疾病治疗后，三尖瓣关闭不全减轻，则预后良好，三尖瓣反流改善不明显，则预后不良。三尖瓣疾病术后右心功能不全、肺动脉高压、高龄等是预后不良的危险因素，死因主要为心力衰竭和心脏性猝死。

二、肺动脉瓣疾病

（一）病因、病理和病理生理

1. 肺动脉瓣狭窄

最常见病因为先天性心脏病，单独或与其他畸形合并存在，如法洛四联症等。肺动脉瓣狭窄（pulmonic stenosis，PS）分为肺动脉瓣、瓣上和瓣下 3 型。瓣膜型表现为瓣叶纤维化、增厚、粘连，瓣口狭窄，收缩期呈圆锥状突入肺动脉干内；瓣下型为右心室流出道漏斗部肌肉肥厚造成梗阻；瓣上型为肺动脉主干或主要分支有单发或多发狭窄。获得性肺动脉瓣狭窄少见，其常见病因为类癌综合征，其病理改变为白色的肿瘤组织黏附在瓣膜上或右心室流出道，引起瓣膜狭窄或流出道梗阻，常合并关闭不全。其他病因包括风湿性心脏瓣膜病、心内膜炎、Noonan 综合征等引起瓣膜继发性损害（表 8-8）。

表 8-8　肺动脉瓣疾病的病因

肺动脉瓣关闭不全	肺动脉瓣狭窄
继发各种原因引起的肺动脉高压	先天性（独立存在或合并其他畸形）
特发性肺动脉扩张和马方综合征	类癌综合征
感染性心内膜炎	法洛四联症等外科手术后
先天性（独立存在或合并其他畸形）	风湿性心脏瓣膜病
类癌综合征	感染性心内膜炎
法洛四联症等外科手术后	心脏肿瘤和主动脉窦瘤压迫肺动脉瓣环
经皮球囊成形术后	Noonan 综合征
风湿性心脏瓣膜病	Williams 综合征
梅毒	Rubella 综合征
心脏创伤	Asplenia 综合征
	Cardiofacial 综合征

肺动脉瓣狭窄的病理生理改变表现为狭窄的近端和远端存在压力阶差，这对维持通过狭窄部位的血流是必要的。右心室代偿性肥厚维持了这一前向血流。随着右心室不断肥厚，右心室顺应性下降，右心室舒张末压升高，右心房压随之升高，最后失代偿导致右侧心力衰竭。若合并存在卵圆孔未闭、房间隔缺损，右心房压高于左心房压时，导致右向左分流，出现发绀。狭窄非常严重时，前向血流明显减少，患者出现劳力性呼吸困难甚至晕厥。

2. 肺动脉瓣关闭不全

最常见病因为继发于左心瓣膜疾病等各种原因引起的肺动脉高压，肺动脉干根部扩张，瓣环扩大，导致舒张期瓣膜闭合不全。少见的特发性肺动脉扩张和马方综合征可直接引起瓣环扩大，出现肺动脉瓣关闭不全（pulmonic regurgitation，PR）。肺动脉瓣原发性损害的病因较少见，常与其他瓣膜疾病合并存在（表8-8）。

绝大多数肺动脉瓣关闭不全反流不严重，对血流动力学影响小，但在少见的病例也可引起右心室前负荷增加，右心室扩张，出现右心功能不全。

（二）临床表现

1. 症状

肺动脉瓣狭窄：轻度无症状，重度出现体循环淤血，右心功能不全的表现，少数患者在活动时出现呼吸困难，胸痛和疲倦，甚至出现晕厥和猝死。合并存在卵圆孔未闭，房间隔缺损的患者有发绀表现。

肺动脉瓣关闭不全：孤立存在的肺动脉瓣关闭不全患者临床耐受性好，持续多年无临床症状，直到发生了并发症或合并肺动脉高压时才出现右心功能不全的表现。多数患者因原发病的临床表现突出，掩盖了肺动脉瓣关闭不全的表现。

2. 体征

如同三尖瓣病变一样，体征常给诊断提供重要线索，肺动脉瓣狭窄和肺动脉瓣关闭不全的体征如下（表8-9）。肺动脉瓣狭窄的程度可通过仔细的听诊进行评估。收缩期杂音的响度并不预示着梗阻的严重程度，喷射性喀喇音出现的时间、P_2 的响度、P_2 分裂的程度、收缩期杂音持续时间和到达峰值的时间，通常都能提示肺动脉瓣狭窄的程度。

表8-9 肺动脉瓣狭窄和关闭不全体征

肺动脉瓣狭窄	肺动脉瓣关闭不全
右心室抬举样搏动	右心室抬举样搏动
胸骨左缘第2肋间扪及收缩期震颤，吸气时增强	胸骨左缘第2肋间扪及肺动脉收缩期搏动及舒张期震颤
P_2 减弱分裂，胸骨左下缘有第四心音吸气时增强。胸骨左上缘有收缩期喷射样喀喇音（吸气时减弱或消失）	P_2 亢进分裂，胸骨左下缘有第三和第四心音吸气时增强。胸骨左缘第2~4肋间有收缩期喷射音，呼气时增强，第2肋间处最明显
胸骨左上缘可闻及收缩中期粗糙、喷射性≥3/6级递增递减性杂音，传导至颈部、心前区甚至背部	胸骨左缘第2~4肋间可闻及舒张早期叹气样高调、递减性杂音，吸气时增强，为 Graham Steell 杂音。反流严重时，有时胸骨左下缘可闻及短促的舒张期隆隆样杂音（右侧 Austin Flint 杂音）
体循环瘀血体征，部分患者有发绀表现	体循环瘀血体征

（三）辅助检查

1. 胸部 X 线检查

肺动脉瓣狭窄表现为肺动脉段突出，此为狭窄后扩张所致，肺血管影细小，肺野异常清晰。右心室、右心房扩大。

肺动脉瓣关闭不全伴肺动脉高压时，可见肺动脉段及肺门阴影尤其是右下肺动脉影增大。肺动脉段凸出，右心室增大。

2. 心电图检查

心电图对肺动脉瓣狭窄严重程度的评估有一定的意义。轻中度肺动脉瓣狭窄的心电图一般正常。重度肺动脉瓣狭窄和关闭不全均可表现为右房室肥大、电轴右偏和右束支传导阻滞。

3. 超声心动图检查

超声心动图可以精确评价肺动脉瓣狭窄和肺动脉瓣关闭不全的严重程度，有无肺动脉高压以及右心室肥厚和扩张，同时也可确认合并存在的其他瓣膜问题。

肺动脉瓣狭窄的超声心动图表现：二维超声心动图可见肺动脉瓣瓣叶增厚、粘连，可测定其瓣口面积。彩色多普勒血流显示自肺动脉瓣口收缩期花色射流束，射流束在主肺动脉内形成喷泉状，射流主要显示为蓝色或多色斑点的镶嵌图像（图 8-5）。通过连续多普勒测定可计算出跨瓣或狭窄上下压力阶差。经胸壁超声心动图不能明确狭窄部位时，可以进行经食管超声心动图检查。

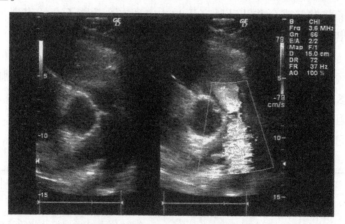

图 8-5　肺动脉瓣狭窄的血流图像

大动脉短轴切面可见右心室血流在肺动脉瓣环附近显色，在肺
动脉瓣口变细并射入主肺动脉，形成喷泉状的射流束

肺动脉瓣关闭不全的超声心动图表现：二维超声心动图可见右心室扩大，室间隔反常运动，瓣环扩大，彩色多普勒血流显像直接显示右心室流出道内的舒张期反流束，反流束起源于肺动脉瓣环，延伸入右心室流出道，可呈细条状或喷泉状（图 8-6）。反流束主要显示为明亮的红色或蓝色斑点、斑块，当反流速度明显增高时，反流束显示为多色镶嵌的图形。

另外，彩色多普勒血流显像有助于肺动脉瓣关闭不全的病因诊断。舒张期右心室流出道持续存在的不正常的高速血流信号，提示肺动脉瓣关闭不全的原因为肺动脉高压，瓣环扩张引起；反之，舒张期血流速度下降，肺动脉压力正常，肺动脉瓣关闭不全是由瓣膜本身疾病所致。

同样，彩色多普勒血流显像在很多正常人也可检测到无临床意义的肺动脉瓣反流。

AHA《2008 年瓣膜疾病治疗指南》建议，初次评估肺动脉瓣狭窄的青少年和年轻成人患者时，建议做经胸多普勒超声心动图检查，每 5~10 年复查 1 次，证据级别ⅠC。

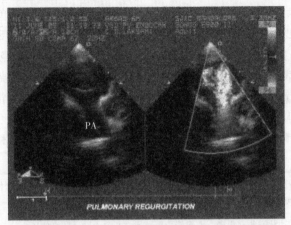

图 8-6 肺动脉瓣关闭不全的血流图像
大动脉短轴切面可见舒张期右心室流出道内出现烛火
状的反流束

4. 心导管检查

鉴于超声心动图检查对肺动脉瓣狭窄和肺动脉瓣关闭不全的敏感性和特异性均很高，与心导管检查的结果有很强相关性，绝大多数患者不需要进行心导管检查。AHA《2008 年瓣膜疾病治疗指南》建议，对于肺动脉瓣狭窄的青少年和年轻成人患者，如果多普勒峰值射流速率>3 m/s（估计峰值梯度>36 mmHg），并且有球囊扩张的适应证时进行心导管检查评估，证据级别ⅠC。

（四）诊断与鉴别诊断

典型的心脏杂音，X 线表现及超声心动图检查可以确定诊断。肺动脉瓣关闭不全的 Graham Steell 杂音需要与主动脉关闭不全的舒张早期杂音鉴别，杂音部位、扩大的左心室以及周围血管征有助于明确。肺动脉瓣狭窄的收缩期杂音注意与房、室间隔缺损，法洛四联症等鉴别。

（五）治疗

1. 内科治疗

轻度肺动脉瓣狭窄和关闭不全不需要特殊治疗。积极治疗原发疾病，限制钠盐摄入。发生右侧心力衰竭时，给予洋地黄类药物、血管扩张药以及利尿药减轻症状。

2. 外科治疗

继发于肺动脉高压引起的肺动脉瓣关闭不全，通过外科手术的方法治疗原发疾病如左心脏瓣膜病、左向右分流先天性心脏病等，肺动脉瓣关闭不全有望减轻或消失。对于少数严重肺动脉瓣关闭不全导致难治性右侧心力衰竭时，考虑进行肺动脉瓣瓣膜修复术，瓣膜置换或肺移植手术。不能进行球囊扩张的严重肺动脉瓣狭窄也需要考虑外科手术，如先天性瓣叶发育异常和法洛四联症术后引起的肺动脉瓣狭窄。瓣膜置换选择生物瓣优于人工瓣膜。

3. 介入治疗

经皮球囊肺动脉瓣成形术（percutaneous balloon pulmonary valvuloplasty，PBPV）成功率和安全性均很高，近期和远期疗效与外科手术治疗相同，已成为单纯肺动脉瓣狭窄患者的首选治疗方法。PBPV 术后压力梯度明显下降者达 80%，绝大多数患者单次手术后长期无事件率很高，很少患者需要再次手术，但需要注意晚期肺动脉瓣中到重度反流对疗效的影响。因此，AHA 2008 年更新的瓣膜性心脏病治疗指南，推荐了青少年和年轻成人肺动脉瓣狭窄患者介入治疗适应证（表 8-10）。尽管 PBPV 在临床上也尝试用于瓣下狭窄、瓣膜发育不良引起的肺动脉瓣狭窄治疗，但价值有限。对于引起症状的肺动脉瓣上狭窄患者，因外科手术的局限性，PBPV 能取得很好的疗效，可作为优先选择。

表 8-10　青少年和年轻成人肺动脉瓣狭窄患者经皮球囊瓣膜成形术的适应证

适应证	证据级别
青少年和年轻成人肺动脉瓣狭窄患者，有劳力性呼吸困难、心绞痛、晕厥前状态，心导管检查显示右心室—肺动脉峰值压力阶差>30 mmHg	Ⅰ C
无症状青少年和年轻成人肺动脉瓣狭窄患者，心导管检查显示右心室—肺动脉峰值压力阶差>40 mmHg	Ⅰ C
无症状青少年和年轻成人肺动脉瓣狭窄患者，心导管检查显示右心室—肺动脉峰值压力阶差在 30～39 mmHg	Ⅱ bC
无症状青少年和年轻成人肺动脉狭窄患者，心导管检查显示右心室—肺动脉峰值压力阶差<30 mmHg	Ⅲ C

经皮肺动脉瓣置换术已用于外科手术风险很高的严重肺动脉瓣关闭不全患者治疗，包括复杂先天性心脏病多次外科术后遗留肺动脉瓣严重关闭不全，以及合并多个器官功能不全的老年严重肺动脉瓣关闭不全患者。多个小样本的临床研究已证实了其安全性和对血流动力学的改善。存在的主要问题为瓣膜的有限使用时间、栓塞事件、置入的瓣膜对周围组织的影响，以及再发的肺动脉瓣反流和狭窄。随着对这些问题的解决，经皮肺动脉瓣置换术将可成为治疗肺动脉瓣疾病的一种重要手段。

（六）预后

单纯轻度肺动脉瓣疾病预后较好。严重肺动脉瓣狭窄患者经皮球囊肺动脉瓣成形术治疗后，其预期寿命与普通人群无明显差别。肺动脉瓣关闭不全的患者，合并疾病以及存在的肺动脉高压对预后产生不良影响。

（张　琪　许丰强）

参考文献

[1] 赵水平. 心血管疾病规范化诊疗精要 [M]. 长沙：湖南科技出版社, 2018.

[2] 李宪伦, 段军, 张海涛. 临床心血管血流动力学 [M]. 北京：人民卫生出版社, 2018.

[3] 樊朝美. 心血管病新药与临床应用 [M]. 北京：科学出版社, 2018.

[4] 吕聪敏, 汤建民. 临床实用心电图学 [M]. 北京：科学出版社, 2018.

[5] 王跃生. 实用心电图指南 [M]. 郑州：郑州大学出版社, 2018.

[6] 张新民. 临床心电图分析与诊断 [M]. 北京：人民卫生出版社, 2018.

[7] 梁义才, 梁雪. 心电图与心电向量图及图谱 [M]. 郑州：郑州大学出版社, 2018.

[8] 曾敏. 老年心血管疾病诊疗精要 [M]. 北京：人民卫生出版社, 2018.

[9] 布莱恩·格里芬. 心血管内科手册 [M]. 杨跃进, 译. 北京：科学出版社, 2018.

[10] 汤宝鹏, 陈明龙, 杨新春. 实用心律失常介入治疗学 [M]. 北京：科学出版社, 2017.

[11] 杨清, 唐熠达, 罗智. 老年心血管病介入治疗围术期管理 [M]. 北京：科学出版社, 2018.

[12] 许原, 李忠杰, 杨晓云. 无创心脏电生理诊疗技术 [M]. 北京：北京大学医学出版社, 2017.

[13] 葛均波. 心血管系统疾病 [M]. 北京：人民卫生出版社, 2015.

[14] 顾复生. 临床实用心血管病学 [M]. 北京：北京大学医学出版社, 2015.

[15] 王志敬. 心内科诊疗精萃 [M]. 上海：复旦大学出版社, 2015.

[16] 曾和松, 汪道文. 心血管内科疾病诊疗指南 [M]. 北京：科学出版社, 2016.

[17] 何胜虎. 心血管内科简明治疗手册 [M]. 武汉：华中科技大学出版社, 2015.

[18] 马爱群, 王建安. 心血管系统疾病 [M]. 北京：人民卫生出版社, 2015.

[19] 郭继鸿, 王志鹏, 张海澄, 等. 临床实用心血管病学 [M]. 北京：北京大学医学出版社, 2015.

[20] 臧伟进, 吴立玲. 心血管系统 [M]. 北京：人民卫生出版社, 2015.